XIIIe CONGRÈS INTERNATIONAL DE MÉDECINE. PARIS 1900

COMPTES RENDUS

Publiés sous la direction de A. CHAUFFARD, Secrétaire général

11110

SECTION

DE STOMATOLOGIE

COMPTES RENDUS

PUBLIÉS PAR

M. Jules FERRIER

SECRÉTAIRE DE LA SECTION

PARIS

MASSON ET Cie, ÉDITEURS

LIBRAIRES DE L'ACADÉMIE DE MÉDECINE

120, BOULEVARD SAINT-GERMAIN

SECTION
DE STOMATOLOGIE

Les Comptes rendus des Travaux des Sections du XIII
Congrès international de Médecine sont publiés en 17 volumes
ainsi répartis :

1. Anatomie descriptive et comparée. — Histologie et Embryologie.
   Physiologie, Physique et Chimie biologiques.
2. Pathologie générale, Pathologie expérimentale.
3. Anatomie pathologique. — Bactériologie, Parasitologie.
4. Pathologie interne.
5. Médecine de l'enfance. — Chirurgie de l'enfance.
6. Thérapeutique, Pharmacologie, Matière médicale.
7. Neurologie.
8. Psychiatrie.
9. Dermatologie et Syphiligraphie.
10. Chirurgie générale.
11. Chirurgie urinaire.
12. Ophtalmologie.
13. Laryngologie, Rhinologie. — Otologie.
14. Stomatologie.
15. Obstétrique. — Gynécologie.
16. Médecine légale.
17. Médecine et chirurgie militaires : Sous-sections de Chirurgie, d'Épi-
    démiologie et Hygiène, de Médecine navale, de Médecine coloniale.

Chaque volume est vendu séparément 5 fr. — On peut
souscrire pour l'ensemble des 17 volumes au prix de 50 fr.

———

Chaque congressiste reçoit gratuitement le volume de la
section à laquelle il a été inscrit. Il peut se procurer les
volumes des autres sections au prix de 4 fr. et souscrire à
l'ensemble au prix de 45 fr.

XIIIe CONGRÈS INTERNATIONAL DE MÉDECINE. PARIS 1900

COMPTES RENDUS

Publiés sous la direction de A. CHAUFFARD, Secrétaire général

SECTION

DE STOMATOLOGIE

COMPTES RENDUS

PUBLIÉS PAR

M. JULES FERRIER

SECRÉTAIRE DE LA SECTION

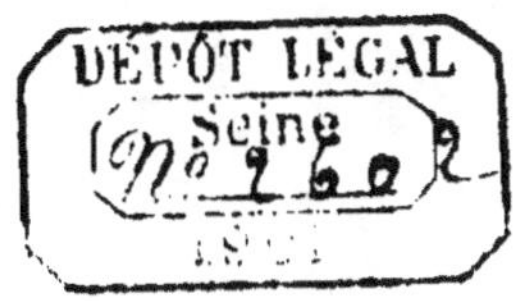

PARIS

MASSON ET Cie, ÉDITEURS

LIBRAIRES DE L'ACADÉMIE DE MÉDECINE

120, BOULEVARD SAINT-GERMAIN

—

XIIIE CONGRÈS INTERNATIONAL DE MÉDECINE

PARIS, 2-9 AOUT 1900

SECTION DE STOMATOLOGIE

COMITÉ D'ORGANISATION DE LA SECTION

Président : M. Pietkiewicz.
Vice-présidents : MM. Gaillard, Chompret.
Secrétaire général : M. Jules Ferrier.
Membres : MM. Bettrami, Combe, Anthelme, Faure, Gires, Hugenschmidt, Malassez, Saussine, Sebileau, Thomas (Paris); Faré (Tours); Fleury (Rennes); Martin (Lyon); Redier (Lille); Rosenthal (Nancy); Tellier (Lyon).
Secrétaires des séances.—MM. Bloch, Jacque, Gaumerais (langue française); Frossart (Italien); Monnier (allemand); Roussel (anglais).

Présidents d'honneur

M. Miller (Berlin); M. Tomes (Londres).

VENDREDI, 3 AOUT

Séance de l'après-midi.

Sommaire

ALLOCUTION DU PRÉSIDENT

Comme président du Comité d'organisation de la section de stomatologie, j'ai le périlleux honneur et le bien dangereux devoir de prendre publiquement la parole pour vous souhaiter la bienvenue et déclarer ouverte la session de vos travaux. Dans ces conditions, il est de règle, quoique bien banal, de réclamer l'indulgence de ceux qui vous écoutent et de mettre sur le compte d'une émotion plus ou moins vraie toutes les défaillances de l'orateur.

Permettez-moi donc de ne pas manquer à l'usage, mais en vous donnant l'assurance que ce n'est pas dans ma bouche une simple figure de rhétorique, quand je parle d'une émotion sincère et profonde dont je crains bien que vous ne soyez à la fois les témoins et les victimes !

C'est la première fois, en effet, qu'une section de stomatologie existe sous son nom dans un Congrès général de médecine.

C'est la première fois que ses sœurs aînées des sciences médicales décernent à la stomatologie la consécration officielle et solennelle de son nom et la reconnaissent comme une des leurs.

Appelé par mes collègues de la Société de stomatologie et de la Société médicale des dentistes des hôpitaux, dont les efforts réunis ont décidé la création de notre section au sein du XIII⁰ Congrès international de médecine, appelé, dis-je, au grand honneur de présider leurs travaux, j'ai peur aujourd'hui de ne plus être à la hauteur de la lourde tâche qu'ils m'ont imposée. Je sens que j'occupe ici la place du maître vénéré que la mort a enlevé trop tôt à la science. Je me dis que pour ouvrir ces premières assises de la stomatologie, il fallait à ma place la grande figure et la haute autorité de Magitot. A défaut de ses titres scientifiques et de son glorieux passé, je vous apporte, au moins, le concours de la meilleure volonté, du dévouement le plus absolu et j'espère que le souvenir du maître soutiendra l'élève, s'il en a besoin.

Permettez-moi, mes chers confrères, de vous faire très brièvement l'historique de notre section. Je n'oublierai pas, je vous assure, que le meilleur des discours est le plus court.

Pas plus que ceux qui l'ont précédé, le XIII⁰ Congrès international de médecine ne devait avoir de section de stomatologie.

C'est au dernier moment, alors que l'organisation de toutes les autres sections était déjà faite, que le Comité exécutif accepta la création d'une section de stomatologie, et nous en avisa officiellement. Sans précédents, sans traditions, sans relations nationales et étrangères comme en avaient toutes les autres sections, nous nous mîmes aussitôt à l'œuvre, sachant bien que cette œuvre de début serait forcément incomplète, mais qu'elle indiquerait la voie à suivre à ceux qui viendraient après nous et que nos efforts, quel que soit le résultat actuel, devaient surtout avoir pour but de faire qu'à l'avenir dans tout Congrès général de médecine, il y ait une section de stomatologie.

Merci à vous surtout, qui venez de si loin, amis étrangers, nous apporter le témoignage de votre sympathie et le concours de votre science ; qu'il me soit permis, au nom de tous mes compatriotes, de vous assurer de notre bien vive et bien cordiale gratitude.... Merci à vous tous qui avez répondu à notre appel, et apportez votre pierre à l'édifice modeste encore que nous avons essayé d'élever, mais que nous voulons et sentons durable, et susceptible de se prêter à tous les agrandissements.

Ne perdons pas de vue toutefois que nous ne sommes pas un congrès, mais une section spéciale dans un Congrès général de médecine.

Que c'est bien ce que nous avons désiré, demandé, obtenu, que nous devons conserver ce caractère et que nous ne pouvons prétendre égaler jamais en nombre un congrès à part avec son organisation particulière.

La condition spéciale imposée par le règlement général, que pour être membre du Congrès dans n'importe quelle section, il fallait être docteur en médecine, ne nous permettait du reste de nous adresser qu'à un public encore assez restreint, malgré les recrues de plus en plus nombreuses qu'il fait chaque jour, même dans les rangs de ceux qui ont été les plus opposés au caractère médical de notre profession.

Dès les premiers jours, nous reçûmes de partout, mais surtout de l'étranger, nombre de demandes pour qu'il fût fait exception à l'égard de ceux qui exerçaient l'art dentaire en vertu d'un diplôme d'État, officiellement délivré après des épreuves déterminées.

Mais nous ne pouvions que répondre par un *non possumus*, liés que nous étions par l'article du règlement. Ce fut alors au Comité exécutif que s'adressèrent les protestations ; elles devinrent de plus en plus nombreuses, de plus en plus pressantes, et il y a quelques semaines, le Comité, cédant à une impulsion qu'il croyait venue surtout d'une nation amie, craignant de paraître se poser en ennemi d'idées plus modernes que celles qui avaient inspiré son règlement, nous prévint que les diplômés d'État, étrangers et nationaux, pourraient être membres de la section au Congrès international. Soyez donc les bienvenus aussi, vous, les derniers appelés dans le sein de la grande famille médicale, vous, devant qui se sont ouvertes, tardivement, il est vrai, mais si facilement cependant, les portes qu'il nous avait fallu, à nous médecins, tant d'années de lutte et de persévérance pour entr'ouvrir.

Prenez en amis cette main que nous vous tendons loyalement, pour vous aider à franchir les premiers degrés de l'échelle, faites un dernier effort vers le progrès et la science pour arriver au sommet et recevoir l'accolade fraternelle.

Un mouvement général et irrésistible entraîne l'humanité entière dans une marche incessante et rapide de perfectionnement social dont l'individu n'a quelquefois pas conscience, et ne lui permet plus de s'arrêter. A notre époque, s'arrêter, c'est reculer; il faut marcher, il faut courir, marcher et courir toujours, dans la voie du mieux à atteindre, et une fois atteint, le mieux n'est déjà plus le bien. Il faut partir encore à la poursuite d'un mieux auquel en succédera un autre, et toujours ainsi.

Si le monde entier est ébloui des merveilles que les beaux-arts, l'industrie et le commerce ont réunies à propos de l'Exposition universelle, nous devons nous dire que ce sont les recherches et les travaux des savants qui ont été le point de départ de ces merveilles et de ces éblouissements. Prenons l'exemple de ces hommes de science, accourus de tout l'univers pour se grouper en congrès multiples, et qui, au lieu de se reposer pour contempler le chemin parcouru, l'œuvre déjà faite, viennent, avides de découvertes nouvelles, voir s'il ne reste pas, dans le domaine des connaissances humaines, quelques points inexplorés encore ou insuffisamment connus. Faisons tous nos efforts pour avoir, nous aussi, notre part, si modeste soit-elle, dans cette œuvre commune de progrès social, qui assure en même temps l'honneur de la patrie, la gloire de la science, le bien de l'humanité.

DE L'EMPLOI DU TRIOXYMÉTHYLÈNE DANS LE TRAITEMENT DES CARIES DENTAIRES DU 3ᵉ ET DU 4ᵉ DEGRÉ ET DE SON ASSOCIATION A L'ORTHOFORME DANS LES CAS COMPLIQUÉS D'ACCIDENTS DOULOUREUX

par le docteur TESTELIN,

Lauréat de l'Académie de Médecine.

Le trioxyméthylène, ou paraforme, n'est. d'après les travaux d'Aronson, qu'un polymère du formol, obtenu par la dessiccation de l'aldéhyde formique. C'est une substance blanche, cristalline, très peu soluble dans l'eau, dans l'alcool ou le chloroforme. Le trioxyméthylène émet du formol à l'état naissant d'une manière lente et continue, surtout sous l'influence d'une chaleur humide. Il jouit de propriétés antiseptiques et désodorisantes très nettes. Il est également doué d'un pouvoir escharotique, très atténué du reste, si on le compare à celui des solutions d'aldéhyde formique ; et c'est pourquoi son emploi nous semble supérieur dans le traitement des caries du troisième et du quatrième degré, à celui de ces solutions qui par suite de l'action brusque du formol et de leur diffusibilité, déterminent souvent des accidents tels que : arthrites alvéolo-dentaires très aiguës, eschares gingivales et nécroses des bords alvéolaires.

Nos expériences sur le trioxyméthylène appliqué aux caries dentaires du troisième et du quatrième degré, remontent à 1897 et portent actuellement sur plus de 500 cas traités avec succès.

Ces résultats, tout en étant remarquables, ne sont pas parfaits, car si le trioxyméthylène jouit de propriétés antiseptiques supérieures à celles de l'iodoforme, des huiles essentielles, et même du sublimé, quand il s'agit de traiter une carie du quatrième degré, son emploi nécessite malgré tout certaines précautions et un certain tour de main, afin d'éviter les effets caustiques et douloureux qui peuvent se produire et que nous décrirons plus loin.

Résumons la marche du traitement dans un cas type de carie dentaire du quatrième degré, ayant même déterminé des poussées d'arthrite suppurée alvéolo-dentaire.

1° Nettoyer légèrement avec une curette la cavité de la dent malade, en ayant bien soin de ne pas refouler les produits septiques contenus dans les canaux. Après avoir irrigué la cavité avec une solution antiseptique appropriée (nous employons en général l'eau oxygénée), la sécher, y placer un tampon de ouate saupoudrée de trioxyméthylène porphyrisé, et recouvrir le tout d'une boulette de ouate trempée dans de la teinture concentrée de benjoin, ou dans une dissolution de gutta dans du chloroforme.

2° Deux jours après, enlever le pansement, procéder à un grattage aussi complet que possible de la cavité et des canaux. Nettoyer la cavité à l'alcool et au chloroforme, afin de dissoudre les acides gras qui peuvent encore séjourner dans les canaux. Sécher la dent et la bourrer avec le mélange suivant.

3° Préparer un ciment liquide d'oxysulfate de zinc, de préférence à un ciment à base d'oxychlorure ou d'oxyphosphate, lesquels sont caustiques. Mélanger au ciment un tiers environ de trioxyméthylène, et après avoir flambé à la lampe quelques fibres d'amiante, les malaxer avec ce ciment au trioxy, de manière à former un feutrage, dont on bourre la cavité de la dent. Recouvrir le tout avec un tampon de ouate à la gutta dissoute, afin d'éviter l'action de la salive sur le pansement et pour préserver aussi les gencives et la langue du contact du ciment au trioxyméthylène. Le feutrage obturateur peut être laissé en place quinze jours. Si aucune manifestation d'arthrite infectieuse, et c'est le cas général, ne survient, enlever une partie du pansement et après séchage recouvrir d'une gutta solide de Ash.

Plus tard, et dès qu'il sera avéré que la dent est en parfait état, on l'encapsulera ou bien on en fera une obturation métallique ou à base de ciment.

Mode d'action du traitement.

Le formol du trioxyméthylène transforme les produits ammoniacaux de décomposition en sous-produits insolubles. Il agit comme escharotique et stérilise le milieu infecté des canaux dentinaires. Cette action s'accompagne parfois d'une poussée d'arthrite aiguë franche alvéolo-dentaire, qui cède d'elle-même en vingt-quatre ou quarante-huit heures, en général.

Voilà trois ans, avons-nous dit, que nous étudions ce médicament dans le traitement des caries du troisième et du quatrième degré, et il ressort de cette étude que le trioxyméthylène ne doit pas être employé comme antiseptique, chaque fois que la pulpe n'est pas parfaitement dévitalisée. Il agit alors comme caustique et son action est des plus douloureuses.

On pourra également, lorsque les canaux sont largement ouverts, afin d'éviter l'action du formol sur le périoste alvéolo-dentaire, adjoindre au ciment au trioxyméthylène une certaine quantité d'ortho-forme.

L'orthoforme est, en effet, un des meilleurs sédatifs de l'élément douloureux, soit dans les pulpites, soit dans les arthrites alvéolo-dentaires. L'action escharotique du trioxyméthylène n'est pas à dédaigner ; en agissant sur la dentine, il détermine la formation d'une zone stérilisée constituant une excellente barrière contre la réinfection d'origine dentinaire : cette action est en tout semblable à celle que créent les injections de chlorure de zinc autour des ganglions tuberculeux ou des tumeurs blanches par le procédé de Lannelongue.

On devra surveiller l'emploi du trioxyméthylène dans le traitement des caries latérales, et par un pansement isolant à base de gutta dissoute préserver les muqueuses gingivales et buccales de son contact immédiat. Il nous a été donné, en effet, d'observer plusieurs cas d'eschares très douloureuses, déterminées par le trioxyméthylène.

Nous avons même observé 5 cas de nécrose des bords alvéolaires consécutifs du reste à une eschare, — nécrose superficielle, — n'ayant aucun rapport avec la nécrose profonde que peuvent donner les solutions d'aldéhyde formique qui agissent plus brutalement, en dégageant trop vivement le formol.

CONCLUSION.

Le trioxyméthylène doit, pensons-nous, trouver dès maintenant une place de choix parmi les médicaments employés en art dentaire. Son emploi, ainsi qu'il ressort de notre communication, sera surtout appréciable dans le traitement de la carie dentaire du quatrième degré. Sans méconnaître qu'il ne soit qu'un succédané du formol en solution, nous pensons qu'il a ce grand avantage, d'être un produit toujours semblable à lui-même, et qu'il peut sans danger, être employé par le praticien, même peu expérimenté sur l'action des médicaments.

Les succès faciles et concluants, obtenus par notre méthode si simple, dans le traitement des caries du troisième et du quatrième degré, doivent donc fixer l'attention du praticien.

Mais, nous ajoutons qu'il serait imprudent d'affirmer, en général, la possibilité d'obtenir en une séance, la désinfection d'une dent atteinte d'une carie du quatrième degré, (pût-on même ouvrir les canaux, afin de mieux assurer leur désinfection).

La sagesse médicale exige, selon nos maîtres, plus de circonspection. On évitera ainsi les pénibles désillusions que provoque, en général, l'enthousiasme d'un *Eureka* trop souvent sujet à caution.

DISCUSSION

M. Losada (Madrid) demande à l'orateur s'il n'a pas eu, avec l'emploi de sa méthode, des péricémentites très douloureuses, qu'il croit pouvoir appeler « chimiques », et qui sont produites, à son avis, par les gaz qui se dégagent du pansement, et qui, traversant l'apex, viennent produire l'inflammation du péricément.

M. Losada parle de différents cas de péricémentites qu'il a observés avec des traitements au formol.

M. Testelin répond qu'il en a, en effet, observé, mais que les avantages du trioxyméthylène, compensent largement les inconvénients de péricémentite, heureusement très rares.

M. Romier. — Le trioxyméthylène n'agit que par le formol qu'il dégage ; j'emploie depuis plus de deux ans le formol, et je désire insister ici pour confirmer les idées exprimées par notre confrère Testelin, mais en décrivant un procédé d'application différent.

Je réprouve absolument l'usage des mèches de coton dans le traitement des caries dentaires, car la compression d'une mèche dans le canal d'une dent produit l'expression du liquide dont elle est le véhicule; dans ce cas particulier, le formol produira sur le bord gingival, et autour du collet de la dent traitée, les accidents habituels des topiques caustiques.

Voici mon procédé :

J'emploie une pâte ainsi composée : créosote de houille; solution d'aldéhyde formique à 40 pour 100, en parties égales, avec de l'oxyde de zinc comme véhicule jusqu'à la consistance pâteuse jugée opportune.

La pâte est foulée dans le canal avec de petites sondes enroulées de coton; puis, le canal desséché de nouveau est obturé avec de petites pointes conoïdes de gutta-percha, chauffées sur place avec la poire à air chaud.

Comme accident, il se produit parfois une légère sensation de brûlure au niveau de l'apex, au moment de l'obturation; cette sensation disparaît du reste rapidement.

M. Losada. — Cette périostite douloureuse consécutive à l'application du formol cède en effet, dans les quarante-huit heures en moyenne; je ne l'ai jamais vu aboutir à la suppuration.

M. Chompret. — Je tiens à prendre la parole pour appuyer l'opinion de notre confrère Rodier, au sujet de l'emploi d'un mélange d'oxyde de zinc, de créosote et de formol.

Depuis plusieurs années, je me sers de cette préparation et en ai obtenu des résultats merveilleux; elle m'a permis d'obturer sans accidents consécutifs les dents les plus infectées.

Voici comment je procède : après avoir nettoyé de mon mieux, avec toute la minutie possible, la cavité pulpaire et les canaux radiculaires, après les avoir lavés au formol ou à l'eau oxygénée, je sèche très fortement et très longuement la dent au moyen de l'air chaud.

Immédiatement après, sans laisser fermer la bouche à mon client, j'introduis, au moyen d'une sonde, une petite mèche très légèrement imbibée de formol, et, reprenant mon appareil à air chaud, je vaporise la préparation placée dans le canal. Cette opération prolongée le plus possible est toujours désagréable, pour l'opérateur comme pour l'opéré, les vapeurs de formol impressionnant désagréablement les muqueuses.

Je termine mes soins d'après la méthode indiquée tout à l'heure par le docteur Rodier, en introduisant successivement la pâte d'oxyde de zinc formol et créosote, de la gutta, et une matière obturante quelconque. J'ai obturé ainsi en une seule séance les dents les plus infectées, et je n'ai jamais observé d'accidents consécutifs.

M. Testelin. — Lorsque vous obturez ainsi en une seule séance une dent infectée, ne déterminez-vous jamais d'accidents septiques du fait du nettoyage complet fait d'emblée, sans pansement antiseptique préalable? Je trouve votre procédé un peu antimédical, et n'en voudrais point prendre la responsabilité : je craindrais de ne point obtenir une asepsie suffisante en une seule séance, et je redouterais les réinfections consécutives.

M. Nogué (de Paris). — L'affirmation de M. Chompret est tellement intéressante qu'il ne serait pas inutile de citer le nombre de cas traités et depuis combien de temps ils ont été observés.

M. Chompret. — Cette façon de procéder qui ne m'a pas donné d'insuccès peut paraître antimédicale à certains de nos confrères : mais elle a pour elle d'être basée sur un grand nombre d'observations : je n'en citerai qu'une qui m'a été rappelée hier par un de nos confrères. Celui-ci, chirurgien des hôpitaux, m'amena, il y a quatre ans, sa femme atteinte d'une carie du quatrième degré de la première grosse molaire supérieure droite, compliquée de fluxion. Après une séance très prolongée de soins attentifs, ainsi que je vous les ai décrits tout à l'heure, j'obturai la dent au grand étonnement de notre confrère, qui me fit remarquer qu'en chirurgie générale, il était loin d'avoir autant de facilité à obtenir la désinfection complète d'une plaie ; depuis trois ans, le succès opératoire s'est maintenu.

M. Losada (Madrid). — J'aurais été bien étonné si, dans un congrès dentaire, il ne se fût pas levé un homme chéri des dieux, qui vous eût affirmé pouvoir obturer, en une seule séance, la dent la plus infectée. Je n'ai, hélas ! point reçu ce don du ciel, quant à moi, et malgré toutes les précautions que je prends, malgré tout le temps employé, il m'arrive d'avoir des insuccès.

Comment voulez-vous obturer d'un seul coup une dent dont l'apex est plein de matières septiques ; comment pouvez-vous stériliser les canaux dentinaires qui communiquent avec le cément et par suite avec le péricément, lorsqu'ils sont gorgés de microbes ? Un seul pansement ne suffira pas.

Et croyez-vous pouvoir agir en une seule séance sur un sac placé autour de l'apex ? Je crois que M. Chompret s'avance trop en affirmant guérir et obturer immédiatement, en une séance, une dent infectée ; quant à moi, je condamne absolument ce procédé.

M. Chompret. — Je n'ai pas la prétention de guérir toutes les dents : je n'en ai ni le pouvoir, ni le temps, et il m'arrive d'arracher des dents lorsque j'en trouve le cas trop grave.

A mon avis, il faut distinguer deux cas : celui où la dent seule est infectée, et celui où nous trouvons à l'apex ou dans le péricément des lésions infectieuses graves. Dans le premier cas, j'assure qu'un pansement très prolongé, très soigneux nous donnera des résultats aussi sûrs que plusieurs pansements et que ma désinfection au moyen des vapeurs de formol et de la pâte formolée sera supérieure à celle que peuvent obtenir certains praticiens, en renouvelant, à des intervalles plus ou moins longs, des pansements avec des cotons imbibés de liquides antiseptiques. Dans le deuxième cas, je suis persuadé que des soins répétés ne pourront point guérir, par exemple, une poche purulente développée à l'apex d'une dent.

Je n'ai naturellement pas l'intention de parler du traitement des dents infectées avec complication de fistule gingivale.

M. Blocu (Paris). — L'assertion de M. Chompret, à savoir que l'on pouvait obturer des dents très infectées en une seule séance au moyen du formol, a paru hasardée à plusieurs de nos confrères.

Et pourtant c'est là un fait d'expérience : il y a parmi nous un certain nombre de nos confrères parisiens, qui se servent depuis longtemps du formol, et qui ont pu constater les résultats vraiment remarquables que l'on obtient de son application, dans le traitement des dents infectées.

Oui, il est possible d'obturer en une seule séance des dents très infectées, mortes, depuis longtemps ouvertes dans la cavité buccale.

Il est évident que le nettoyage mécanique, très minutieux des parois des canaux joue un grand rôle dans l'obturation en une séance, mais il faut y ajouter l'action spéciale du formol, qui est un peu différente de celle des antiseptiques employés jusqu'à ce jour.

Les propriétés spéciales du formol ont été étudiées par notre confrère Robin (Paris), qui se propose d'en expliquer l'action fixatrice dans un prochain article publié dans la *Revue de Stomatologie*, et j'ose espérer que cette lecture vous édifiera sur l'excellence de l'agent dont on vient de nous parler.

SUR LE CHOIX DES ANTISEPTIQUES DANS LE TRAITEMENT DE LA CARIE DENTAIRE

par M. NICOLESCU,

de Bucarest.

La possibilité de la conservation de la pulpe entière ou de débris de pulpe sous un plombage antiseptique n'est pas envisagée d'aujourd'hui seulement et déjà en 1879, dans sa thèse, M. le docteur *Cruet* disait qu'on pourrait à la rigueur laisser sous un plombage antiseptique une bonne partie de la pulpe à condition qu'elle fût guérie de son inflammation chronique, c'est-à-dire de son infection.

Il est donc possible, et il n'est nullement contraire aux idées théoriques actuelles, ni aux lois de la pathologie, de laisser indéfiniment sous un plombage une pulpe entière ou une partie de la pulpe sans qu'il y ait lieu de redouter des accidents infectieux, mais à deux conditions cependant : c'est que d'une part, on soit absolument sûr de l'asepsie de la pulpe et, en second lieu, que l'obturation de la cavité de la carie soit absolument étanche et mette indéfiniment les éléments pulpaires à l'abri des réinfections venant du dehors, c'est-à-dire du milieu buccal.

Dans ces conditions, on comprend que la dent reste silencieuse, en l'absence d'éléments infectieux anciens renfermés, ou nouveaux réintroduits, mais on comprend aussi que ces deux conditions fondamentales soient difficiles à remplir et à assurer. Comment être absolument certain qu'une pulpe entière généralement infectée à priori a été totalement désinfectée et aseptisée?

Il n'y a pas de critérium.

D'autre part, quelle ne doit pas être la difficulté de faire sur une pulpe entière un plombage assez solide, assez étanche, pour que les éléments infectieux du dehors ne viennent pas l'atteindre de nouveau?

On voit donc de suite tous les désavantages de la méthode conservatrice de la pulpe infectée, et il n'est personne qui ne voie qu'il y a tout bénéfice à se débarrasser à priori, et pour toujours, d'une masse encombrante et dangereuse dans l'avenir.

Ceci dit, dans ce que j'aurai l'honneur de relater dorénavant, je ne chercherai pas à étudier les propriétés physico-chimiques et thérapeutiques des différentes substances antiseptiques que nous employons dans le traitement de la carie dentaire, celles-ci nous ayant été connues du temps où nous avons étudié la thérapeutique et la matière médicale, sur les bancs des différentes facultés de médecine.

Nous savons que la valeur antiseptique d'une substance se juge d'après la quantité minima qui est capable de stériliser un litre de bouillon de culture.

D'un tableau, dressé par *Miquel*, sur les différentes substances antiseptiques, si nous extrayons celles qui peuvent être employées dans notre spécialité, nous trouvons :

I. *Substances extrêmement antiseptiques :*
L'eau oxygénée dans la proportion de. . . . . . . 0 gr. 05.
Le bichlorure de mercure . . . . 0 — 07.

II. *Substances très fortement antiseptiques :*
L'iode. 0 gr. 25

III. *Substances fortement antiseptiques :*
Le chloroforme . . . . 1 gr. 50
Le chlorure de zinc . . . . 1 — 90
L'acide thymique . . . . 2 — 00
L'acide phénique . . . . 5 — 20

IV. *Substances médiocrement antiseptiques :*
L'acide borique. . . . . 7 gr. 50

V. *Substances faiblement antiseptiques :*
L'alcool pur. . . . . 95 grammes.

Pour les *irrigations* antiseptiques nous pouvons employer :

L'eau oxygénée.
L'eau chloroformée.
Le sublimé corrosif dans la proportion. .   1-5 pour 1000
L'acide thymique. . . . .   1-4 — 1000
L'acide phénique. . . . .   1-2 — 100
L'acide borique . . . .   4 — »
L'iode . . . .   1 — »
Le chlorure de zinc. . . . .   0,50-1 — »
Le formol. . . . .   1-5 — »

Pour les applications topiques nous pouvons employer :

L'essence de girofle.	Le chloroforme.
L'essence de cannelle.	L'alcool absolu.
La créosote de hêtre.	L'iodoforme.

Une substance antiseptique peut avoir de l'influence, soit sur tous les agents infectieux, soit seulement sur un microorganisme particulier.

Les premières sont des antiseptiques généraux, les secondes sont des antiseptiques spécifiques, jusqu'aujourd'hui très peu nombreux.

La puissance des antiseptiques augmente par leur association, même lorsqu'ils sont employés à des doses plus petites que la dose minima nécessaire pour stériliser un litre de bouillon de culture.

Les connaissances que nous possédons aujourd'hui sur les antiseptiques, proviennent de recherches de laboratoire, mais la vraie valeur d'un antiseptique, comme l'a très bien dit M. *Hayem*, ne peut être établie que par la clinique.

Comme dans la carie dentaire, nous ne connaissons ni le microbe spécifique que nous avons à détruire, ni ses sécrétions, quoique M. *Choquet*, dans une communication qu'il a faite à l'*Académie des sciences de Paris* par l'entremise de M. *Duclaux*, prétende qu'il a trouvé un court bacille mobile, se décolorant par le *Gram*, ne liquéfiant pas la gélatine, qui croit sur le bouillon peptonisé, soit à la température ordinaire, soit à 37°, mais qui ne pousse que difficilement sur les milieux solides usuels et pas du tout sur gélose, microbe qui, inoculé dans des cavités artificielles faites sur les dents du mouton, peut reproduire les lésions de la carie dentaire; comme cette question n'est pas encore complètement élucidée, nous employons toujours plusieurs antiseptiques, soit à la fois, soit successivement, et jamais nous ne donnons la préférence à tel ou tel antiseptique, parce que tel antiseptique qui dans un milieu chimique produit la mort d'un microbe, n'a dans un autre milieu, aucune influence sur le même microbe.

L'action des substances antiseptiques que nous avons l'habitude d'employer dans le traitement de la carie dentaire, est prouvée comme efficace, tant par les recherches de *Miquel* que par celles de *Chamberlan* et de *Miller*.

Quoique les recherches de ces expérimentateurs soient des recherches de laboratoire, et quoique je sache très bien que tout ce que nous constatons dans le laboratoire, nous ne pouvons pas l'appliquer en clinique, pourtant les effets des substances que nous employons dans le traitement de la carie dentaire, sont les mêmes dans les expériences de laboratoire que dans les applications cliniques dans la bouche.

L'iodoforme associé à l'essence de girofle et à l'oxyde de zinc, sous la forme d'une pâte, donne d'excellents résultats dans l'obturation des canaux radiculaires, et, grâce aux dégagements de vapeurs qui imprègnent lentement les tissus avec lesquels ils se trouvent en contact.

modifie le terrain d'une telle manière que, alors qu'auparavant ce terrain était favorable au développement des microbes, il devient, au contraire, milieu absolument impropre à leur développement.

Dans ces derniers temps, on a beaucoup recommandé les solutions de formol, tant sous la forme d'irrigations que sous la forme de pansements locaux, dans les cavités des dents cariées, grâce à la propriété que possèdent ces solutions de dégager des vapeurs lentement, mais continuellement.

Les recherches ultérieures ont démontré que le formol, comme beaucoup d'autres substances antiseptiques, a plutôt une action aseptique qu'une action antiseptique, c'est-à-dire que même dans des solutions faibles il peut s'opposer à l'infection, mais celle-ci une fois déclarée la dose doit être augmentée d'une manière considérable, fait qui le range à la suite du sublimé corrosif.

Le mélange de créosote et salol àà qu'emploie M. le docteur Cruet dans son service de l'hôpital de la *Charité*, donne de même de très bons résultats, tant dans la désinfection des cavités de carie que dans la désinfection des canaux radiculaires.

Mais cet agent thérapeutique ne peut pas s'employer dans tous les cas pour les motifs suivants:

1° Il ramollit la dentine, et nous savons qu'il y a des cavités qui ont besoin d'être désinfectées sans altérer la dentine, et par conséquent sans agrandir la cavité.

2° Il a une action caustique sur la muqueuse buccale, même lorsque le petit tampon de coton employé pour désinfecter la cavité a été bien exprimé.

3° Il a un goût et une odeur qui ne conviennent pas à toutes les personnes, quoique le salol l'enlève en grande partie, fait dont, quoi qu'on dise, nous devons tenir compte dans la clientèle.

Les sels de mercure représentés d'une manière générale par les solutions de sublimé sont d'un emploi très restreint dans les affections de la bouche, à cause de leur goût désagréable et persistant longtemps après leur emploi, et aussi à cause de la couleur noire qu'ils communiquent aux dents quand on les emploie dans le pansement des canaux.

La question étant ainsi posée, nous pouvons dire que dans la foule des substances antiseptiques qui sont à notre disposition, aucune ne peut être employée d'une manière exclusive.

Est-ce que l'arsenal thérapeutique de la carie dentaire est dénué de substances antiseptiques vraiment efficaces ?

Point du tout.

En effet, nous n'avons pas un antiseptique spécifique, mais nous avons des agents thérapeutiques qui employés en association, peuvent nous servir dans presque tous les cas.

Ainsi nous avons : l'eau oxygénée, le chloroforme, pour les lavages et la désinfection des cavités ; la pâte iodoformée, composée d'iodoforme et d'oxyde de zinc āā, essence de girofle q. s. pour former une pâte ; — l'agent physique la chaleur, soit sous la forme d'air chaud, soit sous la forme de pointes de cautère, comme nous allons voir dans un instant.

La chaleur, créant un milieu moins humide, moins favorable au développement des microbes, favorise aussi en même temps l'absorption par les canalicules dentinaires, des substances médicamenteuses introduites dans les cavités de carie, et détruit ou atténue au moins l'action des microbes.

Mais à côté de l'antisepsie, il faut faire aussi une bonne *asepsie*.

L'asepsie et l'antisepsie, constituent le moyen le plus efficace pour nous mettre à l'abri des complications qui peuvent survenir à la suite du traitement d'une carie dentaire, complications qui dans la grande majorité des cas, sont dues aux infections opératoires.

L'*asepsie* va s'adresser au chirurgien, aux instruments et au local dans lequel nous opérons.

L'*antisepsie* s'adressera à la bouche du malade et à la lésion que nous aurons à traiter : la carie dentaire.

Le chirurgien se lavera les mains avec de l'eau propre, tiède, du savon, avec la brosse, puis avec un peu d'eau de Cologne, et ensuite il les essuiera avec une compresse aseptique, stérilisée, sèche.

Bien entendu, les ongles longs doivent être évités pour ne pas laisser aux différents microbes un logement confortable sous le bord libre.

Si avant l'opération nous avons touché un foyer purulent, alors nous devons faire aussi de l'antisepsie, nous laver les mains avec du sublimé, les dégraisser avec de l'éther sulfurique, puis les passer dans l'eau de Cologne, et ensuite les essuyer avec une compresse aseptique, sèche.

Quand nous aurons sur les mains une solution de continuité, si petite soit-elle, un pansement, ou si nous avons touché un cadavre, il faudra nous abstenir de toute opération pendant le temps nécessaire soit à la guérison, soit à la désinfection.

Les *instruments* seront aseptisés par l'ébullition, par l'étuve, et ceux qui sont attaquables par ces agents physiques, seront passés dans des solutions antiseptiques. Tous seront séchés au moment de leur emploi, en les essuyant avec un morceau de linge aseptique, stérilisé, et disposés dans un cristallisoir aseptique.

Le coton sera tenu à l'abri de toute infection, conformément aux règles prescrites par la chirurgie moderne.

L'instrument souillé pendant l'opération, sera essuyé avec un peu de coton aseptique.

Le *local* dans lequel nous opérons sera bien éclairé, aéré, meublé seulement du strict nécessaire, condition à laquelle, il est vrai, s'habituera difficilement la clientèle particulière.

Si j'ai insisté sur ces règles, ce n'est pas pour vous apprendre, à vous, des choses qui vous sont très bien connues, mais c'est pour ceux qui croient qu'une opération dentaire est moins offensive que n'importe quelle autre opération du domaine de la chirurgie générale, et parce que je désire que les communications faites dans le premier congrès de stomatologie, section du Congrès médical international de 1900, offrent un intérêt réel à tous ceux qui s'occupent ou s'occuperont de cette partie de la chirurgie, si abandonnée aujourd'hui ! Et puis je crois que la question de la technique de l'asepsie et de l'antisepsie, est toujours la bienvenue.

La bouche du malade sera rincée soit avec une solution de chlorate de potasse, soit avec une solution d'acide thymique aromatisée : le tartre sera préalablement enlevé, et la cavité de la dent malade sera mise à l'abri de la salive par de petits rouleaux de coton aseptique.

Antisepsie de la cavité. — Entourés de ces précautions, nous touchons la cavité de la carie avec un petit tampon de coton aseptique imbibé d'eau oxygénée, puis nous la débarrassons de son contenu au moyen des excavateurs.

Lorsque la cavité a été bien nettoyée, nous nous comportons d'une manière différente, suivant que nous avons affaire à une carie non pénétrante ou à une carie pénétrante.

A. *Quand la carie n'est pas pénétrante*, après que la cavité a été bien désinfectée par de petits tampons de coton imbibés d'eau oxygénée, et débarrassée de son contenu à l'aide des excavateurs, nous lui donnons la forme nécessaire à l'aide des fraises montées sur le tour à fraiser, puis nous la dégraissons avec un petit tampon imbibé de chloroforme, et ensuite nous la séchons avec de l'air chaud. La cavité est alors prête à être obturée.

Si la substance obturatrice que nous voulons employer nécessite l'application de la digue, alors nous laissons le tampon chloroformé dans la cavité jusqu'à ce que la digue soit fixée, et c'est seulement après, que nous enlevons le tampon, séchons la cavité, et procédons à l'obturation.

B. *Quand la carie est pénétrante*, nous procédons d'une manière différente, suivant que la pulpe est encore vivante, en totalité ou en partie, ou mortifiée, décomposée.

1° *Quand la pulpe est encore vivante.* Avant de toucher la cavité de la carie, nous nous entourons des mêmes précautions que dans le premier cas, c'est-à-dire que nous traitons la cavité comme dans le cas de carie non pénétrante et, après avoir fait saigner la pulpe, nous la détruisons et l'extirpons d'après les règles connues.

En ce qui me concerne, après avoir, suivant le cas, mortifié la pulpe à l'acide arsénieux, ou après l'avoir rendue insensible à l'aide de la solution alcoolique de cocaïne comme l'indique M. Rodier dans sa communication du 19 février de cette année, à la Société de Stomatologie de Paris, je l'extirpe avec l'aiguille de Saladin dont la technique en traits généraux est la suivante : la cavité ayant été mise à l'abri de la salive, l'orifice ou les orifices des canaux radiculaires bien mis en évidence, on introduit l'aiguille, à froid, dans le canal radiculaire, puis on place dans la cupule de l'aiguille, la pointe rougie du thermocautère.

On recommande au malade de ne pas bouger et, en cas de souffrance, de la manifester en relevant une main. Aussitôt que le malade commence à manifester quelque douleur, nous sortons la pointe du thermocautère de la cupule de l'aiguille, puis, à l'aide d'une pince, nous sortons aussi l'aiguille du canal. Avec l'aiguille sort également du canal la pulpe brûlée, détruite, collée à l'aiguille.

L'hémorragie ayant été arrêtée, le nerf enlevé en totalité, si nous sommes sûr que nous n'avons fait aucune faute contre les règles de l'asepsie et de l'antisepsie, nous séchons la cavité à l'air chaud, et nous introduisons dans celle-ci un petit tampon de coton bien imbibé d'eau oxygénée ; nous obturons la cavité avec de la gutta, et nous prenons congé du malade en lui recommandant de venir nous voir dans trois jours.

Si dans ce laps de temps, aucun phénomène inflammatoire n'est survenu, alors, après avoir enlevé le tampon oxygéné, je sèche la cavité et les canaux à l'air chaud, puis j'introduis à l'embouchure des canaux et même dans les canaux, de la pâte iodoformée, préparée extemporanément. Par-dessus la pâte, j'applique une légère couche de ciment, et lorsque le ciment est devenu sec, j'applique un nouveau pansement à l'eau oxygénée, puis j'obture la cavité avec de la gutta, et je ne procède à l'obturation définitive qu'après un délai de huit à dix jours.

Si dans ce deuxième laps de temps aucune complication n'est survenue, et si la dent n'est pas sensible à la percussion, ce qui m'indique que le nerf a été enlevé en totalité et que le ligament alvéolo-dentaire est sain, alors je procède à l'obturation définitive, en suivant justement le procédé recommandé pour l'obturation des cavités de carie non pénétrante.

Je dois ajouter encore que, du moment que je me trouve devant une carie de troisième degré, si peu avancée qu'elle soit, je ne cherche jamais à conserver la pulpe sous un coiffage quelconque, voire même la *pâte de trioxyméthylène*, si recommandée par M. Pitsch dans la communication faite à la Société de Stomatologie de Paris dans la séance du 19 mars, cette année. Je préfère à l'action si bienfaisante de cette pâte la technique décrite tout à l'heure, pour les motifs que vous connaissez : jamais nous ne pouvons être sûr de l'avenir d'une dent obturée sous un coiffage.

2° *Quand la pulpe est décomposée, mortifiée* dans sa totalité ou à peu près, je procède de la manière suivante : avant de toucher la cavité de la carie, je m'entoure des mêmes précautions que dans les cas précédents. Puis la cavité, ayant été touchée avec le tampon imbibé d'eau oxygénée, est débarrassée de tous les détritus qui y sont contenus, d'abord avec les excavateurs, ensuite avec les fraises montées sur le tour à fraiser.

Dans la première séance je ne touche pas les canaux radiculaires, mais je mets dans la cavité un petit tampon imbibé d'eau oxygénée et j'obture la cavité à la gutta. Le lendemain, les canaux radiculaires ayant été bien mis en évidence, je les désinfecte avec l'aiguille de Saladin, puis j'introduis dans la cavité un nouveau tampon imbibé d'eau oxygénée. La cavité est obturée ensuite avec de la gutta. Je recommande au malade de revenir dans trois jours et alors, en me mettant à l'abri d'une réinfection, j'enlève le pansement, je sèche la cavité et les canaux à l'aide du thermo-injecteur qu'on adapte au manche du thermocautère, puis j'introduis dans la cavité un petit tampon imbibé de chloroforme, le tout est fixé en place par la gutta et je recommande au malade de revenir après sept ou huit jours. Si dans ce laps de temps aucun phénomène inflammatoire n'est survenu, si la dent n'est pas sensible à la percussion, si le tampon retiré de la cavité n'a aucune odeur repoussante, alors je sèche encore une fois la cavité et les canaux à l'air chaud et je place sur le fond de la cavité et à l'embouchure des canaux la pâte iodoformée connue ; pardessus celle-ci une couche de ciment et, après le durcissement du ciment, j'applique un tampon imbibé d'eau oxygénée, j'obture la cavité avec de la gutta et je recommande au malade de revenir après sept à huit autres jours.

Si dans ce laps de temps aucune infection n'est survenue, si la dent continue de n'être pas sensible à la percussion, je suis sûr que je n'ai pas péché contre les règles de l'antisepsie et de l'asepsie, et c'est seulement alors que je procède à l'obturation définitive, en me conduisant de la même manière que dans le cas de carie non pénétrante.

Le but que je poursuis en mettant le tampon imbibé soit de chloroforme, soit d'eau oxygénée, et obturant ensuite la cavité avec de la gutta, c'est de réaliser un bain chaud antiseptique, identique au pansement de Priessnitz qu'on emploie dans la chirurgie générale, et d'obtenir la cicatrisation de la plaie apicale sous une atmosphère antiseptique.

Je n'obture jamais les canaux radiculaires immédiatement après l'enlèvement de la pulpe, parce que je ne veux pas laisser sous l'obturation un fragment, si petit qu'il soit, de pulpe infectée par les microbes de la carie, ni un caillot qui, en se décomposant, puisse infecter ensuite l'alvéole.

Je préfère retarder de quelques jours une obturation, que de la faire à la hâte, et d'exposer le malade à des souffrances et la dent à des accidents dont nous ne pouvons pas prévoir la fin en toute sécurité.

Je dois vous faire remarquer encore que, après avoir débarrassé les canaux de leur contenu, je ne pratique pas le lavage des canaux d'après le procédé de M. Amoëdo, parce que je crois qu'après l'asepsie faite par l'aiguille de Saladin, le lavage est superflu et puis la couche d'air, refoulée vers l'apex par le jet de la seringue, formant une espèce de matelas d'air, s'oppose à un lavage complet de toute l'étendue du canal.

Comme vous le voyez, pour la désinfection des canaux radiculaires, je ne me sers absolument pas des sondes enroulées de coton, parce que par la manière dont on roule le coton sur la sonde nous ne faisons pas autre chose qu'infecter un coton qui était aseptique avant d'être roulé sur la sonde et entre nos doigts.

C'est une pratique contraire à toutes les règles de l'asepsie et de l'antisepsie et qui doit disparaître le plus tôt possible de la pratique dentaire.

En ce qui concerne les canaux dans les caries à pulpe décomposée, je ne les nettoie jamais avec les fraises, parce que nous risquons de refouler vers l'apex un débris de dentine infectée, qui sera très difficile à enlever complètement par tous nos antiseptiques, et par tous les autres moyens dont nous disposons aujourd'hui.

Je ne peux pas terminer la question des antiseptiques employés dans le traitement de la carie dentaire sans mentionner que MM. André et de Marion ont recommandé comme antiseptique de choix, dans le traitement de la carie et spécialement dans le troisième degré, le *formol géranié* d'après la formule suivante :

Aldéhyde formique (H—COH) . . . . 40 parties.
Essence de géranium redistillée 20   —
Alcool à 80°. 40   —

On se sert de cet antiseptique de la manière suivante : les mèches trempées dans le formol géranié sont introduites dans les canaux et la chambre pulpaire et le tout est recouvert de gutta.

Voici les conclusions auxquelles ils sont arrivés :

1° Le formol géranié est le désinfectant le plus puissant connu. Il détruit les produits de la fermentation pulpaire en se combinant avec eux et en les neutralisant; cet effet se traduit par la désodoration complète et définitive de la cavité après deux ou trois pansements.

2° Son pouvoir antiseptique est supérieur à celui du sublimé.

5° Il est extrêmement diffusible dans les milieux aqueux. En vertu de cette précieuse propriété, il agit non seulement sur les parois radiculaires jusqu'à l'apex, mais encore dans les canalicules dentinaires jusqu'à la périphérie de la dent.

4° Quand le formol géranié est mis expérimentalement à dose suffisante en présence de produits putrides, il les désodorise instantanément. Cette expérience montre qu'on peut faire les pansements à des intervalles de temps aussi rapprochés qu'on le désire : une heure, si la nécessité d'aller vite se présentait dans la pratique; ordinairement on fait ces pansements en plusieurs jours consécutifs.

5° Le formol géranié ne nuit en rien à la solidité des tissus durs de la dent et il ne provoque aucun phénomène douloureux (périostite) du côté du ligament.

6° Le formol géranié présente sur les poudres absorbantes et desséchantes l'avantage d'un résultat définitif. Celles-ci n'agissent qu'en réalisant plus ou moins parfaitement la dessiccation de la dent, mais cette dessiccation n'est que temporaire et, lorsque les poudres sont hydratées, la fermentation pulpaire recommence avec le caractère d'accidents qu'elle entraîne.

Comme vous le voyez, il n'y a pas un antiseptique spécifique contre la carie dentaire, mais il y a des antiseptiques, qui tous sont bons, et chaque dentiste a son antiseptique de prédilection.

En ce qui me concerne à côté des médicaments antiseptiques que j'emploie : eau oxygénée, chloroforme ou alcool à 90 degrés, iodoforme.

oxyde de zinc, essence de girofle, je compte encore beaucoup sur l'*asepsie*, puisque je suis convaincu que l'antisepsie sans asepsie n'est d'aucune utilité, et sur la *chaleur*, agent physique qui joue le double rôle d'aseptique et d'antiseptique et que j'emploie soit sous la forme d'air chaud, pour sécher la cavité et favoriser la pénétration des vapeurs antiseptiques dans les canaux dentinaires, soit sous la forme de cautère : aiguille de Saladin ou *thermo-injecteur*.

Si nous ne disposons pas d'une aiguille de Saladin, nous pouvons, nous-mêmes, improviser une pareille aiguille de la manière suivante : nous prenons un fil d'argent et le roulons sur le manche d'une sonde Donaldsohn, par exemple, puis nous formons une cupule, en spire très serrée, et puis à une distance de 2 ou 3 centimètres nous coupons le fil.

De cette manière nous nous sommes confectionné un instrument dont nous pouvons nous servir justement comme d'une aiguille de Saladin.

En ce qui concerne le thermo-injecteur, nous devons redoubler d'attention, parce que la chaleur qu'il produit est capable de causer des brûlures quand son action est prolongée.

En résumant ce que j'ai relaté jusqu'à présent, je peux conclure que :

Il n'y a pas un antiseptique spécifique contre la carie dentaire, mais il y a des antiseptiques et chaque dentiste a son antiseptique de prédilection. En ce qui me concerne : l'eau oxygénée, antiseptique par excellence, le chloroforme ou l'alcool à 90 degrés, l'iodoforme, l'oxyde de zinc, l'essence de girofle et la chaleur, sont les antiseptiques qui m'ont donné jusqu'aujourd'hui d'excellents résultats dans le traitement de tous les degrés de carie dentaire.

J'emploierai ces antiseptiques et la technique décrite jusqu'au jour où un antiseptique spécifique sera découvert, si nous pouvons espérer une pareille découverte.

Les conditions d'un bon résultat dépendent des considérations suivantes :

1° Ne pas infecter la dent, c'est-à-dire ne pas ajouter d'autres microbes à ceux préexistants.

2° Chercher à ne pas propager l'infection de la dent à l'alvéole en cherchant à nettoyer les canaux soit par les sondes, soit par les fraises.

3° De ne laisser sous l'obturation ni débris de pulpe infectée ou décomposée, ni débris de dentine malade.

4° D'aseptiser les canaux dentaires soit par l'aiguille de Saladin, soit par le *thermo-injecteur*.

5° De mettre dans les canaux ou au moins à l'embouchure des canaux, sur le fond de la cavité, une pâte antiseptique, iodoformée ou formolée, laquelle, par ses vapeurs, rendra les canaux impropres au développement de l'infection.

6° Du moment que la carie est devenue pénétrante, l'extirpation du contenu de la chambre pulpaire et des canaux radiculaires doit être la règle, au moins d'après moi, quoique l'avis de M. Pitsch soit tout à fait contraire.

7° L'asepsie rigoureuse précédera et suivra l'antisepsie, l'une sans l'autre ne donnant pas les résultats désirés, surtout dans une cavité comme la bouche, qui est si riche en espèces microbiennes.

8° Être sobre en ce qui concerne les lavages des canaux et leur nettoyage par les fraises pour les motifs mentionnés.

Si jamais les mots de M. Hayem, c'est-à-dire que la vraie valeur d'un antiseptique ne peut être établie que par la clinique, peuvent trouver quelque part leur vérification, c'est à la suite de l'emploi de l'eau oxygénée comme pansement temporaire dans le traitement des caries pénétrantes et spécialement dans le troisième degré avancé (le deuxième degré généralement connu).

Et, en effet, la théorie nous apprend que l'eau oxygénée est très bonne quand on l'emploie comme antiseptique extemporané, mais que, dans les pansements prolongés, dans les pansements occlusifs, devant être laissés quelques jours, elle est très mauvaise parce qu'elle n'est pas stable, qu'elle perd son pouvoir antiseptique.

Or, les cas multiples que j'ai traités suivant le procédé exposé m'ont démontré qu'elle est excellente même dans ces pansements destinés à rester en place quelques jours.

DISCUSSION

M. Subirana. — Le thème de M. Nicolescu est : « du choix des antiseptiques dans le traitement des caries dentaires » ; je crois devoir vous signaler la méthode que j'emploie, et dont je me trouve très satisfait.

Je me sers, pour obturer les canaux, d'une pâte formée d'essence de girofle, d'oxyde de zinc et d'iodoforme ; en outre de la facilité d'introduction cette pâte a l'avantage de ne causer aucune irritation lorsqu'elle dépasse l'apex de la racine, parce qu'elle est absorbée par les phagocytes.

M. Aguilar. — L'orateur nous a présenté une méthode bien ingénieuse de désinfection des canaux, consistant à introduire une sonde « à froid » dans le canal, puis à la chauffer avec un thermo-cautère. Je me permettrai de demander à l'orateur de quel métal est faite cette sonde ?

En outre, j'ai remarqué que dans sa dissertation, M. Nicolescu ne parle pas de l'acide sulfurique, comme agent de désinfection. J'accorde quant à moi une grande importance à l'emploi de cet acide, dont j'obtiens des résultats excellents : grâce à son action ramollissante de la surface de la dentine, il permet d'agrandir facilement le calibre des canaux avec des Donaldson, et de pratiquer une désinfection chimique et mécanique plus parfaite.

M. Nicolescu. — A la question posée par M. Aguilar, au sujet du métal dont est confectionnée l'aiguille de Saladin et pourquoi je préfère l'eau oxygénée à l'acide sulfurique je réponds que :

1° L'aiguille de Saladin est en argent vierge.

2° Je préfère l'eau oxygénée à l'acide sulfurique, parce que l'eau oxygénée, étant un liquide clair et inodore, peut me donner une idée plus juste de la désinfection et de l'odeur des canaux radiculaires ce qui la rend supérieure aux autres antiseptiques colorés et odorants ; et puis, je crois que l'acide sulfurique, par suite de l'action destructive qu'il exerce sur l'émail des dents, doit être abandonné de la pratique stomatologique.

M. Amoëdo a présenté cette année à la Société de Stomatologie de Paris un malade qui, à la suite d'un traitement de pyorrhée alvéolaire par l'acide chlorhydrique, a eu des caries du collet de plusieurs dents.

EIN BEITRAG ZUR ANFERTIGUNG DER KAUTSCHUK-PROTHESE

von M. U. Dr Cyrill ZBORIL.

Frerau (Osterreich).

Durch die Einführung des Kautschuks in die Zahnheilkunde entstand in derselben eine wahre Revolution, die sich leider nicht in jeder Hinsicht als gesund und vortheilhaft erwies, so dass heute immer mehr Stimmen laut werden, die nach Rückkehr zu den altbewährten Metallarbeiten, beziehungsweise zur Verallgemeinung der sogenannten Continuous-gum Arbeiten, oder nach einem Ersatzmittel für den Kautschuk suchen, der alle unbestreitbar günstigen Eigenschaften dieses Materials mit denen der Metallarbeiten in sich vereinigt.

Wie bekannt, hoffte und hofft man auch heutzutage, dies im Aluminium gefunden zu haben.

Weit entfernt mich in die Kritik einzelner dieser Bestrebungen, die an und für sich wohl die triftigsten Gründe für ihre Berechtigung anführen können einzulassen, glaube ich, dass ich im Einklange mit der überwiegenden Anzahl der Fachcollegen, auch jener, die an unsere Leistungen die strengsten Anforderungen stellen, erklären kann, dass der beste Weg die wohl oft begründeten Vorwürfe gegen die sogenannte Kautschuk-Bäckerei vorstimmen zu machen in dem Bestreben liegt, durch mehr Aufwand an Zeit, Fleiss und Studium die Verarbeitung des Kautschuk's in der Zahnheilkunde zu vervollkommen und auf diese Weise einerseits alle die unschätzbaren Eigenschaften dieses für unser Fach sicher nicht mehr zu entbehrenden Stoffes zur Geltung zu bringen, anderseits die Schattenseiten, die ihm anhaften und die hauptsächlich in der leider oft schleuderhaften Verarbeitung dieses Stoffes ihren Grund haben, entweder zu mildern oder gänzlich abzuschaffen.

Es wird wohl niemand leugnen können, dass zum Beispiel D' Abonyi in Budapest Recht hat, wenn er in seinem Aufsatze : « Der Kautschuk und dessen Anwendung in der ärztlichen Praxis, mit besonderer Rücksicht auf die Zahnheilkunde » in *Correspondenz-Blatt für Zahnärzte*, die stiefmütterliche Behandlung dieses Materials beklagt.

Diese Empfindung wird immer allgemeiner, und ihr haben wir es zu verdanken, dass der rechte Weg zur Besserung angetreten wird und zwar in zwei Richtungen :

1. Dass wir durch neue Versuche von wichtigen Momenten im Vulkanisirungs-Processe in Kenntnis gesetzt werden;

2. Dass man dem Modellieren der Kautschukplatte mehr künstlerische Arbeit widmet, so dass man im Stande ist, Platten herzustellen, die die anatomischen Verhältnisse des harten Gaumens, so wie des Unterkiefers täuschend nachahmen.

Im Betreffe des ersten Punktes möchte ich nur auf das Resumé der oben erwähnten Abhandlung des D' Abonyi hinweisen, nach dem es feststeht, dass sich in der Praxis am besten jene Kautschukplatten bewähren, welche unter einem Drucke von 75 Atmosphären durch 40 bis 45 Minuten vulkanisirt worden sind.

Dass aber damit die Frage über Vulkanisiren des Kautschuk's nicht endgiltig gelöst ist, beweisen die Erfolge, welche man beim Vulkanisiren des Kautschuk's zwischen zwei Zinn-oder Stanniolfolien erzielt.

Es lässt sich nicht leugnen, dass durch diese Art der Bearbeitung der Kautschuk bedeutend an Rigidität und Elasticität gewinnt, so dass die Platte beinahe wie eine Metallplatte ausschaut.

Infolge dessen können wir die Platte bedeutend dünner machen, ohne fürchten zu müssen, dass sie öfters als gewöhnlich brechen würde.

Ausser dieser schätzenswerthen Eigenschaft ist eine auf diese Weise vulkanisirte Kautschukplatte aus allgemein hygienischen Rücksichten der Mundhöhle vortheilhafter, als eine auf gewöhnliche Weise vulkanisirte Platte.

In dem die Platte auf beiden Seiten mit einer vollkommen glatten Oberfläche versehen ist, reizt sie die Schleimhaut der Mundhöhle nur im ganz geringen Grade.

Ich erkläre mir das Entstehen dieser vortheilhaften Eigenschaften auf die Weise, dass in den Schichten, die an die Stanniolblätter anliegen, die einzelnen Molecüle so durch die Expansion während des Vulkanisirens aneinander gepresst werden, dass sie eine homogene, nicht poröse Schichte bilden, die wie eine Art Rinde glatte und glänzende Oberfläche hat, in welcher die Cohaesion der einzelnen Molecüle weit grösser ist, als in den tieferen Schichten.

Beinahe fällt mir der Vergleich als passend ein, mit der harten Emailschichte über dem porösen Körper eines Zahnes.

Aus dieser Erwägung ergibt sich die Folgerung, welche auch durch Erfahrung seitens der Klienten, die eine solche Platte längere Zeit tragen bestätigt wird, dass eine solche Platte nicht den Geruch annehmen wird, wie eine auf gewöhnliche Weise vulkanisirte Platte; da doch durch die homogene oberen Schichten der Speichel und die übrigen Mundsecrete sammt den in ihnen enthaltenen zahlreichen Mikroorganismen nicht eindringen können.

Auch die mechanische Abnützung, wie wir sie bei den gewöhnlichen Kautschukplatten immer finden, kann nicht so leicht zu Stande kommen; denn davon, dass die glatte glänzende Schichte bedeutend härter ist als die inneren Schichten, kann man sich leicht überzeugen wenn man bei ungenauer Arbeit, wegen der Articulation eine zu hohe Stelle mit einer Kautschukfeile, welche durch eine Bohrmaschine getrieben wird, abfeilen muss. Der Druck, den man dabei ausüben muss, ist bei der ersten Schichte ein bedeutend grösserer als in den tieferen Schichten.

In zweiter Richtung sehe ich die Vervollkommenung der Kautschuktechnik in dem Bestreben, der Kautschukpiece ein künstlerischeres, feineres Aussehen zu geben, indem man an ihr alle anatomischen Nuancen der Mundhöhle nachzuahmen trachtet. Dies kann man aber nur durch eine Vervollkommenung des ganzen Ganges der Arbeit bei der Anfertigung der Kautschukplatte bewerkstelligen, hauptsächlich durch sorgfältiges Modellieren der temporären Platte, welcher Art doch für die Form und Qualität der definitiven Kautschukplatte entscheidend ist.

Von den Methoden, die diesem Ziele vorstreben, nähert sich nach meinem Dafürhalten am meisten die Methode des Herrn Rose, welche er im Jahre 1898 durch Vermittelung der Firma Ash and Sons in mehreren Hauptstädten demonstrierte und welche auch in das bekannte Buch Detzners *Practische Darstellung der Zahnersatzkunde*, II. Auflage, unter dem nicht ganz zutreffenden Titel « das Einlegen des Kautschuk's in die Cuvette nach Rose" eingereiht ist; denn die ganze Arbeit ist ziemlich verschieden von der gewöhnlichen Kautschukarbeit, bei der die temporäre Platte entweder aus Wachs, Guttapercha oder aus einer Stanniolplatte hergestellt wird.

Durch die Idee, dem Stanniolblatte, welches zur temporären Platte verwendet wird, durch Pressen in einer eigens construierten Presse, sogenannten Gummikissenpresse, die Form des Gaumendaches einzuprägen und durch die Manipulation den Abdruck mit einem Stanniolblatte so zu überziehen, dass das Modell mit diesem Blatte dann überzogen ist und dass zuletzt auch die Zungenseite der temporären Platte mit einer Stanniolfolie belegt wird, bekommt er eine Platte, die genau der Dicke der Stanniolfolie entspricht, gleichmässig stark ist, und da sie zwischen zwei Stanniolblättern vulkanisiert wurde, besitzt sie die werthvollen Eigenschaften, die ich oben angeführt habe.

Zum leichteren Verständnisse soll hier eine kurze Beschreibung der Methode Rose's hinzugefügt werden :

Man nimmt einen Abdruck vom Munde mit Gips oder Stent'smasse.

Diesen Abdruck giesst man in eine eigens dazu construierte Eisenschale; nimmt von diesem Abdruck wieder einen Abdruck immer mit Stent'smasse und bettet man diesen Abdruck in weichen Gips in den Untertheil einer gewöhnlichen Cuvette. An diesen Abdruck presst man die dünne Stanniolfolie mit dem Gummikissen an und legt die Folie in den ersten eigentlichen Abdruck ein und presst in die Presse hinein ; giesst ein Modell, welches mit der Stanniolfolie überzogen herauskommt.

Presst in der zweiten Schale (Cuvette) von der dicken und dünnen Stanniolfolie so viele als man zur gehörigen Dicke der Platte für nöthig hält.

Bei ganzem Gebisse, gewöhnlich zwei dicke, eine dünne Folie, an der sich die Nuancen des harten Gaumens schärfer ausprägen.

Nachdem die Zähne aufgestellt sind, nimmt man von der Zungenseite dieser provisorischen Platte wieder einen Abdruck, bettet ihn in die zweite Schale, die zu dieser Presse gehört, ein, presst eine dünne Folie vor und schmiegt sie der Oberfläche des provisorischen Gebisses an, und giesst darüber Gips, entfernt Wachs und Stanniol und bekommt so eine Höhlung, die an allen Seiten mit Stanniol überzogen ist. Weitere Arbeit weicht nicht von einer gewöhnlichen Kautschukarbeit ab.

Während ich nach dieser Methode seit dem ich sie vor 2 Jahren kennen gelernt, zu arbeiten angefangen habe, ergaben sich mir einige Modificationen, die ich zu erwähnen die Gelegenheit eines Congresses benütze, um einerseits auf diese Methode aufmerksam zu machen und anderseits vielleicht etwas zur Erleichterung und Vollkommenung der ganzen Arbeit beitragen zu können.

1. Da Gips wie auch Stentsmasse doch ziemlich durch das Pressen beschädigt werden, so dass die Contouren der Rugae palatinales nicht so scharf, wie es nöthig wäre, zum Ausdrucke kommen, mache ich mir ein Spensmetalmodell von einem zweiten Abdrucke, den ich vom Munde des Patienten mit Stentsmasse nehme.

An diesem Modell kann man mehrere Blätter des Stanniols — ohne dass die Nuancen der Gaumenzeichnung beschädigt werden — pressen.

Besonders praktisch halte ich die Herstellung eines Spensmodelles für ein Unterstück and für partielle Stücke überhaupt.

Hier werden bei der ursprünglichen Rose'sche Methode die Platten nicht scharf ausgeprägt, weil das Gummi nicht die nöthige Kraft hat, das Stanniol, besonders das dickere Blatt, in die tiefsten Nischen hineinzudrücken und das Stanniol überhaupt viele Falten macht.

An einem Spensmetallmodell kann man diese Falten mit einem Glätter ausgleichen, ohne fürchten zu müssen, dass das Modell dadurch beschädigt wird und man kann wiederholt pressen bis das Stanniolblatt überall vollkommen glatt dem Modell anliegt.

Der zweite Grund, warum ich einen zweiten Abdruck vom Munde nehme und mir ein Metallmodell giesse, ist der, dass es nicht immer gut möglich ist, einen guten Abdruck von einem Munde zu nehmen, wie es Rose räth, besonders schwer bei einem Abdruck von einem theilweise bezahnten Kiefer.

Es sind nicht viele Fälle, wo man von einem zweiten Abdruck absehen muss, weil der Klient das Abdrucknehmen schlecht verträgt.

2. Für solche Fälle, und wenn der Klient eine gediehene, bessere Arbeit verlangt, kombiniere ich diese Methode des Dr Herbst in Bremen, welcher die Gaumenfläche einer Kautschukpiece mit einer eigens dazu hergestellten Goldfolie überzieht.

Es entfällt auf diese Weise das Ueberziehen des Modelles mit dem Stanniolblatte. Die Art und Weise der Arbeit ist der Goldfolie beigelegt.

Ich benütze und empfehle diese Methode besonders bei unteren partiellen Piecen, wo das genaue Einpressen der Stanniolfolie in den Abdruck gewöhnlich nicht ganz genau ausfällt.

Man umgeht diesen Theil der Arbeit und bekommt ein sehr elegant, künstlerisch aussehende Piece, welche sicher auch allen hygienischen

Anforderungen, die man an eine tadellose Platte stellen kann, entspricht.

3. Für Fälle, wo infolge verschiedener Ursachen die Rugae palatinales verschwunden sind, benütze ich entweder die Aluminium Schablone des Herrn Max Schmidt in Budapest, die ich auf die dicke Stanniolplatte aufdrücke, nachdem die Zähne arrangiert sind.

4. Da die Zeichnung der Rugae an diesen Schablonen etwas zu unnatürlich und monoton sind, habe ich einige Spensmetallmodelle von verschiedenen Gaumenbreiten und Gaumenwölbungen, an denen ich die Stanniolplatten in Vorrath prägen kann.

Ich benütze sogar oft die vorgeprägten dicken und dünnen Stanniolplatten, um sie direct an das Gipsmodell mit einem stumpfen Instrumente anzudrücken, in welchem Falle ich das Giessen jedes Modelles ausser des üblichen Arbeitsmodelles erspart habe. Dieses Modell überziehe ich nach der Methode Rose, oder benütze die Methode des Dr Burchard, beschrieben in *Textbook of prosthet. Dentistry by Essig*, Seite 497, das Gipsmodell mit Wasserglas zu überziehen, was nach Burchard denselben Effekt haben soll, wie das vulkanisiren zwischen zwei Stanniolblättern.

Dabei benütze ich den kleinen Kunstgriff dass ich die Gaumenfläche der dünnen Stanniolfolie mit heissem Wachse begiesse, wodurch sich die ganze Fläche mit einer feinen, dünnen Wachsschichte überzieht.

Dadurch kleben die Platten besser aneinander und die Rugae palatinales an der dünnen Folie werden bedeutend widerstandsfähiger.

Mann kann sie sogar noch schärfer ausprägen, indem man mit einem stumpfen Stopfer die Vertiefungen etwas mehr vertieft; dadurch wird der Abdruck, den man von der fertig modellierten Platte nimmt, schärfere Contouren zeigen.

Ohne diesen Kunstgriff fallen auch bei der Methode Rose die Gaumenfalten matt und stumpf aus, weil die Contouren durch das mehrmalige Abdrucknehmen, Modellgiessen und Pressen bedeutend an Schärfe verlieren.

Wenn man die Folien nach einem vorräthigen Modell presst, braucht man sogar nicht einmal den Abdruck von der fertig modelierten Platte zu nehmen, sondern nur über die fertige Platte eine conforme dünne Platte zu legen, welche sich leicht durch milden Druck mit einem Stückchen Schwamm glatt an alle durch Wachsauflage erhöhte Stellen anschmiegt.

Diese letzte Schichte überzieht dann das Negativ der temporären Platte, welches sich im Obertheil der Cuvette befindet.

Ich betrachte das als eine Modification der Methode Rose, weil ich auf diese Art der Bearbeitung erst durch die Benützung der Gummi-kissenpresse und durch das Kennenlernen dieser Methode gekommen bin, obzwar sie als eine selbständige Methode bezeichnet werden könnte, da man die vor bereiteten Stanniolplatten auch auf anderem Wege herstellen könnte : u. zw. durch Pressen zwischen Stanze und Contre-Stanze aus Gips, oder Metall oder der Abdruckmasse, die man in eine Cuvette in Gips einbettet, und in einer gewöhnlichen Kaut-schuk Presse presst.

Besonders bei ganzen Gebissen lässt sich oft diese Arbeit benützen.

5. Damit ich eine feste Verbindung zwischen Wachsschichte und Stanniol bekomme, versehe ich die Stanniolplatte entlang ihres Alveo-larrandes mit einer Reihe kleiner Oesen, die mit der Gartrell'schen Zange gemacht werden.

Wenn wir in geeigneten Fällen, wo man künstliches Zahnfleisch anbringen muss, Porzellanzahnfleischzähne oder eventuell Continuous-gum benützten in Verbindung mit einer nach dieser Methode herge-stellten, wie ich zu sagen pflege „gepresster Platte", die eventuell an der Gaumenfläche mit Goldfolie überzogen ist, so erreichen wir den Effect, dass nicht nur jeder Anforderung auf künstlerische Nach-ahmung der Natur entsprochen, sondern auch die hygienischen Uebel, welche das Fragen eines Fremdkörpers im Munde immer in einem gewissen Grade mit sich führen wird, auf ein möglichst kleines Mass beschränkt und die physiologischen Funktionen der Mundhöhle, welche bei der Geschmaksempfindung, hauptsächlich bei der Sprache und beim Gesange eine wichtige Rolle spielen, entweder gar nicht, oder nicht störend beeinflusst werden dass also dem Klienten, der schon zu einer Prothese greifen muss, diese erträglichen und weniger belästigernd sein wird, und dass eine gediegene Arbeit den breitesten Volksschichten zu annehmbaren Preisen erreichbar gemacht wird.

SAMEDI 4 AOUT

Séance du matin.

Sommaire

M. E.-S. TALBOT. — Traitement de la pyorrhée alvéolo-dentaire.

M. PIERGILI. — Traitement de la pyorrhée alvéolaire.

M. Henry S. NASH. — Periodental diseases, with special reference to erythrosis.

M. A. DE SARRAN. — Sur les vaisseaux sanguins des racines dentaires humaines, déductions pathologiques.

M. NICOLESCU. — Sur le traitement de la stomatite ulcéro-membraneuse.

M. G. ANTONOPOULOS. — Sur un cas de fracture de la mâchoire supérieure.

Séance de l'après-midi.

M. CL. MARTIN. — Des moyens de corriger les déformations dues aux cicatrices vicieuses, par les appareils lourds ou à pression continue.

M. AMOEDO. — Contribution à l'étude de la prothèse immédiate des maxillaires.

M. TELLIER. — Contribution à l'étude de l'anesthésie dans les opérations sur les dents; de l'éthérisation à dose dentaire.

M. BOURON. — De l'anesthésie par le chloroforme pour les extractions dentaires multiples.

Présidence de M. PIETHIEWICZ

Le Président appelle à la présidence d'honneur M. Kowarsky, de Moscou.

M. Roussel, secrétaire (anglais) des séances, lit le rapport déposé par M. Talbot, de Chicago, qui ne s'est pas présenté, sur le traitement de la pyorrhée alvéolaire.

TRAITEMENT DE LA PYORRHÉE ALVÉOLO-DENTAIRE

by Eugène S. TALBOT. M. D.. D. D. S.

Fellow of the Chicago Academy of medicine. Chicago. Ills.

Since the Congress has assumed that dentistry is a medical specialty, it naturally results that any topic presented must be treated

from a stand point of general pathology. It follows, therefore, that any discussion of therapeusis must, in cases of bacterial infection, include not merely the treatment of such infection but likewise the prophylactic measures needed to prevent such infection Alveolo-dental pyorrhoea is a terminal stage of what Mailhol, years ago, called expulsive alveolo-dental gingivitis, and what I have elsewhere designated as interstitial gingivitis. The treatment of this terminal stage implies the treatment of the stage preliminary to the pyogenic infection. This implies treatment of diathetic conditions arising from auto-intoxication or specific toxins (syphilis, etc.) from drug action, from the great neuroses (patetic dementia, etc.) or from any other diathetic factor.

For convenience, therefore, the etiologic factors will be divided into two groups, 1st., those due to local and 2nd., those due to constitutional causes. Among local causes (always local irritations) may be named tartar, crown and bridge-work, artificial dentures clasped to the natural teeth or otherwise, correcting irregularities of the teeth, wedges and occasionally excessive tooth brushing.

The constitutional causes may be divided into 1st., those due to auto-intoxication, 2nd., those due to drug poison.

The four great eliminators of effete matter of the body are the bowels, kidneys, skin and lungs. Diseases of the body in which any one or all of these organs are involved, together with pregnancy and indigestion will produce auto-intoxication. Those due to drug poisoning are systemic saturations with mercury, lead, brass, arsenic, phosphorus, bromides and iodides and exceptionally other drugs. Auto-intoxication and drug poisoning act directly upon the nervous system and upon the blood vessels, causing irritation and inflammation of the arteries in the alveolar process, peridental membrane and gum tissue resulting in interstitial gingivitis and absorption of the alveolar process. Osteomalacia or senile absortion of the alveoler process is a natural process which effects every individual sooner or later. Auto-intoxication has much to do with the severity or prematurity of osteomalacia. Absorption of the alveolar process whether local or of constitutional origin is always due to inflammation. Pus infection must always follow inflammation. The general law « remove the cause » is as applicable here in treatment as in other diseases. It will be observed, therefore, that a variety of treatment is necessary if cure is to be expected.

In the severer types of disease such as tuberculosis, asthma, chronic indigestion, kidney disease, locomotor ataxia, patetic dementia, etc., very little curative effect is to be expected from treatment. Constitutional treatment is tentative since auto-intoxication will continue in most cases until death. The chief treatment of such cases will be removal of local irritation. The eliminating organs must be kept as near normal as possible. If one is diseased it must be put to rest and the others must do its work. This cannot be very satisfactorily accomplished. The alveolar process being a transitory structure and, therefore, very sensitive to tissue changes, the least disturbance to the nervous system and metabolic changes will cause absorption.

Each and every disease of the body must be treated and the organs restored to health. The normal function must be restored.

Auto-intoxication may be due to slight causes such as colds producing inflammation of the mucous membrane of the nose, throat, mouth extending to the gums, bronchitis, skin diseases, eruptions, constipation, indigestion, etc.

The condition of the blood should be ascertained. Unfortunately at the present time, we have no means by which this can be accomplished. An examination of the urine, however, is indicated as the next best method of demonstrating the condition of the system. The urine, therefore, should be examined for general acidity, the general treatment of which will accomplish all that is to be desired. A safe and delicate test can be accomplished by determining the alkalinity of the urine, saliva, perspiration and dejection. The dentist is fortunate in this because he has every convenience at hand. Liebreich's methods of the use of plaster of Paris plates as elaborated by A. H. Hoy of Chicago, is most admirably adapted for this purpose, since the test can be readily applied. To make the plates, mix a very thin quantity of dental plaster to the consistency of cream, care being taken to thoroughly incorporate the plaster. Take two panes of window glass, cut four pieces of good three-sixteenths of an inch in thickness and place one at each corner of the glass; now pour the plaster into the center, place the other plate of glass above and press it down upon the blocks of wood. By this method a very smooth surface can be obtained. Make a round cutter out of tin, the size of a twenty-five cent piece. Remove the upper piece by sliding it off, cut out disks just before the plaster hardens. These are prepared in the following manner: a solution of litmus in 12 parts of water is rendered alkaline or bright blue by adding a few drops of aqua ammonia. After the

---

1. Eating and Drinking.

disks have become perfectly hard, the smooth polished surface is to be painted with the solution, using a camel's-hair brush. Two or three applications are to be made, until an even blue stain is obtained. Have a solution of chemically pure sulphuric acid, two parts in five hundred of distilled water, ready in a bottle, and a bottle of distilled water. To prepare the disk for the test, scrape one-half of the dark blue surface of the plate until a slight blue surface is obtained. This requires the removal of only a slight amount, since the blue stain only penetrates a short distance. With a small brush dipped into the acid, dry it quickly over the surface exposed, giving a red appearance to the field adjoining the blue. A bit of cotton wound around the end of a toothpick wet with distilled water and applied to the two colors, will produce no change, thus proving everything to be in working order. The fluid to be tested — urine, saliva or perspiration — may now be applied. When possible, the exudate must be applied to the test as soon as it leaves the body, care being taken to apply a fixed amount each time. Apply the fluid to be examined to both the blue and red fields. When saliva is used, the mouth must be rinsed two or three times and the quantity, first sucked out of the ducts, must not be used. Fresh saliva direct from the glands should only be used. The plates, after they have been used, may be re-stained and used indefinitely. The dentist should make repeated tests of the secretions of healthy individuals under different conditions before studying those of diseased conditions. This method is a more delicate test than it is possible to make even with litmus paper[1]. Litmus paper often fails to reveal reaction, which will be most obvious by this method.

The secretions of the body, if found to be acid, must be placed in an amphoteric condition as soon as possible. An amphoteric condition is a reaction of the urine, by which both the blue and red litmus are affected. If the red becomes blue and the blue red, it indicates that there is an amphoteric reaction. The salt giving the alkaline reaction is the trisodic phosphate : that giving the acid reaction is the monosodic phosphate. When a uniform color is produced, it shows that the alkaline and acid salts are being properly excreted in proper amounts with no excess of free acid.

The normal urine specific gravity is 1018 to 1025. To determine the specific gravity, the morning urine should be used. If about 1018 or lower and acid, it is due to fermentation in small intestines. In

---

1. It is almost impossible to obtain a satisfactory permanent red litmus. By this method the red and blue fields stand out in bold contrast.

such cases avoid yeast bread, acid fruits, wines, vinegar and all acids. If specific gravity is 1025 or more and acid, avoid meats.

Turkish baths should be used to open the pores of the skin at which time the masseur should be instructed to stimulate the liver, kidneys, skin and peripheral nerves. Cathartics should be employed. If due to mineral poisons or scurvy, the poison must be eliminated from the system. The system excretes 40 oz. of water daily. If this amount be not taken into the system or if it be not eliminated every 24 hours, auto-intoxication will follow. Every drop of water taken into the stomach enters the blood. It is one of the best purifiers which we possess. From five to seven pints of pure water should be taken each day, to flush the blood and kidneys and thus cleanse the system. Certain patients, especially neurasthenics, nervous, dyspeptics and many lithaemics have a repulsion to pure water. The water can be adjusted to these idiosyncrasies by the employment of lithia or other effervescent tablets. The main object is to preserve in such cases the prominent idea of the water being medicated. Besides the use of water, dietetics in dentistry involve chiefly a conservative question.

Under most conditions of suboxidation and imperfect elimination, as elsewhere shown, the gums are forced to assume as excretory energy to which they are unequal. As a consequence a foundation is laid for interstitial gingivitis, which, in all of its types, may seriously threaten the integrity of the teeth. Nay, more, by fournishing a culture medium for pus microbes it may threaten the general healt. not only through systemic infection, but also through its interference with proper gastro-intestinal digestion. Among the restrictions in diet which dental hygiene demands is, first, a restriction in foods and water containing an excess of lime salts, which produce tartar. As excess of foods containing nitrogen, when aided by an imperfect assimilation of the carbohydrates, tend to produce constitutional conditions like lithaemia, gout, etc., which affect tissue nutrition of the gums, these foods require restriction and adaptation to the particular case.

The local treatment should be removal of all deposits from around and upon the teeth. These deposits consist of tartar from the salivary glands at the necks of the teeth, calcic deposits upon the roots of the teeth. This deposit seems to be the absorbed alveolar process. The inflammatory state of the surrounding parts is such that the circulation is impeded, where for the amorphous calcic salts of the alveolar process are deposited locally.

Encroachment of these salts upon the soft tissues causes irritation and inflammation. It prevents the fibrous structures from contracting tightly about the roots of the teeth. It causes debris and pus microbes to collect betwen the deposits and the inflamed tissue. The most satisfactory instruments for the removal of this deposit has been the spoon excavator. The shanks of these instruments may be bent at any angle. The spoon should be tempered very hard. They will thus keep a sharp edge. The deposits should be removed by drawing the instrument from the apex toward the crown. Inflammation is not confined to the peridental membrane. It extends throughout the alveolar process including the periosteum and mucous membranes. Hence blood letting is here indicated. The profession, generally believes and states that no difference whether the disease be of local or constitutional origin, local treatment will cure. This is true to a certain extent. Blood letting (the more the better) will remove stagnation. Slight after treatment locally, will restore circulation. The tissues are seemingly restored to health. The cause, however, is still present in the system where fore temporary relief is only produced after the removal of all irritation about the necks and roots of the teeth aided by blood letting. Treatment as above recommended aided by change of climate, sea voyages, visits to springs with hot water baths and water drinking with plenty of rest, will restore the patient to health.

The interstitial nature of the disease requires more than mere treatment of the peridental membrane. The gums, mucous membrane and alveolar process should be saturated with tincture iodin U. S. P. every other day. This will reduce deep seated inflammation troughout the alveolar process. Gum massage brushes (hard and medium *never soft*) should be used thrice daily. Two brushes should be employed one, one day, the other the next. This will allow the brushes to dry and keep hard. It is a mistaken notion that the tooth brush causes gum recession. Gums will not recede until good, hard, healthy bone structure is reached and then cease. There is always bone absorption with the inflammation.

The name « tooth brush » is misleading. Properly made gum massage brushes if properly used, will at the same time do all cleansing the teeth that is required. The following illustration shows a gum massage brush that I have used satisfactorily for the past five years.

An alkaline tooth powder should now be used. Mouth washes, defeat the object for which they are intended. The patient places the wash in the mouth which because it is liquid swashes about. The end is not obtained because it does not reach parts involved. A tooth powder recommended by doctor M. H. Fletcher of Cincinnati, Ohio, is composed of corn meal 75 per cent, potassium chlorate 15 per cent and sodium borate 10 per cent, menthol and sugar qs. This is to be rubbed into the gums dry with the gum massage brush. The corn-meal will cleanse the teeth. Potassium chlorate will neutralize the acids about the gums and teeth. Sodium borate will contract the tissues about the teeth. The powder is to be carried into the mouth dry. Flow of saliva will dissolve it. The tooth powder and gum massage brush used twice or thrice daily keeps the mouth in a healthy condition.

Pus infection or pyorrhoea alveolaris is a terminal stage of the inflammatory action. The inflammatory action may continue and exfoliation of the teeth result without pus infection. In such cases the mouth is perfectly free from pus germs. Pus germs are most always found in the mouth. Such being the case, infection must ensue. It has been shown that the inflammatory process must be present for the parts to become infected. Reduce the inflammatory condition and pus infection ceases. Saturating the gums with iodin aided by the use of the gum massage brush as already suggested will restore the parts in most cases to health. It is use less to treat pus infection first. After the gums and alveolar process have been restored to health pus still flow from the alveolar process mild antiseptic dressing such as oil cassia, oil cloves to the pus surface is all that is required. Tonics are sometimes indicated. A germicide mouth wash should be used from the commencement of the treatment.

M. Bloch, secrétaire des séances, lit le rapport déposé sur la même question par M. Piergili, de Rome.

TRAITEMENT DE LA PYORRHEA ALVEOLARIS

RAPPORT

par M. le docteur PIERGILI.

Professeur à l'Université de Rome.

Je publiais, il y a trois ans, un essai sur les péricémentites, dans lequel je m'occupais particulièrement de la pyorrhée. Depuis ce temps-là, cette maladie a été le but principal de mes études et je me suis formé la conviction qu'il s'agit d'une affection locale plus ou moins modifiée par l'état général de l'organisme. D'où résulte la nécessité de changer le traitement selon les cas et les périodes de développement de la maladie.

Après avoir fixé le diagnostic de pyorrhée, je suis d'avis qu'il faut soumettre le malade à un examen objectif complet. Il est positif que les diathèses exercent une influence désavantageuse : si on découvre les moindres traces de goutte, diabète, albuminurie ou rhumatisme, il faut les combattre selon toutes les règles de l'art. De la même façon on prescrira un traitement rationnel dans toutes les maladies affaiblissantes, principalement dans l'anémie ou les maladies du **système nerveux** et, parmi ces dernières, surtout dans les trophonévroses (paralysie progressive, etc.). Il faut se donner la peine de rechercher tous les obstacles à la circulation normale du sang (vices de cœur, emphysème des poumons, artério-sclérose, etc.), parce qu'on ne peut appeler rationnelle une cure que dans le seul cas où elle commence par la réparation des forces et de l'état général du patient. C'est uniquement après avoir institué le traitement général qu'on se décidera à attaquer les causes locales. D'après les recherches microscopiques de Talbot, la pyorrhée alvéolaire est due à une sclérose du connectif péricément ; donc, nous n'avons pas affaire à une maladie spécifique, mais à une association microbienne, causant la destruction dudit tissu.

Voilà le traitement local que j'institue, me reportant toujours à l'étiologie de la manière que j'ai exposée jusqu'ici :

Au commencement de la maladie, on trouve ordinairement les gencives hyperémiques : le péricément, comprimé entre la racine et l'alvéole, se nécrose très vite. Le traitement doit s'occuper surtout des gencives, qu'il faut scarifier et débarrasser des fongosités, si par hasard il en existe.

Pendant la seconde période de la maladie, la gencive se détache du collet dentaire et l'épithélium va bientôt recouvrir toute sa surface intérieure. C'est un accident qu'il faut tâcher d'empêcher de toutes ses forces. Dans ce but, non seulement on fera l'excision de toutes les parties de gencive exubérantes, mais j'ai trouvé fort utile de racler la cavité infundibuliforme entre la racine donnée et la gencive détachée. C'est une méthode préconisée par Younger, laquelle a l'avantage d'éloigner : 1° tous les plus minces fragments de tartre ; 2° tous les détritus du péricément détruit ; 3° l'épithélium recouvrant la surface intérieure de la gencive. J'ai pu juger moi-même dans une centaine de cas des avantages de cette méthode.

Lorsque la maladie est très avancée et le pus très abondant, je commence le traitement par une série de lavages intra-alvéolaires au moyen de solutions médicamenteuses variables selon les cas. Je préfère le sublimé corrosif au dix-millième ; j'ai essayé aussi l'actol (lactate d'argent), introduit dans la pratique chirurgicale par Credi : c'est un désinfectant de premier ordre, mais il m'a fallu l'abandonner, parce qu'il noircissait les dents.

Ces lavages, pratiqués avec une commune seringue de Pravaz, n'ont pas d'autre effet que de préparer un terrain relativement stérile pour le raclage suivant.

Avec une telle méthode, bien rationnelle, j'ai vu guérir presque tous les malades que j'ai pu traiter dès l'apparition des premiers symptômes de l'affection, et obtenu une amélioration surprenante dans les cas les plus graves et les plus avancés.

DISCUSSION

M. Jules Ferrier (Paris). — Dans les rapports très intéressants qui viennent de nous être communiqués, il me paraît qu'il est question uniquement du traitement de la pyorrhée à sa période d'état, traitement qui est d'ailleurs en conformité parfaite avec la conception étiologique qui ressort des rapports de MM. Talbot et Piergili.

Ce traitement, qui consiste d'une part dans l'éloignement des causes irritantes locales, d'autre part dans le traitement de l'état général plus ou moins modifié du sujet, n'est du reste pas nouveau. Je me souviens en effet qu'étant étudiant alors que je n'avais encore aucune tendance à me spécialiser, sur les conseils de David, alors élève de Magitot, j'améliorai considérablement l'état dentaire d'un membre de ma famille, en pratiquant le grattage des dents dans toute la hauteur du décollement, et en faisant suivre ce grattage d'une cautérisation des culs-de-sac à l'acide chromique.

Ce traitement a été suivi par les élèves de Magitot; c'est celui que j'ai appris plus tard de mon maître et ami M. Pietkiewicz, c'est celui que j'ai employé jusqu'à la communication que nous fit, il y a deux ans je crois, notre ami Hugenschmidt sur le traitement de la pyorrhée par le grattage des racines et la cautérisation par l'acide sulfurique monohydraté.

Depuis ce moment, les autres parties du traitement restant les mêmes, j'ai usé timidement d'abord puis largement de cet agent, qui paraissait ne devoir pas laisser une seule dent dans la bouche et qui m'a donné les résultats excellents annoncés par Hugenschmidt.

Ceci dit pour rendre autant que possible à chacun ce qui lui est dû, tout tout en laissant l'honneur de leurs découvertes aux confrères étrangers qui ont bien voulu contribuer par leurs travaux au succès de notre section, je désirerais appeler votre attention sur quelques points laissés dans l'ombre par nos distingués confrères, points qui me paraissent dans cette question avoir une importance considérable : je veux parler du traitement des débuts de l'affection, et consécutivement de sa prophylaxie, et d'autre part, des soins que doivent se donner à eux-mêmes les malades pour assurer le succès du traitement d'abord, et ensuite prévenir les récidives.

Il semble que jusqu'à présent l'hyperémie de la gencive, l'ébranlement de la dent et la présence du pus aient été les signes nécessaires pour l'établissement du diagnostic *pyorrhée*, et l'application d'un traitement à cette affection.

Ce n'est, il faut bien le dire, que l'apparition de ces signes, et surtout de l'ébranlement, qui décide les patients et encore pas tous, à nous demander nos soins. Or, quand ces signes frappent les malades, la maladie est déjà constituée depuis des années ; elle est en pleine période d'état, et les lésions sont déjà considérables, quelquefois irrémédiables. C'est qu'en effet longtemps avant tout phénomène subjectif ou objectif, nettement perceptible il se fait autour des dents un travail extrèmement lent, sans retentissement appréciable, ou accompagné à une période déjà avancée, de troubles du côté du périoste, trop peu intenses, trop fugitifs pour que le patient y attache de l'importance et le signale avec précision à son médecin.

C'est cet état latent que nous devons rechercher et dénoncer à nos clients, parce que c'est surtout dans cette période que notre intervention pourra rendre de réels services, en enrayant, alors qu'il en est temps encore, ce mal désastreux.

J'ai appris que la pyorrhée se révélait par une zone hyperémique de la gencive suivant le trajet de la racine de la dent, accompagnée du décollement du bord gingival. J'ai constaté que le décollement, que l'on trouvait ainsi sur la face labio-jugale de la gencive ou sur sa face linguale, n'était rien à côté de celui que l'on trouvait toujours en même temps dans les interstices contigus à la dent malade. J'ai été amené par la constatation de ce fait, à rechercher le décollement dans les interstices alors que rien encore ne révélait la pyorrhée, et je l'ai trouvé chez un grand nombre de sujets relativement jeunes, porteurs dès 25 ou 30 ans, de la maladie qui abattra leurs dents entre 40 et 50 ans.

Il est évident que le traitement appliqué dès ce moment, une surveillance sérieuse réussiront à empêcher la constitution définitive de la maladie.

J'ai dit tout à l'heure que je voulais insister sur les soins que doivent se donner à eux-mêmes les patients pour assurer le succès du traitement et prévenir les récidives.

C'est qu'en effet les soins que nous pouvons donner dans notre cabinet sont loin d'être suffisants, et malheureusement, malgré ce que nous pouvons leur dire, un trop grand nombre de nos patients considèrent qu'ils doivent être guéris par notre seule intervention, et qu'en dehors des soins banals qu'ils se donnent plus ou moins régulièrement, ils n'ont rien à faire. Avec cette catégorie de malades, tout ce que nous pourrons faire sera peine perdue. Il faut qu'ils arrivent, une fois le curetage fait, à empêcher par l'usage méticuleux du cure-dent, les dépôts de tartre de se reproduire dans les interstices et par des bains de bouche prolongés à assurer autant que possible l'asepsie de tous les petits recoins interstitiels; et ces soins ne devront pas se borner à la période du traitement, ils doivent être pris indéfiniment.

M. SANDOW (Budapest). — Lorsque la pyorrhée alvéolaire a détruit la pulpe, un traitement médical ne peut réussir qu'après extirpation de cette pulpe gangrénée et le traitement rationnel du ou des canaux radiculaires, comme l'indiquait en septembre 99 le Dr Kosnia de Budapesth.

Dans un cas personnel où presque toutes les dents de la patiente étaient déjà dans un état avancé de destruction, j'ai traité par cette méthode une incisive supérieure qui s'est très bien maintenue depuis 5 ans. Cependant je suis loin de soutenir qu'une pyorrhée un peu grave soit toujours guérissable.

M. Losada (Madrid). — Je désire appeler l'attention sur une forme de pyorrhée peu décrite dans la littérature professionnelle, c'est celle produite par les traumatismes et par une occlusion défectueuse.

D'après mon maître, M. Bonwill, toutes les pyorrhées étaient dues à une occlusion défectueuse, et il prétendait guérir avec son articulateur, en meulant les dents naturelles jusqu'à occlusion parfaite, toutes les formes de pyorrhée.

Quoique ce traitement soit trop exclusif, il est certain que quelques cas de pyorrhée sont dus à une occlusion imparfaite et au traumatisme consécutif à celle-ci.

Je citerai à l'appui de ce dire, une pyorrhée occasionnée par le traumatisme et le changement d'occlusion causé par le redressement des incisives supérieures et inférieures : dans ce cas, quoique le but esthétique ait été atteint, il se produisit une pyorrhée presque inguérissable.

Je citerai encore deux autres cas de bouches dont les dents étaient parfaitement saines sauf une incisive latérale supérieure dans les deux cas, laquelle était en rétroversion et atteinte de pyorrhée grave.

Là encore, la pyorrhée était due au traumatisme produit par la mauvaise articulation avec les dents inférieures, et je crois que dans ce cas la première intervention thérapeutique doit consister à tenter de rendre l'articulation parfaite pour que le traumatisme n'ait plus lieu.

M. Testelin (Paris). — Je crois que deux divisions doivent être créées dans la pyorrhée alvéolaire, la pyorrhée d'origine traumatique et la pyorrhée d'origine arthritique.

Dans le premier cas, la pyorrhée est déterminée par le tartre, par les redressements, par un traumatisme quelconque permettant aux microbes buccaux de pénétrer dans l'articulation alvéolo-dentaire. Le traitement local pourra dans ce cas donner d'excellents résultats, quelle que soit du reste la méthode employée (le tartre devra en particulier être soigneusement enlevé).

Dans le second cas, la pyorrhée est due à un état général et les dents atteintes le sont le plus souvent d'une manière symétrique : les canines, les prémolaires ou les molaires de droite et de gauche sont atteintes et ce n'est que par infection, par contact, que les autres dents sont ensuite atteintes. Il faut alors savoir sacrifier les premières dents atteintes sans tenter un traitement local qui serait le plus souvent impuissant. L'avulsion est ici le remède héroïque, tout en maintenant le malade à un régime anti-arthritique sévère.

L. Lebedensky (Paris) parle au nom de M. Korawsky et présente un maxillaire inférieur montrant le moyen qu'il emploie pour fixer les dents dans la pyorrhée. La substance employée est le cellulo-acétone.

M. Lebedensky n'insiste pas sur ce point, car une démonstration de son emploi sera faite à l'Hôtel-Dieu ultérieurement.

M. Subirana (Madrid. — M. Talbot dans son mémoire ne parle que du traitement médicamenteux, or je crois que la pyorrhée alvéolaire ayant comme résultat la destruction du périodonte suivie de la résorption de l'alvéole, n'est susceptible que du traitement mécanique et chirurgical de Younger.

Ce que M. Talbot guérit par son traitement, c'est une gingivite qui, non traitée, deviendra une pyorrhée.

M. Gires (Paris). — Il est regrettable que M. Younger ne soit pas présent à cette discussion. Il nous aurait dit beaucoup de choses intéressantes et aurait pu nous parler avec autorité du traitement auquel on vient de faire allusion, mais qui n'a peut-être pas été indiqué avec assez de précision.

Il est certain que si la pyorrhée est très souvent due à une *cause générale*, elle n'apparait, je crois pouvoir dire jamais, sans une *cause locale*, qui peut être une mauvaise articulation, mais le plus souvent l'accumulation du tartre au collet et sur la racine de la dent.

En premier lieu, le traitement devra donc consister à faire disparaître cette cause déterminante de la pyorrhée et le tartre devra être soigneusement enlevé jusqu'à la plus petite parcelle : c'est une opération longue, minutieuse, qui peut durer souvent une heure et plus pour chaque dent.

On a dit que M. Younger procédait après cette ablation du tartre à une cautérisation de la poche pyorrhéique avec de l'acide sulfurique anhydre. Il a employé, comme beaucoup d'opérateurs, d'abord l'acide sulfurique aromatique, et, depuis les publications de notre ami M. Hugenschmidt, l'acide sulfurique anhydre qui a l'avantage d'agir plus énergiquement et plus rapidement et de ne pas produire les caries du collet presque inévitables avec les applications nécessairement répétées de l'acide sulfurique aromatique.

Mais M. Younger préconise maintenant l'acide lactique. Il affirme qu'après l'emploi de ce médicament, la gencive s'adapte beaucoup mieux à l'alvéole et à la racine. Ce traitement, que j'ai beaucoup employé, m'a donné toujours d'excellents résultats et je dois dire que je le préfère à tous les autres.

On ne saurait ici laisser passer sous silence, tant à cause du nom de celui qui le préconise qu'à cause des résultats rapides qu'il peut donner dans certains cas, le traitement qui consiste à détruire les culs-de-sac et pochettes pyorrhéiques à l'aide du thermo-cautère et qui a été indiqué par M. Cruet. J'espère que M. Bloch, qui l'a souvent employé et qui a été mieux à même que n'importe qui d'en suivre les heureux résultats, voudra bien nous l'exposer.

M. Bloch (Paris). — Je ne voudrais point, en effet, laisser se terminer cette discussion sur le traitement de la pyorrhée sans dire quelques mots sur la méthode du Dr Cruet.

Un point sur lequel s'accordent tous nos confrères, c'est la nécessité, comme base d'un traitement quelconque, d'un nettoyage préalable extrêmement minutieux, afin de débarrasser les dents de toute parcelle de tartre; après ce nettoyage, M. le Dr Cruet supprime à l'aide du thermo-cautère les culs-de-sac qui existent autour du collet de la dent, et qui tendent à s'étendre vers l'apex si on les laisse subsister. Cette intervention radicale est la seule qui actuellement donne des résultats certains en supprimant toute suppuration. Il se forme à la suite de cette cautérisation, un tissu cicatriciel qui redonne quelque solidité aux dents les plus ébranlées; du reste il est rare que les culs-de-sac s'étendent sur toute la périphérie de la racine qui conserve la plupart du temps, à la face postérieure, des adhérences suffisantes pour permettre à la dent de se consolider. Le résultat du traitement est des plus satisfaisant.

M. Losada (Madrid). — Je trouve au traitement remarquable de la pyorrhée préconisé par M. Cruet, traitement que j'avais déjà entendu exposer par M. Gires au Congrès de Barcelone, un grave inconvénient, c'est de produire des rétractions gingivales qui laissent les dents déchaussées sur une grande hauteur et leur donnent un aspect inesthétique. Y a-t-il un moyen de faire repousser la gencive?

M. Bloch. — La question esthétique n'est que *secondaire*; ce qu'il nous importe avant tout, et à nos clients surtout, c'est la conservation de la dent atteinte de pyorrhée; le traitement de M. le Dr Cruet nous en donne le moyen. J'ai vu et je vois souvent chez M. le Dr Cruet, dont j'ai l'honneur d'être l'assistant, des clients possédant encore toutes leurs dents, lesquelles avaient été, suivant une expression vulgaire, condamnées douze ou quinze ans, même vingt ans auparavant par les dentistes qui les avaient soignées.

A la suite des cautérisations, le bord gingival a perdu un peu de sa régularité, et le collet des dents reste à découvert; mais ce que le traitement apporte de disgracieux aux gencives s'atténue par la suite, et l'aspect propre et sain de la région du collet des dents est digne de remarque.

M. Nicolescu (Bucarest). — Le traitement de M. Cruet par la cautérisation profonde que j'ai vu employer par lui et que j'ai employé moi-même souvent dans son service de l'Hôpital la Charité ne m'a jamais donné d'insuccès.

M. Richer (Paris). — Je tiens aussi à défendre le traitement chirurgical de M. Cruet contre la pyorrhée alvéolaire : il doit être placé au tout premier rang et aucun autre ne peut donner d'aussi bons résultats dans les pyorrhées graves.

M. Nash (de New-York) n'étant pas présent, M. Roussel, secrétaire des séances (anglais), lit sa communication.

PERIODONTAL DISEASES. WITH SPECIAL REFERENCE TO ERYTHROSIS

by Henry S. NASH. D. D. S.

Mr. President and Gentlemen,

The opinions herewith submitted to you about Alveolar Diseases may appear unwarranted unless an explanation is given, first, of the circumstances under wich they were formed.

In 1865 a lady brought me her daughter, aged about 15 years, who had a loose incisor, and whose gums gave evidence of trouble elsewhere. Many practitioners had condemned the tooth already, and, of course. I did. The ladies were prepared for this, but, in view of trouble elsewhere in the future, they most urgently implored me to accept the charge of the incisor, to experiment whith it as much as I chose, and also to undertake a general investigation of all the diseases by which teeth were loosened. It was impossible to resist their pleadings, and the business was commenced. Assistance, in the way of sending cases to me, was sought and obtained from quite a number of our busiest practitioners, but progress was very slow for a long time, except with some of the milder instances. Some encouragement was felt, after some years of investigation, but it became more and more plain that these various disorders were not seen in individual practices with sufficient frequency to admit of anything like their thorough classification being made or even clinical descriptions being given. It was, consequently, thought best to secure, if possible, and utilize the advantages which some large hospital would afford. This was finally effected through the kind intermediary of Dr. Frank H. Hamilton, the Dean of the Bellevue Hospital Medical College, New York. This hospital was one, then, of 800 beds, few of wich were ever vacant. Its advantages were eagerly and thoroughly utilized, and the active aid of Dr. Hamilton enlisted for years. Should the conclusions offered here be novel to any of you and still meet with your approval, your thanks for them are due to this great man, for my own part in the matter was mainly clerical. The generic designation finally chosen by him for these diseases is " Chronic Alveolitis ". As for the term " Pyorrhoea Alveolaris ", it will soon be shown to you why he preferred not to use it.

The diseases by which teeth are loosened are more than twenty in number. They include cancer, scurvy, lupus, specific diseases, leprosy, etc., but these do not belong to the domain of Dental Surgery nor is the term " Chronic Alveolitis " applicable to them : it is unnecessary, consequently, to allude to them here. There are many others, however, which do concern us — more than a dozen if we classify as separate ones certain phases of some of them — like necrosis, which differ, apparently entirely, in etiology and clinical aspects, aside from complications — a subject that cannot be introduced here for evident reasons.

An illustrated report upon these subjects will be offered to the profession before long which will embrace all such topics. In this paper nothing more than scant justice can be done to the two questions of nomenclature, in respect to which we are rendering ourselves, as a profession, liable to very just criticism, and to a periodontal disorder which has only recently become a comparatively common one among us, viz : Erythrosis Gingivae. By this term is meant an intensified redness in a certain spot, or spots in a tissue which is normally but moderately of this shade of color.

In respect to the name " Pyorrhoea Alveolaris " I would like to say that sordes has, undoubtedly, been generally mistaken by us for pus. Morphologically they really are indistinguishable and the error is, consequently, quite excusable. Otherwise, the application of this designation of diseases which have, actually, no " Pyorrhoea Alveolaris " whatever about them, would tax our charity somewhat. Still, this is and may be expected to be done by some of our members. Several critical examinations of this substance have been made for me, and the report has been, uniformly, " mucus, microbes and saliva ". This you may confirm by the cut sent herewith.

Of the fourteen or fifteen diseases wich loosen teeth, and which concern the dental profession, there is but one where a " Pyorrhoea Alveolitis " is an invariable symptom, viz : idiopathic. The next one where this is the most commonly seen is that caused by deep-seated tartar, i. e., where this substance has been forced between the gums and roots by mastication into contact with the pericementum. There are, however, few among these troubles where it may not be present as a complication, by virtue of microbic invasion. Still, this cannot justify us in naming a disease by an entirely adventitious symptom, no matter how commonly it may be seen. In speaking of these disorders, therefore, as having no pus about them, it will be understood that it may be present sometimes when systemic conditions are such as to render possible an invasion of pyogenic microbes, but not otherwise, and there are exceptions to this rule, as we shall see. A discharge of pus is very rarely seen in loosening from senile atrophy. The same is to be said respecting atrophy from pressure. Hypercementosis is also free from it till the formation of an abscess supervenes, if the patient can wait for it.

Marginal hypercementosis is generally accompanied by plenty of sordes, but no pus. Mercurial and lead Alveolitis are also from it except as a complication. Bismuth alveolitis is always free from it. The same disease resulting from superficial tartar has seldom any pyorrhoea. Eruptive pericementosis is never accompanied by any flow of pus, nor is lithaemia, nor noma, nor is erythrosis, till after an invasion of pyogenic cocci, something which may happen, perhaps, in one case out of fifteen where there is no spontaneous recovery. A recent journal contains this sentiment, " after a time pyorrhea occurred, with little, if any pus ". Let us read this literally : After a time a flow of pus occurred, with little, if any, pus ".

A well known writer and editor, an M. D. and D. D. S., accused me publicly, recently, of coining the word " uricacidaemia " and actually added that " This word means nothing " We have all seen instances like these ; they are of daily occurrence.

But have you ever heard a physician say " he has a high fever, but there is no elevation of temperature " : " he had a compoud, comminuted fracture of the tibia and fibula, but no bones were broken "; "he had a hemorrhage from the mouth, but no blood came out" etc., etc.

No, gentlemen ; such mistakes are confined to and are the general rule among dentists alone.

Respecting Erythrosis, we have all seen its crimson demonstrations on the labial aspects and sometimes, but comparatively rarely, on the other margins of the gums. In the vast majority of cases the exciting causes are tartar and sordes, and we have found their mischief quite easy to control.

The advent of this disease is due to a long continual mental tension, the use of coffee, tea, or tobacco, or some similar nerve excitant, or irritant, till an impairment of the functioning of the sympathetic nervous system is established. If this is sufficiently pronounced, sordes appears. In fact the presence of this substance is pathognomonic of injury to the nervous system mentioned. This system is also, and properly, called the " vegetative " one.

In another photomicrographic cut, accompanying this, you will find illustrated the different varieties of fungi, cocci, etc., of which sordes is composed. The leptotrichaceae and micrococci seem to compose the mass almost exclusively, but the principal mischief-maker with the tissues seems to be the leptothrix racemosa.

The collection, if thoroughly removed (by any means except antiseptics), may be detected in foaming again in about twenty minutes. The crimson border of the gums gradually increases in width as the circulation in the parts affected becomes obstructed by microbes. Tho blood has its red cells, or erythrocites, very extensively disrupted, but whether this is done by the microbes through some excretion wich dissolves their walls, or some physical action which rends them so that their haemoglobin escapes, or whether its accomplishment is effected by leucocytes in a frantic effort to destroy some pathogenic agent by oxydation, who can tell us ? Up to this point Erythrosis Gingivae is a comprehensible disorder and, to repeat, is due, clinically, to the destruction of the walls of the red blood cells, permitting the escape of their contents, wich diffuse into and between the fibres of the tissues involved. The mycrophytes in question were also, apparently, permeated by it, since no other staining was necessary in order to secure good pictures of them. This, however, was not so apparent with the heads of the l. racemosa, although the spores show it plainly enough after having been rejected. This act of rejection was observed in one instance; it was accomplished by a rapid, wriggling motion, and the spore was thrown to a distance of about eight times the diameter of the trunk, or stalk, if I may so designate it, of the leptothrix.

The invasion of pyogenic microbes, in cases of Erythrosis, does not take place, I think, in more than 1 per 100 of the total number of attacks, while the spontaneous recoveries are seen in ninety at least. For the sake of clearness I beg to say that a "spontaneous recovery" is one due to the fact that the natural vigor of the leucocytes has not yet been so greatly impaired as to render it impossible for them to cope successfully with the invading microphytes.

In consequence of the great proportion of these recoveries it had not been my custom to do more, upon first seeing the disease, than to advise the frequent bathing, or brushing of the affected spots with a 2 ou 5 per 100 solution of carbolic acid, and wait for a few days before instituting a more thorough course myself, to see if it might not be unnecessary. But, in some instances, invasions of streptococci took place before the advice given was adopted.

The second stage of the non-pyogenic type begins when the pericementum is reached. Now the erythrotic tissues are absorbed with more or less rapidity, this depending on constitutional conditions, and being somewhat influenced, also, by the kind of care the teeth and gums are receiving. If these circumstances were identical in every case, it would be an easy matter to speak definitely respecting therapeutics, but in as much as each one is "a law unto itself", practice in respect to it must be left to the discretion of the individual operator. If the loss of gingival and pericemental tissue has been a slow one, the disease may counterfeit the atrophic varieties; if their resorption has been rapid enough to expose the alveolus, its necrosis and exfoliation terminate the history of the tooth it has been supporting.

But there is another phase of this second stage, and a very serious one also, altough it is, fortunately, not of frequent occurrence. I have had four experiences with it during the last season, and it is this which has led me to choose Erythrosis as one of the two subjects which I have the honor to present for your consideration.

This is where streptococcic invasion has taken place. It may happen at any time after the pericementum has become involved. and will. probably, be long remembered by both patient and operator after it does so.

The first symptom is an uneasy feeling in the socket of the implicated, tooth when it is bitten upon. It will have erupted already to the extent of about a hair's breadth. This feeling soon increases to a very painful one and soon thereafter the tooth becomes exquisitely sensitive to cold water. In a word it presents. roughly speaking, nearly all the clinical evidences of an alveolar abscess in its incipiency.

To any one who is unfamiliar with such cases the natural impulse is to drill into the tooth as near to the nerve as may be and destroy the latter, but he will not find that this affords the least relief. I cannot say what would follow the removal of the nerve and the solid filling of its place with metal for I have had no experience with such a process in connection with the disease in question; but I doubt if filling with gutta-percha would change the status to any appreciable extent.

In view of the dreadful consequences of the invasion mentioned the recommendation cannot be too impressively made that, as soon as a case of Erythrosis presents, the solution mentioned above, or its equivalent, should be recommended to be used at least as many as half a dozen times a day by the patient. with no subsequent rinsing of the mouth. This is to be continued as long as it is indicated : but should the symptoms continue, and the pain increase. a pledget of cotton may be prepared sufficiently large to cover the buccal aspect of the roots. be dampened and dipped upon one side into finely powdered cocaine and placed in situ. A piece of sheet rubber, or oiled silk, is then to be placed between the cotton and cheek and kept there so long as the application is needed. The following day an application of a strong tincture of iodine should be made to the gums and it must be continued till blistering takes place ; then the application of the cocainized cotton will surely afford relief.

Another indication is that of depletion, as we employ it in incipient abscess. The profession cannot be too strongly warned against resorting to it. The nature of the blood in the affected parts is of so peculiar a character that its dispersion upon the mucous. especially if there sould be any abrasions of the epithelium, might be followed by very unpleasant experiences. I must confess that this recommendation is based upon a most unfortunate trial of the expedient mentioned. A lady residing some hundreds of miles from New York wrote as accurate a description of her case to me as she thought necessary and asked for advice. Depletion was suggested by me with the result that the surface of the cheeks and throat, wherever the blood touched it, became a mass of blisters soon after the leech dropped off. The pain continued after a very temporary cessation, and the tooth was extracted.

Streptoccocic invasion is always a matter of extreme importance. It may involve the alveolus, the antrums, the turbinated bones, etc. It cannot be too quickly or too roughly provided against, and I beg permission to repeat, still again, the recommendation that, in the case of any strongly neurotic patient, as soon as any signs are manifested of gingival lesions, some antiseptic fluid should be used at once and thoroughly.

Erythrosis will never be cured, without liability of return, unless the patient abandons the use of all nerve irritants permanently. This statement is not made from prejudice, very far from it, but from actual experience; still it is true that it may be seen in cases where none of the agencies alluded to have been employed for many years, but I think in none where mental tension, or long continued and severe worry, has not been experienced.

DISCUSSION

M. J. FERRIER. — Met en lumière quelques passages de la communication de M. Nash. Elle porte surtout, dit-il, sur la pathogénie de la Pyorrhée alvéolaire et M. Nash remarquant que, dans l'affection qu'on appelle communément de ce nom, le pus manque souvent, propose le nom d'alvéolite chronique.

M. LEBEDENSKY (Paris). — M. Nash a raison de faire remarquer que le pus manque souvent dans la pyorrhée alvéolaire. Il en existe même une forme sèche peu connue et dont je voudrais vous parler.

Appelée aussi atrepsie du rebord alvéolaire, atrepsie des maxillaires, cette forme débute par la résorption du rebord alvéolaire : les dents se déchaussent et tombent sans qu'il y ait trace de suppuration.

La résorption du rebord alvéolaire se propage vers le maxillaire supérieur : il se produit un ulcère trophique de la voûte palatine et une large perforation qui est presque toujours unilatérale. Cette affection est appelée par le docteur Fournier « mal perforant buccal » par analogie avec le mal perforant plantaire. Elle a été décrite dernièrement dans un travail bien documenté par le docteur Baudet. Le mal perforant est dû à des troubles tropho-névrotiques et se constate dans les maladies nerveuses et surtout dans l'ataxie locomotrice.

M. RICHER (Paris). — Les erreurs, confusions, et discussions relatives à la pyorrhée alvéolaire viennent toujours de la mauvaise habitude que l'on a de désigner une affection par un de ses symptômes. Il en sera toujours ainsi tant qu'on n'aura pas adopté une dénomination assez large pour comprendre toutes les formes de la pyorrhée, soit sèches, soit avec suppuration.

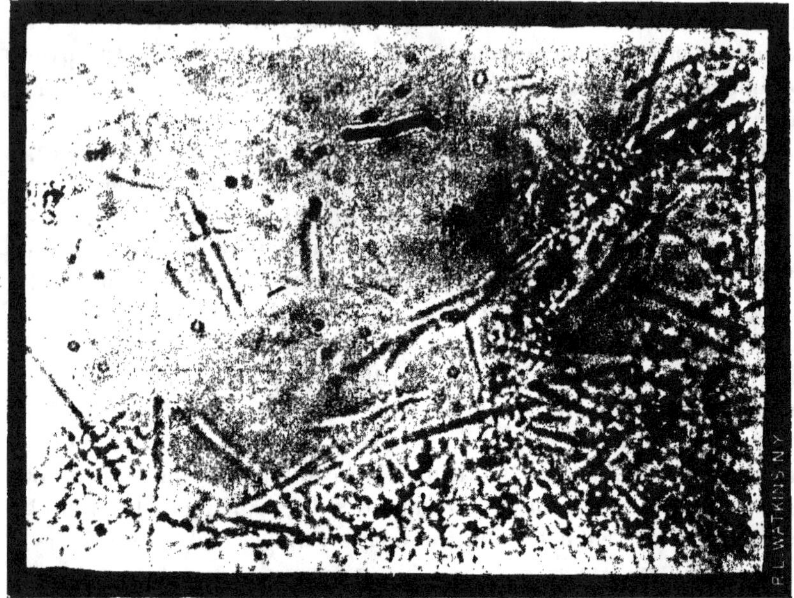

Fig. 2.

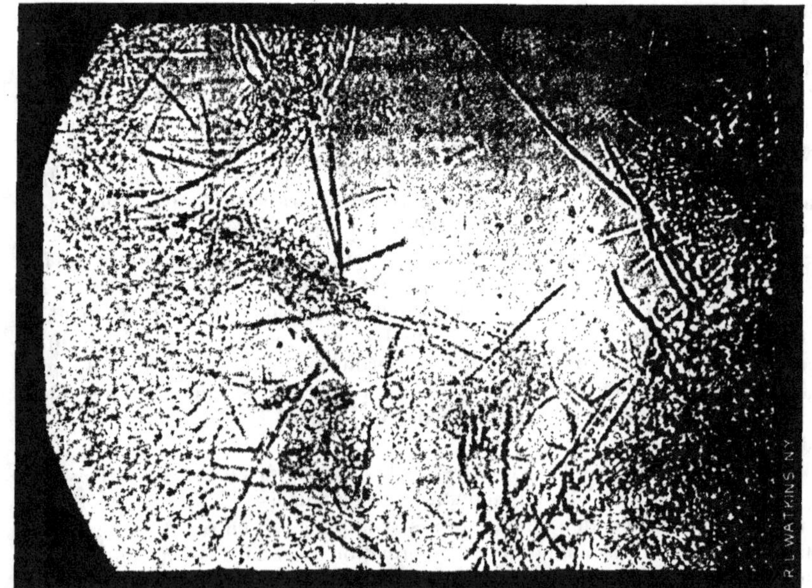

Fig. 1.

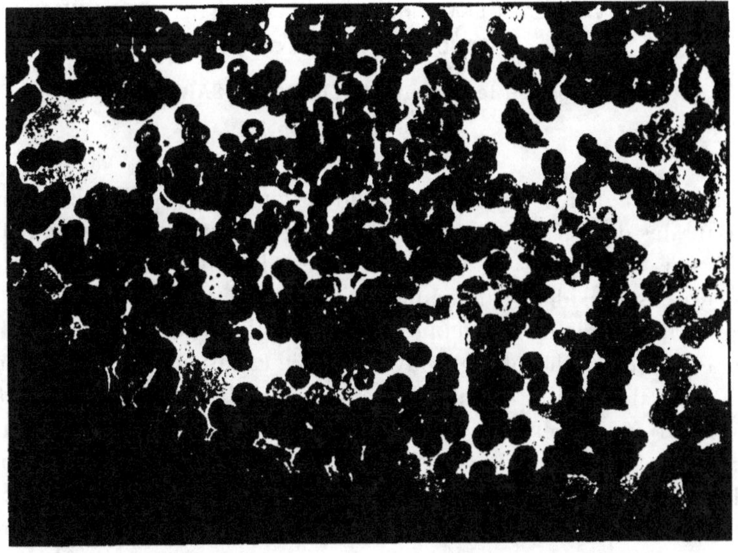

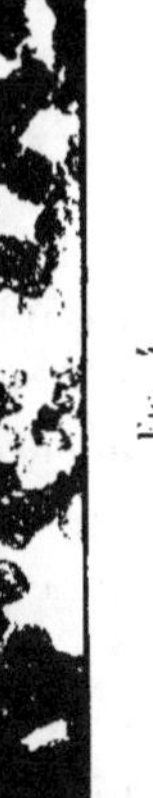
Fig. 4.

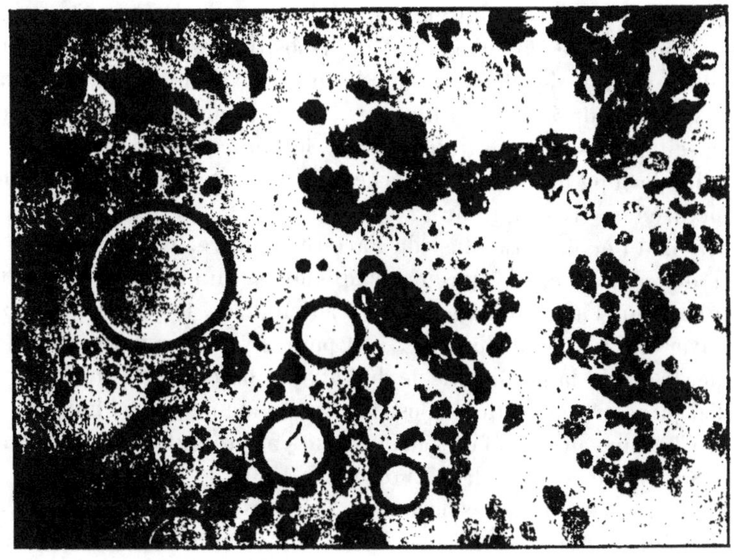

Fig. 5.

SUR LES VAISSEAUX SANGUINS DES RACINES DENTAIRES HUMAINES
DÉDUCTIONS PATHOLOGIQUES

par M. le docteur AGUILHON DE SARRAN,

Dentiste de l'hôpital Beaujon.

Il y a longtemps déjà, les anatomistes ont pensé qu'il existe dans la cavité des dents, d'autres vaisseaux sanguins que ceux qui sont fournis par l'artère et la veine dentaires. Kœlliker en fait mention; encore les considère-t-il comme des canaux de Havers.

« Dans les dents des jeunes sujets, dit-il, lorsque le cément a son épaisseur normale, on ne trouve point de canalicules de Havers; dans les dents des vieillards, au contraire, dans les molaires surtout, et lorsqu'il y a hypérostose, ces canalicules se montrent très fréquemment; on les voit, dans ces cas, pénétrer au nombre de un à trois au plus dans le cément, où ils se divisent deux ou trois fois, et se terminent en cul-de-sac. »

Salter ajoute que, dans quelques cas, ces canaux s'étendent dans l'ivoire et s'ouvrent dans les cavités dentaires.

Je voulus, alors, me rendre compte de cette disposition anatomique, et, sur des maxillaires de chiens admirablement injectés que le regretté professeur Cadiat me donna, je pus voir qu'il existe un assez grand nombre de vaisseaux dont la disposition est la suivante : sur les racines externes des dents, et sur la moitié externe de ces racines, sur une hauteur de 3 à 4 millimètres, on voit au microscope quinze à vingt-cinq vaisseaux qui traversent le cément et l'ivoire, et vont s'étaler le long de la paroi interne de la cavité pulpaire. Ils ont la structure des gros capillaires.

Partis d'une des branches de l'artère dentaire, ils arrivent au contact du cément et se divisent en quelques rameaux. L'un traverse, comme nous l'avons dit, les tissus radiculaires, les autres se glissent à travers le ligament dentaire, soit pour s'y terminer soit pour aller se perdre dans la paroi externe de l'alvéole ou dans la gencive.

J'ai pu voir que cette disposition est la même chez l'homme dans les recherches que j'ai faites depuis que j'ai présenté mes préparations à la *Société de Biologie* le 15 novembre 1880.

Pour les savants qui s'occupent de micrographie et qui savent à quel point l'on peut se tromper lorsque l'on étudie certaines pièces, je puis affirmer que ces vaisseaux existent bien. Ils ont été vus par les Maîtres et les élèves du Laboratoire.

Depuis, M. le professeur Rémy a photographié mes préparations et les a reproduites dans le livre intitulé *Manuel des Travaux pratiques d'Histologie*.

Normalement ces vaisseaux sont tous à la région *externe* de la racine *externe*.

C'est par eux que se fait la circulation du sang au moment ou la dent se développe. La paroi externe de l'alvéole qui grandit en même temps que la racine se développe, est nourrie et probablement innervée en même temps qu'elle. Mais on trouve très rarement un vaisseau sur une racine interne ou à l'intérieur d'une racine quelconque. C'est un fait anormal et qui explique, comme nous le verrons tout à l'heure, certains phénomènes pathologiques. Il est très important à retenir.

Les déductions physiologiques et pathologiques de cette étude anatomique sont importantes et nombreuses. Elles n'ont pas encore été étudiées, mais je vais en citer quelques-unes.

Au point de vue anatomique, c'est la solution de ce problème si souvent posé : « La pulpe dentaire a-t-elle, comme les autres organes, une double circulation sanguine? ».

Au point de vue physiologique, il explique le développement de l'alvéole en même temps que la racine se développe et s'allonge et l'on comprend les ostéites des accidents de la dent de sagesse dont la couronne ne peut sortir et devient un obstacle invincible au développement normal de la racine et de son alvéole.

Enfin, au point de vue pathologique, il a une importance considérable. Je ne veux citer aujourd'hui que deux accidents très fréquents.

Le premier est la fluxion seule ou suivie d'abcès dentaires.

Cette maladie est encore désignée sous le nom plus scientifique d'ostéite du maxillaire. Elle apparait, presque toujours, sur le côté externe de la mâchoire. Cela tient à ce que les matières putrides qui viennent de la pulpe malade ou morte pour toucher à l'os, passent par les petits canaux occupés auparavant par les vaisseaux et qui maintenant sont libres et ouverts. Il est très rare que les matières fermentescibles passent par le canal dentaire qui reste fermé par les débris de l'artère, de la veine et des nerfs et par la tunique albuginée qui les entoure.

Dans ce dernier cas les accidents n'ont point le caractère d'une ostéite et sont beaucoup moins douloureux. A la région interne, au palais par exemple, on voit rarement des abcès, qui viennent, du reste, de la situation anormale d'un vaisseau.

Le dernier accident est l'abcès du sinus maxillaire. Cette maladie n'est autre chose qu'un abcès dentaire développé et ouvert dans cette cavité.

Le pus, qui y séjourne longtemps, détermine les accidents que vous connaissez tous.

Mais cet abcès peut ne se développer que sur des canaux placés d'une façon anormale à la partie interne des racines des grosses dents supérieures.

Pour ne pas allonger ce travail, je borne ici mes citations que je vous remercie, Messieurs d'avoir écoutées avec bienveillance.

DISCUSSION

M. TELLIER (Lyon). — Les travaux de M. A. de Sarran remontent à 1880 et c'est un point sur lequel il faut insister. Personne, en effet, ne m'a semblé lui attribuer l'honneur d'avoir établi le premier l'existence de la circulation collatérale de la pulpe et c'est là cependant un fait qui est aujourd'hui considéré comme classique.

Au cours de recherches bibliographiques que j'ai faites pour un travail sur « la *Nutrition de la Dentine* », je n'ai pas trouvé signalé le nom de notre collègue à propos de ce point intéressant d'anatomie et moi-même dans ce travail, je n'ai pu le citer : je m'en accuse et je le regrette.

M. BLOCH (Paris). — J'ai fait des recherches bibliographiques au sujet de la vascularisation des dents, à propos du mode d'action des injections de cocaïne, je n'ai pu constater de description analogue à celle que vient de faire M. Aiguilhon de Sarran.

M. A. DE SARRAN. — Je remercie mes chers confrères de leurs compliments, et à mon tour je m'accuse de n'avoir pas fait plus de bruit à cette époque. C'est le 15 décembre 1880 que ma communication a été donnée à la Société de chirurgie.

M. BOURON (Saint-Jean d'Angély). — Je remercie M. Aiguilhon de Sarran de nous donner un traitement sur des abcès du sinus. J'ai soigné par des irrigations au permanganate de potasse un abcès du sinus datant de plusieurs mois : le traitement a été très long et je ne suis pas sûr d'une guérison radicale. Je me servirai à l'avenir du procédé de M. A. de Sarran.

M. AGUILAR (Madrid). — L'observation que je veux faire à M. de Sarran à propos de sa méthode de traitement des sinusites maxillaires est un peu hors de la question, mais je crois devoir la faire.

Je bourre aussi le sinus, mais pas avec du coton dont on peut laisser quelque parcelle dans le sinus : j'emploie un étroit et très long ruban de gaze iodoformée avec laquelle je bourre complètement la cavité. Pour la vider je n'ai qu'à tirer l'extrémité du ruban et je suis sûr de ne rien laisser dans le sinus.

M. J. FERRIER. — Je désirerais demander à M. Aiguilhon de Sarran une explication sur ce qu'il vient de nous dire :

M. Aiguilhon de Sarran nous dit que le filet radiculaire mortifié forme un paquet obturateur qui arrête la progression vers le périoste, de l'infection.

Pourquoi ce paquet arrête-t-il l'infection, tandis que la fibrille mortifiée dans son canal ne l'empêche pas de progresser vers le péricément?

M. A. DE SARRAN. — Lorsque la pulpe perd sa vitalité, elle contient rapidement des corps infectés qui déterminent l'inflammation des tissus vivants auxquels ils touchent. Dans les dents on voit que c'est un petit point du maxillaire qui s'enflamme et disparaît ensuite par suppuration. Il est presque toujours situé en dehors d'une racine externe et plus haut que l'extrémité de la racine.

C'est bien là que sont les vaisseaux que j'ai décrits.

De plus les canaux de ces vaisseaux à travers les tissus durs, sont vides, comme ceux des capillaires. Les tissus de la dentine passent donc facilement à travers.

Dans le canal dentaire c'est autre chose. Il est rempli par la veine, l'artère, le nerf, et la tunique qui enveloppe ces organes. En outre, il est de plus en plus mince au contraire de ces organes qui sont de plus en plus gros. Il est donc facile de comprendre, qu'une fois le sang parti, ces tissus se ramollissent et s'affaissent sur la pointe de la racine.

D'autre part lorsque ces accidents arrivent par la pointe de la racine, ils ont un caractère phlegmoneux, moins douloureux, mais plus étendu que l'ostéite simple du maxillaire.

Le vrai traitement, qui seul donne des résultats, est de faire passer des antiseptiques, le phénol par exemple, par force jusqu'à ce qu'ils sortent à travers la gencive par la fistule, où qu'ils pénètrent jusqu'au fond de la dent, ce qui détermine une petite douleur.

SUR LE TRAITEMENT DE LA STOMATITE ULCÉRO-MEMBRANEUSE

par M. NICOLESCU,

de Bucarest.

La stomatite ou mieux la gengivite ulcéro-membraneuse, affection pas trop rare là où l'hygiène n'est pas connue, ainsi que là où, quoique connue, elle n'est pas appliquée, comme dans quelques casernes, prisons, ateliers, etc., la stomatite ulcéro-membraneuse, dis-je, quoiqu'elle soit assez connue au point de vue clinique, n'est pas tout aussi bien connue au point de vue étiologique, car, si nous savons que dans son magma on a trouvé une quantité de microbes connus : *spirilles, leptothrix, des coccus,* etc., et *Bernueim* de *Zürich,* après *Fruhwald,* a décrit un bacille fusiforme considéré comme spécifique, tous nous savons que, jusqu'à l'heure qu'il est, l'agent spécifique de cette affection n'est pas encore connu.

Jusqu'aujourd'hui, les infections associées et le terrain favorable au développement des microbes, sont les causes qui déterminent la gengivite ulcéro-membraneuse.

Quand l'affection est légère et bien traitée du commencement, sa durée est de 8 à 10 jours. Dans les cas graves, ainsi que dans ceux qui n'ont pas été bien traités au commencement, sa durée peut être des semaines ou des mois, et, à côté des lésions des parties molles, peuvent se produire aussi des lésions assez graves du côté des parties dures, le déchaussement et la chute des dents, etc.

Le traitement qu'on a institué contre cette affection et qui a été longtemps considéré comme classique a été connu sous le nom de : *Traitement de Bergeron* c'est-à-dire l'emploi de chlorate de potasse *intus et extra* dans des potions et des gargarismes, ou l'emploi des pastilles non sucrées qui remplissaient ce double but.

Mais ce traitement dans les formes chroniques n'a à peu près aucune influence, et dans les formes aiguës ne produit à peu près aucune modification dans la marche de l'affection.

Les solutions de sublimé (liqueur de *Van Swieten*) ne peuvent pas être employées contre une pareille affection buccale, à cause de la mauvaise propriété organoleptique du mercure et la persistance de son mauvais goût.

Les lavages à l'acide thymique, à l'acide phénique, donnent de bons résultats quand ils sont employés comme adjuvants, mais seuls ne font pas grand chose.

Les badigeonnages des gencives à la teinture d'iode, à l'acide chronique monohydraté et les cautérisations au nitrate d'argent aussi ne donnent pas de bons résultats.

De cette revue des traitements employés, mais sans grande utilité, il ne faut pas nous imaginer que nous ne possédons pas un traitement efficace contre cette affection.

Les traitements passés en revue ne comprennent rien de spécial. Ils ont été faits aussi par les stomatologistes de la même manière qu'ils ont été faits par n'importe quel autre autre médecin ou chirurgien.

En appliquant un traitement spécial, stomatologique, nous guérissons vite et bien cette affection.

Le *docteur Faré* dans une communication faite à la Société de *stomatologie de Paris* en 1898, a rapporté plusieurs cas de guérisons obtenues dans le service de *M. Cruet* à l'hôpital de la *Charité* par l'emploi de l'acide chlorhydrique.

Ce que je veux mettre en évidence aujourd'hui, c'est que le traitement préconisé par *M. Faré*, suivi encore même aujourd'hui dans le service dentaire de *M. Cruet*, à l'hôpital de la *Charité*, continue à donner de très bons résultats.

Voilà, en quelques mots, en quoi réside le traitement suivi à l'hôpital de la *Charité* : antisepsie de la bouche, nettoyage soigné du tartre, *surtout dans les espaces interdentaires* et puis attouchement des ulcérations avec une boulette de coton trempée dans une solution d'acide chlorhydrique au cinquième (une partie d'acide chlorhydrique pour 5 parties d'eau).

Une pareille boulette ne peut servir à toucher que tout au plus deux ulcérations. Les autres ulcérations doivent être touchées avec une nouvelle boulette.

Avec cette boulette trempée dans la solution d'acide chlorhydrique, il faut toucher seulement la gencive malade et éviter, le plus possible de toucher les dents.

A la suite de l'attouchement des ulcérations, le sang et l'acide produisent un magma noirâtre. On enlève ce dépôt noirâtre avec le lavage à une solution antiseptique.

Autant que les dépôts de tartre, ces foyers infectieux, seront mieux enlevés, nettoyés, autant la guérison sera obtenue plus rapidement.

Au niveau des ulcérations qui persistent après deux ou trois attouchements à l'acide chlorhydrique, nous pouvons être sûrs qu'il doit y avoir encore de petits dépôts de tartre qui nous ont échappé dans les séances précédentes.

MM. *Cruet, Faré* ainsi que moi, nous avons observé des cas dans lesquels la guérison était survenue après un premier badigeonnage à l'acide chlorhydrique, alors que tout le tartre avait été bien nettoyé et l'affection pas trop rebelle, bien entendu.

L'acide chlorhydrique employé dans la bouche, au voisinage des dents, n'est peut être pas sans inconvénients, puisqu'on sait que l'acide chlorhydrique attaque fortement l'émail de ces organes. De plus, ce médicament peut ne pas être toujours manié par des médecins aussi expérimentés dans la pratique, que les stomatologistes, et en connaissant aussi bien les dangers pour les dents.

D'un autre côté, sachant que l'action de l'acide chlorhydrique n'est pas spécifique et s'il guérit les ulcérations, c'est parce qu'il tue sur place les microbes qui causent ces ulcérations, j'ai cherché dans le nombre des substances antiseptiques et caustiques, si un autre topique ayant la même action que l'acide chlorhydrique, c'est-à-dire de détruire sur place et immédiatement, par une courte application, les éléments infectieux, spécifiques ou non, qui entretiennent les ulcérations de la gingivo-stomatite ulcéro-membraneuse, sans avoir les inconvénients de l'acide chlorhydrique d'attaquer l'émail, et à cet effet, je me suis adressé au *chlorure de zinc* en solution de 5 pour 100.

Avec de petits tampons de coton trempés dans une pareille solution de chlorure de zinc, en me conformant justement aux règles recommandées plus haut, c'est-à-dire : antisepsie de la bouche, nettoyage soigné du tartre et puis badigeonnage des ulcérations avec le chlorure de zinc à 5 pour 100.

Les résultats ont été tout aussi heureux qu'avec l'acide chlorhydrique.

Neuf sont jusqu'aujourd'hui les cas dans lesquels le chlorure de zinc m'a donné des résultats extrêmement satisfaisants et très rapides deux trois jours après un premier badigeonnage.

Entre ces malades, j'ai eu à soigner un externe de l'hôpital de la *Charité*, qui souffrait d'une gingivo-stomatite ulcéro-membraneuse, très étendue et laquelle a été guérie après le premier attouchement au chlorure de zinc. Après 7 jours de guérison il a eu une récidive qui a nécessité un deuxième badigeonnage, et après 24 heures les ulcérations se sont cicatrisées et la guérison s'est maintenue jusqu'aujourd'hui.

Ce cas s'est présenté au mois d'avril cette année.

Un avantage que possède le chlorure de zinc et qui le rend supérieur à l'acide chlorhydrique, c'est qu'il n'attaque pas l'émail des dents. Or, en vous rappelant que la stomatite ulcéro-membraneuse dans la grande majorité des cas n'est pas soignée par le médecin spécialiste, par le stomatologiste, mais soit par un médecin, soit par un chirurgien, personnages qui peuvent très bien méconnaître l'action destructive que l'acide chlorhydrique exerce sur l'émail des dents, alors qu'il n'est pas employé d'après la méthode recommandée par MM. *Cruet* et *Faré*, je crois qu'avec le chlorure de zinc, employé même par les médecins qui ne sont pas des stomatologistes, les accidents dentaires, possibles à la suite de l'emploi de l'acide chlorhydrique, seront évités.

J'ai désiré soumettre à votre connaissance ma petite statistique et vous dire que :

L'antisepsie de la bouche, le nettoyage soigné du tartre et l'attouchement des ulcérations gengivales, soit à l'acide chlorhydrique au cinquième, soit au chlorure de zinc à 5 pour 100, constituent un traitement très efficace, certain même d'après M. *Cruet*, contre la stomatite ou la gingivite ulcéro-membraneuse. Bien entendu qu'alors que nous pourrons améliorer les mauvaises conditions hygiéniques, la guérison surviendra plus vite et sera plus durable, cette affection récidivant très facilement. E. N.

Des traitements comme celui de *Bergeron*, les lavages de la bouche au sublimé, à l'acide thymique, phénique, les badigeonnages des gencives à la teinture d'iode, à l'acide chromique monohydraté, les cautérisations au nitrat d'argent, ne constituent pas du tout un traitement digne d'un spécialiste dans la stomatologie et par conséquent doivent être abandonnés.

En ce qui concerne l'emploi du thermocautère ou galvano-cautère comme dernière ressource contre les ulcérations gengivales rebelles, *M. Cruet*, qui a une très grande pratique du fer rouge dans la bouche, ne croit pas qu'il peut donner les résultats que nous espérons et attendons de lui, parce qu'il peut pas atteindre toutes les ulcérations et surtout les foyers infectieux qui se trouvent entre les espaces dentaires.

Une bonne précaution à prendre à l'égard des malades, c'est de leur recommander de faire disparaître de leur table de toilette la brosse à dents dont ils se servaient avant l'éclosion de la stomatite.

Mon ami le *docteur Bloch* a observé 2 malades qui se sont réinoculé la stomatite lorsque, guéris de leurs ulcérations par le traitement, ils ont repris l'usage de la brosse à dents. Cette précaution est fort souvent négligée.

Les cavités des caries et les racines infectes qu'on trouve dans quelques bouches mal soignées, doivent être bien désinfectées et ajournées les extractions nécessaires jusqu'à la guérison de la gingivite.

Je crois qu'en commençant par enlever les racines malades dans le même temps que le tartre, comme le préconise *M. Lebedinsky* dans sa thèse, nous ne ferons autre chose que d'ouvrir de nouvelles portes à l'infection, ce que nous devons éviter absolument.

Quand dans le même temps avec la gingivite ulcéro-membraneuse, existe aussi un accident de la dent de sagesse qui nécessite l'extraction immédiate de cette dent, alors je crois qu'il ne faut point hésiter : commencer par l'extraction et continuer le traitement de la stomatite ensuite, c'est la conduite la plus logique.

En terminant je dois vous dire que je ne crois pas que l'acide chlorhydrique ou le chlorure de zinc soient les seuls spécifiques pour guérison de la stomatite ulcéro-membraneuse. Je pense même, et c'est la aussi, je crois, l'opinion de *M. Cruet* qu'il a souvent exprimée devant nous à l'hôpital de la *Charité*, que c'est l'ensemble de soins consistants en : nettoyage, lavages antiseptiques et l'application du caustique qui amènent le résultat si rapide.

Le milieu buccal est immédiatement assaini et les réinfections ne sont plus à craindre si le caustique a bien atteint toutes les surfaces ulcérées et si le tartre a été bien enlevé.

Le traitement ne cause pas par lui-même de souffrance aux malades.

A bref délai on trouvera, peut être, d'autres médicaments qui auront la même action que le chlorure de zinc, ou l'acide chlorhydrique préconisé par *MM. Cruet* et *Faré*.

Les règles hygiéniques de la bouche doivent être bien recommandées aux malades.

DISCUSSION

M. Richer. — Malgré la proscription du sublimé par M. Nicolescu, je dois avouer que j'ai eu à me louer de son emploi dans un cas d'ulcérations multiples de la bouche et cela chez une sage-femme qui les attribuait à l'abus qu'elle faisait de l'emploi du sublimé en lavages des mains.

Seulement, il est bon d'isoler préalablement les ulcérations avec un peu d'amadou avant l'application du tampon de sublimé.

M. Chompret (Paris). — Je demanderai à M. Nicolescu s'il fait de la stomatite ulcéro-membraneuse, une entité morbide bien tranchée, ou s'il ne croit pas avec la plupart de nous que ce n'est là qu'une forme plus ou moins grave de stomatite infectieuse ainsi que le démontra jadis Galippe et que je l'ai redit dans ma thèse sur les gingivites infectieuses.

Je crois que le cas rapporté par M. Richer est une observation banale de gingivite infectieuse d'origine mercurielle. Il n'ignore pas la diffusibilité, la pénétration aisée du mercure dans l'organisme et les travaux de M. Cathelineau sur ce sujet doivent lui être connus.

Le traitement par le mercure a réussi dans ce cas comme il réussit toujours ainsi que l'établissent les travaux de Calvi, de Galippe et les nôtres.

M. Nicolescu. — Je ne considère pas la stomatite ulcéro-membraneuse comme une entité morbide, mais comme un troisième stade des stomatites septiques.

J'admets, en effet, la classification des stomatites telle qu'elle est faite par M. Lebedensky dans sa thèse, c'est-à-dire : stomatites spécifiques et stomatites septiques. Comme ces dernières présentent dans leur évolution quatre stades, savoir : érythémateux, exsudatif, ulcéreux et gangréneux, je crois que la stomatite ulcéro-membraneuse n'est que le troisième stade de ces stomatites dont la cause est le polymicrobisme de la bouche.

M. J. Ferrier. — Contre la stomatite ulcéro-membraneuse tous les caustiques sont bons : pour ma part j'en ai employé un certain nombre et je suis resté fidèle à l'acide sulfurique.

Je ne crois pas qu'il y ait un traitement spécifique contre la stomatite ulcéro-membraneuse.

M. Nicolescu. — Comme je l'ai dit tout à l'heure dans ma communication, je ne crois pas que l'acide chlorhydrique employé par MM. Cruet et Faré, ou le chlorure de zinc employé par moi soient des spécifiques contre la stomatite ulcéro-membraneuse.

Du reste, l'action de l'acide sulfurique comme aussi celle du sublimé c'est de tuer sur place les microbes de cette affection, comme le fait du reste le chlorure de zinc.

Mais si je préfère le chlorure de zinc à l'acide sulfurique employé par M. J. Ferrier c'est qu'il n'est pas susceptible de causer des caries du collet comme cela se produit à la suite de l'emploi des acides susmentionnés et comme nous avons eu l'occasion de voir à la Société de stomatologie un pareil cas présenté cette année par M. Amoëdo.

Et puis, il faut nous méfier de mettre entre les mains de praticiens qui ne sont pas des stomatologistes, un agent thérapeutique qui peut avoir de si fâcheuses conséquences.

L'avantage du chlorure de zinc sur le sublimé qu'emploie M. Richer, c'est que le chlorure de zinc n'a pas une mauvaise propriété organoleptique et persistant longtemps après son emploi, comme cela s'observe à la suite de l'emploi, dans la bouche, des sels de mercure.

SUR UN CAS DE FRACTURE DE LA MACHOIRE SUPÉRIEURE

par M. Georges ANTONOPOULOS,

Médecin militaire de l'armée hellénique.

Il y a trois ans, une jeune fille âgée de dix-sept ans, était tombée d'un figuier d'une hauteur de 5 mètres sur un tronc d'arbre, les bras en avant. Elle ne pouvait pas dire si le coup qu'elle avait reçu était contre une branche du figuier ou contre le tronc sur lequel elle était tombée.

Quatre jours après on me l'a amenée de son village, le visage tout gonflé. La lèvre supérieure en œdème portait une petite contusion au milieu et quelques excoriations très superficielles. La surface intérieure de cette lèvre portait des blessures peu profondes et était recouverte de sang coagulé, qui couvrait également toute la muqueuse de la mâchoire supérieure.

Après un lavage abondant et minutieux de la bouche, j'ai trouvé que la mâchoire supérieure était dans un état pitoyable.

Les prémolaires droites en bloc avec les alvéoles étaient séparées du corps de la mâchoire. Les couronnes étaient inclinées obliquement vers l'intérieur de la bouche. Les gencives extérieures étaient déchirées et laissaient voir les racines des dents.

La canine et la petite incisive du côté droit en un seul bloc avec les alvéoles, les autres trois incisives et la canine gauche séparées l'une de l'autre et de la mâchoire, étaient également enfoncées dans la bouche presque horizontalement et elles ne se tenaient que par la partie palatine des gencives.

Les deux prémolaires gauches étaient tout ébranlées et presque sorties des alvéoles, et elles ne se tenaient que par les gencives qui étaient par ci et là décollées.

L'examen de ces dents n'a présenté aucune fracture, ni sur les couronnes ni dans les racines qui se voyaient à travers les alvéoles et les gencives perforées.

Les grosses molaires de deux côtés étaient intactes.

La mâchoire inférieure était en bon état.

En pressant les incisives, j'ai remarqué quelques gouttes de pus mélangé avec du sang.

La bouche n'avait aucune mauvaise odeur.

Quoique j'eusse peu d'espoir de sauver ces dents qui se trouvaient dans un état lamentable, cependant je procédai à la prothèse immédiate par l'appareil improvisé suivant, qui pouvait peut-être en sauver quelques-unes.

J'ai pris un ruban de platine suffisamment épais et long, d'une largeur de 4 millimètres, à qui j'ai donné, après quelques essais, la forme de l'arcade supérieure que devaient avoir les dents dans leur place normale. J'ai opéré aux extrémités du ruban des trous et je l'ai attaché aux grosses molaires, non sans grande peine, à l'aide de fil d'or. Après quoi j'ai redressé autant que possible (à la place naturelle) et j'ai lié avec le fil d'or toutes les dents une à une sur le ruban de platine immobilisé.

Quoique par cet appareil je n'aie pu remettre exactement à leur place les dents déplacées, car l'arcade que je lui avais donnée était un peu plus grande qu'il ne fallait, néanmoins j'ai préféré le laisser pour le moment dans cette place, vu que la patiente a souffert terriblement pendant six heures qu'a duré cette opération, et suivre plus tard la marche de la reconstitution d'après les circonstances.

La malade a fait, sur ma recommandation, des lavages très fréquents presque continuels pour les premiers jours, au moyen d'un irrigateur, avec des solutions de sublimé 1/2000, de thymol 1/5000 et de chloral 1/200.

Comme nourriture, elle ne prenait que du lait et du bouillon.

Depuis le deuxième jour, la suppuration cessa complètement et en huit jours les gencives avaient déjà commencé à couvrir les os dénudés.

Les douleurs petit à petit cessèrent entièrement.

Je n'ai retiré le fil d'or que le quinzième jour, quand j'ai vu que la plupart des dents commençaient à se consolider, ce qui m'a encouragé à enlever l'appareil entier.

Pour arranger cependant l'emplacement des dents, qui se trouvaient presque 2 millimètres en dehors de la ligne normale, j'ai diminué l'arc du ruban et je l'ai remis en serrant légèrement les dents que j'ai également liées à nouveau avec du fil d'or.

La malade commençait déjà à mâcher de la nourriture solide.

L'amélioration était évidente et la guérison rapide, de sorte qu'à la fin d'un mois j'ai enlevé de nouveau l'appareil et j'ai eu la satisfaction de remarquer que toutes les dents étaient consolidées, sauf les deux incisives centrales qui remuaient encore.

J'ai remis l'appareil en place. Seulement cette fois-ci j'ai relié toutes les dents avec du fil de soie et j'ai permis à la malade, à qui les moyens ne permettaient pas un plus long séjour à Athènes, de se rendre à son village, tout en lui prescrivant de continuer les lavages et de faire enlever dans un mois l'appareil.

Un collègue s'étant rendu à ce village un mois et demi après, a en même temps enlevé cet appareil et, de retour, il m'a assuré que toutes les dents étaient complètement consolidées.

Il y a un mois que j'ai vu pour la dernière fois un des parents de cette jeune fille, qui m'a dit que la restauration des dents était tellement parfaite, qu'on ne se douterait pas des péripéties qu'elles avaient subies.

Certes, ces cas sont très rares, mais ils nous apprennent encore une fois qu'il ne faut jamais désespérer et qu'au contraire nous devons toujours faire usage de tous les moyens que la science nous procure pour aider l'action de la nature qui souvent nous donne des résultats surprenants.

DISCUSSION

M. LASADA (Madrid). — Je crois que notre confrère le Dr Antanopoulos aurait dû enlever les pulpes et obturer les canaux des dents comprises dans le traumatisme pour éviter, à une époque plus ou moins lointaine, les abcès consécutifs à la dévitalisation possible de ces dents.

Et à l'appui de cette opinion je vous demanderai de citer le cas suivant qu'on pourrait intituler « une cause peu commune de nécrose alvéolaire ».

Il y a quelque temps venait à mon cabinet, recommandée par un de mes confrères, une blanchisseuse qui avait en vain été soignée par un médecin et deux dentistes.

Elle présentait une forte tuméfaction de la partie gingivale comprise entre la première bicuspide et l'incisive centrale supérieures côté gauche. Les dents étaient branlantes, deux fistules suintaient un pus caractéristique, et la malade se plaignait de douleurs très vives, l'empêchant de manger et de dormir depuis quelques jours.

Elle racontait qu'il y avait six mois environ, elle avait eu une fluxion considérable, et que depuis lors, la figure était restée un peu enflée.

Avec une lampe électrique, je pus constater que les dents incriminées plus haut étaient mortes : elles ne présentaient pas de caries et le reste de la bouche était sain.

Je diagnostiquai une ostéo-périolite et je voulus en savoir la cause, mais j'eus beau demander à ma cliente si elle avait eu quelque manifestation syphilitique, si elle avait reçu quelque coup, ou fait une chute; à tout elle répondait que non.

Enfin, pressée de questions, elle se rappela que 4 *ans auparavant*, elle avait reçu une gifle de son mari, tellement forte qu'elle en était restée sans connaissance.

Alors, sans doute, ce violent traumatisme coupa le paquet vasculo-nerveux qui nourrit la pulpe, mais l'étonnant c'est que les effets de la décomposition de celle-ci ne se soient présentés que 4 ans après.

Étant donné la condition sociale de ma cliente qui du reste ne disposait pas d'assez de temps pour essayer de conserver les dents qui étaient très branlantes, je procédai à l'extraction et ayant réuni les alvéoles en une seule cavité, je pus extraire un séquestre de la grosseur d'une petite cerise et un autre du volume d'un pois.

Après quoi je fis un curettage de la cavité et terminai par des irrigations au sublimé au 1000ᵉ.

Le soir même les douleurs cessèrent ainsi que la suppuration, la malade dormit parfaitement.

Je continuai à faire des lavages par la plaie alvéolaire et lorsqu'elle fut fermée (8 jours après), par les fistules gingivales.

A mon départ de Madrid la malade était tout à fait rétablie.

J'ai cru devoir vous soumettre cette observation que je considère comme très intéressante, tant à cause de la rareté de la cause déterminante que de la manifestation lointaine à laquelle elle a donné lieu.

SAMEDI 4 AOUT

Séance de l'après-midi.

Le Président le Dʳ Pietkiewicz appelle à la Présidence d'Honneur M. Avanzi (de Vérone).

M. le Dʳ Rosenthal ne répond pas à l'appel de son nom.

DES MOYENS DE CORRIGER LES DÉFORMATIONS
DUES AUX CICATRICES VICIEUSES
PAR LES APPAREILS LOURDS OU A PRESSION CONTINUE

par M. le docteur Claude MARTIN,

de Lyon.

Depuis que la prothèse immédiate, appliquée aux résections du maxillaire inférieur, est venue donner au chirurgien le moyen de maintenir à leur place normale les fragments osseux et les lambeaux cutanés, les résultats esthétiques et fonctionnels de ces opérations sont devenus infiniment meilleurs. Je puis dire que toutes les fois que cette méthode a été appliquée avec discernement, et suivant les règles que la pratique a démontré nécessaires, elle n'a jamais failli à son but.

Cependant malgré l'amélioration de la technique, il s'est trouvé des cas où, en présence de certaines variétés de tumeurs, le chirurgien n'a pas cru devoir faire bénéficier les malades des avantages de cette méthode.

Je ne veux pas chercher à démontrer ici le peu de fondement de ces hésitations ; je me réserve de prouver par cent observations au moins, que les récidives observées dans quelques-uns des cas où la prothèse immédiate avait été appliquée, sont dues, non pas à la méthode elle-même, mais à ce fait que l'opération avait été incomplète, et les limites de la tumeur insuffisamment dépassées, ou bien encore que celle-ci avait déjà envahi les ganglions.

Quoi qu'il en soit, il existe toute une série d'opérations où l'application des appareils de prothèse n'a pas été faite et où le malade a dû

subir toutes les infirmités que l'on observe dans les résections aban
données à leur cicatrisation naturelle.

Ces mêmes déformations peuvent s'observer pour une autre catégorie de faits chez certains opérés : un appareil de prothèse immédiate
a bien été placé lors de l'intervention, mais pour une raison ou une
autre, on a dû l'enlever secondairement, sans qu'un deuxième appareil maintenant le résultat obtenu ait pu être appliqué ; dans ces cas,
les déformations ordinaires se produisent, mais beaucoup moins ac-
centuées.

On pourra m'objecter que ces déformations ne sont pas fatales ; on
a publié, en effet, quelques observations à vrai dire exceptionnelles —
où il n'existait pas d'asymétrie de la face, à tel point même qu'il était
difficile de reconnaître à première vue quelle opération avait été pratiquée chez ces malades. Mais, en leur faisant ouvrir la bouche, on
trouvait toujours le ou les fragments déviés en dedans, ce qui devait
provoquer à la longue les accidents habituels.

Tous ces malades chez lesquels la prothèse immédiate n'a pas été
appliquée, ou l'a été pendant un temps insuffisant, sont donc ordinairement des infirmes. Les altérations esthétiques, les troubles fonctionnels dont ils ont à souffrir, relèvent tous d'une seule et même cause
qui est la projection en dedans du ou des fragments osseux.

Ils sont constitués par l'asymétrie faciale, la dépression de la peau
non soutenue par un plan squelettique, l'atrésie buccale avec projection
de la langue en arrière et écoulement de la salive en dehors, le défaut
de concordance des arcades dentaires et les troubles de la mastication
qui en résultent.

En présence de pareilles infirmités, je me suis demandé s'il n'était
pas possible de soulager ces malades, et, pour cela, j'ai cherché à corriger la lésion primordiale, celle d'où dérivent toutes les autres, c'est-
à-dire la rétraction cicatricielle amenant la déviation des fragments
osseux et l'aplatissement de la joue du côté opéré.

Dans mes recherches précédentes j'avais établi un dispositif d'appareil permettant d'attirer les fragments à leur place normale et de les y
maintenir, tout en les laissant libres de reprendre leurs fonctions.

Mais, malgré ce redressement, je n'avais jamais pu ramener la cavité
buccale à ses dimensions primitives. J'avais à lutter, en effet, contre
cette force constante et considérable : la rétraction cicatricielle qui tendait incessamment à détruire le résultat obtenu.

Ces insuccès relatifs m'avaient démontré que je ne pourrais pas obtenir de résultat définitif sans agir sur la cicatrice elle-même. J'ai
donc cherché à la modifier, à la ramollir, à la rendre extensible, en un

mot à l'allonger de manière à permettre aux fragments de reprendre leur position primitive.

Je suis arrivé à ce résultat au moyen d'appareils spéciaux auxquels j'ai donné le nom d'appareils lourds ou à pression continue.

Le principe de la méthode que je vais exposer m'a été suggéré par deux observations déjà anciennes.

Dans la première, j'avais placé un appareil en étain comme appareil définitif, chez une fillette du service de M. le professeur agrégé Vincent, laquelle avait subi l'ablation de la presque totalité du maxillaire inférieur, pour une nécrose de cet os.

Comme cette fillette devait quitter le service et que je ne pouvais surveiller les résultats de l'opération, j'eus l'idée de remplacer la pièce en caoutchouc par un appareil en étain de même volume, pesant 75 grammes de manière que, grâce au poids de celui-ci, la mâchoire puisse suivre le développement général de l'enfant.

Quelques années plus tard, j'appris que mes prévisions s'étaient réalisées. L'enfant avait conservé une mastication suffisante et son visage n'avait rien de disgracieux.

La 2ᵉ observation a trait au modelage d'une masse de tissu cicatriciel non plus par un appareil lourd, mais bien à pression continue. Il s'agissait d'une malade du service de M. le professeur Gayet qui, à la suite d'un attentat au vitriol, avait eu l'œil droit complètement détruit. Il s'était formé en avant de l'orbite une cicatrice tendue qui ne permettrait pas l'adaptation d'un œil artificiel. Je fabriquai alors un bourrelet en caoutchouc durci qui avait la forme du pourtour de la base de l'orbite, mais un peu plus petit de manière à pouvoir s'enfoncer dans celle-ci sous l'influence d'une pression continue. Ce bourrelet d'une épaisseur de 1 centimètre environ fut appliqué sur l'orbite et maintenu fixé à l'aide d'une bande de caoutchouc qui faisait le tour de la tête, en prenant un point d'appui sur l'occiput. Au bout de quelque temps de cette pression continue, le tissu cicatriciel refoulé par la pièce en saillie s'enfonça peu à peu dans la profondeur de l'orbite, au delà du rebord osseux de cette cavité. Ayant ainsi créé une dépression assez profonde, il me restait à refouler le tissu cicatriciel en haut et en bas derrière le rebord osseux, de façon que celui-ci pût servir de point d'arrêt à un appareil placé derrière lui.

J'obtins ce résultat au moyen de deux pièces de caoutchouc incurvées en arc et qui devaient venir appuyer contre les parois supérieure et inférieure de l'orbite derrière le rebord osseux. Ces deux pièces avaient la forme d'un arc de cercle de quatre millimètres d'épaisseur. Elles portaient vers leur partie moyenne, l'une, la supérieure deux tiges, l'autre l'inférieure deux tubes. Les tiges s'emboîtaient et glissaient dans les tubes, ce qui permettait d'augmenter ou de diminuer l'intervalle séparant les arcs : de le diminuer pour faire pénétrer l'appareil dans l'orbite, de l'augmenter pour que les arcs en s'écartant, vinssent se loger derrière le rebord osseux. Un ressort à boudin placé sur chacune des tiges, maintenait écartées, en se détendant, les deux pièces de l'appareil et exerçaient une pression dans le sens vertical en déprimant ainsi le tissu cicatriciel. Cet appareil se maintint très bien dans l'orbite et put fournir un point d'appui pour fixer un œil artificiel. Dans ce cas encore, le succès fut aussi complet que possible.

La possibilité de modifier les cicatrices étant ainsi démontrée, j'ai appliqué cette méthode à la correction des déformations consécutives aux résections des maxilliaires.

Je suis arrivé aux résultats que je me proposais, au moyen de pièces prothétiques spéciales qui sont les appareils lourds. Ces pièces sont modelées sur la perte de substance et placées sur celle-ci à la manière d'une pièce dentaire. Elles ne s'adaptent que très lâchement aux fragments restants, ce qui leur permet un peu de mobilité.

Pour leur donner un certain poids, je les ai faits tantôt en étain pur, tantôt en caoutchouc durci doublé sur le bord inférieur, qui est en rapport avec la cicatrice, par des blocs d'étain. L'appareil est fait un peu plus grand que la perte de substance; je répète qu'il n'est pas exactement adapté à celle-ci, et cela est nécessaire pour atteindre le but que je me propose.

Sous l'influence du port de ces appareils, on voit peu à peu la cicatrice s'étendre, le ou les fragments revenir à leur situation normale, et bientôt la pièce, primitivement trop grande, vient s'adapter exactement.

Ce premier résultat obtenu, j'augmente à nouveau la hauteur de l'appareil, en ajoutant au bord inférieur de nouveaux blocs d'étain. J'obtiens ainsi une nouvelle élongation de la cicatrice. Dès que l'appareil se coapte bien, j'ajoute de nouvelles lames d'étain, et cela jusqu'à ce que le ou les fragments soient revenus en bonne position. A ce moment, les appareils lourds ont rempli leur but, et on peut leur substituer une pièce prothétique ordinaire, fixée alors sur les dents et exactement adaptée à l'espace à combler.

Les appareils lourds ont l'avantage d'agir en même temps sur les fragments et sur la cicatrice.

Sur les fragments ils tendent à s'insinuer dans leur intervalle à la façon d'un coin.

Cette action se fait simplement par la force de la pesanteur que leur poids rend possible, et par leur forme qui tend sans cesse à écarter les os. A l'action de la pesanteur vient se joindre également la pression développée par les muscles dans les mouvements d'élévation de la mâchoire. Le malade en effet doit porter son appareil de façon constante. Pendant la mastication, la mâchoire supérieure tend à enfoncer l'appareil; cette force active et considérable agit de la façon la plus heureuse, et, bien qu'elle soit intermittente, elle vient puissamment en aide à la force de la pesanteur.

Mais, pour obtenir un semblable résultat, il faut faire céder la cicatrice. Or, les appareils lourds ont sur celle-ci une influence remarquable : non seulement par la pression continue qu'ils exercent sur elle, ils tendent constamment à l'allonger; mais ils provoquent encore dans le tissu qui la constitue une véritable modification de ses qualités physiologiques. Normalement, le tissu inodulaire a une tendance permanente à la rétraction, c'est-à-dire à diminuer de volume, à se tasser. Avec les appareils lourds, on voit ces cicatrices se ramollir, sans doute par modification de leur nutrition et devenir extensibles. Je crois que cette modification tient d'abord à la pression de l'appareil et beaucoup à sa mobilité. J'ai dit en effet que ces appareils étaient très lâchement adaptés ; il en résulte que, dans les mouvements du maxillaire et surtout pendant la mastication, ils se mobilisent sur la cicatrice, les points de contact se modifient incessamment : ils font en somme un véritable massage, et c'est probablement à celui-ci qu'on peut rapporter en partie la modification des qualités du tissu pathologique et la possibilité de son élongation.

Je vais maintenant rapporter quelques observations qui démontrent ce qu'on peut obtenir avec les appareils lourds ou à pression continue dans les résections du maxillaire, tant du supérieur que de l'inférieur.

Une seule fois j'ai eu l'occasion d'appliquer cette méthode au maxillaire supérieur. Cette observation mérite d'être relatée car l'appareil employé diffère beaucoup de ceux dont je me sers habituellement pour le maxillaire inférieur.

Il s'agissait d'un malade qui avait subi une résection du maxillaire supérieur et auquel on n'avait pas jugé bon de placer un appareil de prothèse immédiate. Je dois dire, d'ailleurs, qu'au maxillaire supérieur, celle-ci ne donne guère de meilleurs résultats que l'abstention du moins au point de vue fonctionnel.

Mais quant aux résultats esthétiques, il en est tout autrement : l'enfoncement de la joue et l'abaissement de l'œil sont des difformités sur lesquelles il n'est pas besoin d'insister. Pour y remédier secondairement, les difficultés sont beaucoup plus grandes qu'au maxillaire inférieur, parce que l'appareil est plus compliqué et moins facile à établir.

Chez cet homme, âgé d'une quarantaine d'années, j'eus à intervenir trois mois après la résection du maxillaire supérieur droit. A ce moment, la rétraction des tissus est déjà considérable : souvent, il ne reste à la voûte palatine qu'un orifice de 2 centimètres d'avant en arrière et de 12 à 15 millimètres de large. Il est ordinairement facile de boucher celui-ci avec un simple obturateur de caoutchouc durci qui permet la mastication et la prononciation. Mais si l'on veut corriger l'enfoncement de la joue, on est obligé de recourir à d'autres procédés.

Anatomiquement, l'orifice est limité en arrière par la base du crâne, en dedans par le maxillaire du côté opposé (le gauche chez mon malade) : le contour antérieur et externe est constitué par un bourrelet cicatriciel très saillant et très résistant. Ce dernier fournit en général un point d'appui suffisant pour les obturateurs ordinaires. Mais pour corriger la déformation de la face, c'est au contraire sur ce bourrelet qu'il faut agir, c'est lui qu'il faut faire céder. De là la nécessité de chercher ailleurs un point d'appui.

Voici comment, dans le cas qui nous occupe, je tournai la difficulté :

Je plaçai d'abord une pièce principale qui recouvrait toute la voûte palatine, y compris la perte de substance laissée par l'opération. Elle était fixée aux dents du maxillaire supérieur gauche et, à droite, était maintenue appuyée en haut par un ressort qui prenait son point d'appui sur le maxillaire inférieur, à la façon d'un dentier.

Cette pièce principale en portait deux autres accessoires : l'une fixée sur sa face supérieure et à la partie postérieure, faisait corps avec elle et remontait jusqu'au sommet de la cavité sur laquelle elle était d'ailleurs moulée. L'autre était fixée à la partie antérieure, mais par une articulation à charnière placée un peu en dessous du bord antérieur de l'orifice.

Un ressort fixé horizontalement sur la pièce accessoire postérieure venait appuyer sur la pièce antérieure mobile comme un volet, et celle-ci, par sa pression continue sur le bourrelet cicatriciel l'obligeait peu à peu à céder.

J'avais cru tout d'abord pouvoir me servir pour refouler le bourrelet antérieur d'une simple lame de caoutchouc durci fixée à l'appareil, mais sans charnière, par conséquent sans mobilité. Cette pièce introduite de force dans l'orifice aurait maintenu tendu le bourrelet, et l'aurait fait céder peu à peu. Il aurait suffi de l'incliner progressivement en avant à l'aide de la chaleur pour obtenir l'élongation du bourrelet. Mais cette lame fixe se ramollissait à la température de la bouche et n'offrait plus assez de résistance, ce qui nécessitait des interventions trop fréquentes. C'est pour cela que j'ai dû mobiliser la plaque et demander à un ressort la pression suffisante pour faire céder la cicatrice. La pièce mobile et le ressort agissaient sur la cicatrice à la façon d'un levier interrésistant.

Voici maintenant quelques observations d'application des appareils lourds dans les résections anciennes du maxillaire inférieur.

La première malade que j'ai traitée est une jeune fille à laquelle M. le docteur Gangolphe, professeur agrégé, avait enlevé un peu plus de la moitié droite du maxillaire inférieur. Le trait de section osseuse avait porté vers la canine du côté gauche ; à droite, la branche montante avait été enlevée y compris le condyle. Un appareil de prothèse immédiate fut placé, mais cette jeune fille qui était sortie de l'Hôtel-Dieu pour quelques jours, n'y rentra qu'après un mois ou six semaines.

Elle revint parce que l'appareil avait fini par perforer la peau et était à découvert sur une étendue de 4 centimètres.

L'appareil une fois enlevé, nous fûmes obligés d'attendre la cicatrisation qui se fit en très peu de temps, mais laissa une cicatrice très déprimée, rétrécissant fortement l'ellipse buccale.

Alors seulement, je commençai le traitement.

Après avoir pris l'empreinte des dents restantes, je fis une pièce en caoutchouc qui prenait son point d'appui sur celles-ci, et se prolongeait de l'autre côté en formant un rebord très mince qui s'étendait en arrière jusqu'au niveau de la dent de sagesse. Après quelques jours j'ajoutai sur le bord inférieur de la pièce qui était en contact avec la muqueuse, un morceau d'étain s'étendant sur toute la longueur de la cicatrice, ce qui surélevait d'autant l'appareil.

Au bout d'un mois, grâce au poids de cette pièce et à la pression exercée par les dents de la mâchoire supérieure pendant la mastication, le bord supérieur de l'appareil était descendu au même niveau que le rebord alvéolaire du côté opposé. La cicatrice avait donc cédé toute la hauteur de la lame d'étain. J'ajoutai un nouveau bloc de même métal, ce qui détermina un nouvel enfoncement, puis un troisième et ainsi de suite jusqu'à ce que la cicatrice eût complètement cédé. On peut voir aujourd'hui que le sillon si profond laissé par celle-ci a complètement disparu. Il ne nous reste plus qu'à établir une pièce ordinaire de même volume en caoutchouc, pour maintenir le résultat obtenu et remplacer l'appareil lourd qui à la fin du traitement pesait 170 grammes.

Mon deuxième cas se rapporte à une femme de 27 ans, à laquelle M. le professeur Pollosson enleva presque tout le maxillaire y compris le condyle gauche.

Cette femme, qui était enceinte, avait été tellement éprouvée par l'opération qu'elle demanda à aller faire ses couches chez elle. On la transporta à son domicile où elle accoucha deux mois après l'opération. Là encore, on ne put malheureusement pas la surveiller, ni enlever son appareil au moment propice.

Sa convalescence fut longue, et lorsqu'elle revint, plusieurs mois après, l'appareil qui était très volumineux faisait saillie à travers la peau et était pour ainsi dire complètement au dehors. Il ne restait qu'une bande de tissu de deux centimètres qui reliait le menton à la joue gauche. Celle-ci était elle-même très refoulée en haut par l'appareil. J'enlevai celui-ci et laissai se faire la cicatrisation, lorsqu'elle fut terminée, je me mis en devoir de corriger la difformité qui était considérable. Je fis porter des appareils semblables à ceux de ma première malade, en ajoutant successivement des blocs d'étain, et aujourd'hui, le résultat est aussi bon que dans le cas précédent : le poids du dernier appareil était de 140 grammes.

Mon troisième malade était un homme de 58 ans auquel M. le docteur Rafin avait enlevé la plus grande partie du maxillaire inférieur pour un énorme sarcome qui avait envahi en même temps la langue. Ce dernier organe y compris sa base fut enlevée avec la presque totalité du maxillaire, dont il ne resta que la branche montante droite avec les deux dernières molaires. Au moment de l'opération, je plaçai un maxillaire inférieur presque complet que je fixai par des vis au fragment droit et qui fut recouvert par des lambeaux cutanés. La disparition de la langue nécessita l'emploi de la sonde œsophagienne pour nourrir ce malade. Grâce aux lavages rigoureux, les suites opératoires furent très bonnes.

Malheureusement, l'appareil ne put être enlevé en temps opportun, et quand je revis le malade, les tissus commençaient déjà à se perforer. J'enlevai l'appareil et laissai fermer la fistule qui s'était formée et au fond de laquelle il était légèrement à nu.

La cicatrisation terminée, il s'était formé sous le menton un sillon d'une grande profondeur, le malade pouvait à peine respirer quand il était couché ; la salive pénétrait dans le larynx qui restait béant par la disparition de l'épiglotte enlevée avec la langue, ce qui ne se produisait pas lorsqu'il avait son appareil.

Dès le début, étant donnée la vaste surface de cicatrice, je plaçai un appareil en étain du poids de 155 grammes qui recouvrait tout le plancher buccal et venait contourner les dents restantes par lesquelles il était maintenu. Bien que le traitement ne soit pas encore terminé, j'ai déjà pu reconstituer un menton de près de trois centimètres. Il porte actuellement un appareil du poids de 255 grammes.

Dans les trois observations qui précèdent, j'ai dit qu'il s'était produit une perforation des tissus au niveau de l'appareil. Je tiens à expliquer les causes de cet accident qui se produit toujours sur la ligne de suture.

Pour l'éviter, il suffit d'exercer une surveillance rigoureuse ; dès qu'apparaissent quelques signes d'inflammation, il ne faut pas hésiter à enlever l'appareil et à le remplacer immédiatement par un autre mobile. Celui-ci, au début, laissera de la place à la rétraction cicatricielle. Il sera facile, plus tard, de reconquérir le terrain perdu, lorsque la cicatrice commencera à se ramollir. Cette donnée clinique m'a été fournie par l'expérience et si, au début, j'ai laissé les appareils primitifs jusqu'à dix-huit mois, je les enlève actuellement quinze jours en moyenne après l'opération. Aussi les accidents que je viens de signaler ne peuvent-ils se produire que si, pour une cause quelconque, le malade échappe à la surveillance du chirurgien.

Je ne les ai d'ailleurs observés que quatre fois sur certainement plus de cent cas de prothèse immédiate. Dans tous ces cas, l'appareil était resté trop longtemps sur place.

La perforation, malgré le séjour prolongé de l'appareil, n'est d'ailleurs pas fatale, je l'ai laissé souvent fort longtemps sans qu'elle se produise.

Je vais rapporter une dernière observation qui est encore plus intéressante car la déformation a porté non seulement sur le maxillaire, mais encore sur la langue.

Le malade était un soldat de la légion étrangère qui avait tenté de se suicider en se tirant un coup de feu sous le menton. La balle avait fracassé le maxillaire inférieur, détruit une grande partie du maxillaire supérieur et était sortie vers le nez au voisinage de l'angle interne de l'œil gauche, mais sans intéresser cet organe. Je ne m'étendrai pas sur les détails de cette observation qui sont fort complexes, je n'insisterai que sur ce qui se rapporte à mon sujet, c'est-à-dire sur les modifications que je fis subir aux cicatrices pour les ramollir et les refouler.

Après l'accident, le malade fut soigné d'abord en Algérie, puis vint à l'Hôtel-Dieu de Lyon dans le service de M. le professeur agrégé Vallas, trois ans après, c'est-à-dire complètement guéri de ses blessures. Mais il présentait des déformations considérables et multiples portant sur le nez, les maxillaires et enfin sur la langue. Je passe sur les diverses opérations subies et divers appareils appliqués, je me réserve, lorsque le traitement sera complètement terminé, de donner tous ces détails. Je ne parlerai ici que du traitement des cicatrices.

Lors de notre premier examen, ce malade présentait une pseudarthrose du maxillaire inférieur avec un écart des fragments de plus d'un centimètre. La solution de continuité siégeait en avant. Le fragment gauche était surélevé et pour ainsi dire collé contre la mâchoire supérieure par des cicatrices très solides.

Le fragment droit était mobile, mais il avait, dans les mouvements de mastication, ulcéré la gencive du côté de la face interne des dents de la mâchoire supérieure.

La langue aplatie sur le plancher buccal était soudée à celui-ci par toute sa surface inférieure jusqu'à la pointe par conséquent tout à fait immobilisée. Le premier soin de M. Vallas fut de chercher à libérer le fragment gauche du maxillaire inférieur, et de détacher la langue, tout en empêchant par une suture muco-muqueuse qu'elle ne vienne adhérer de nouveau aux tissus voisins.

Malheureusement, comme je l'ai déjà constaté plusieurs fois et signalé dans un mémoire sur la restauration du nez, les tissus qui ont été endommagés par un coup de feu sont transformés en tissu de cicatrice sur une profondeur telle qu'il est presque impossible de les utiliser pour une autoplastie. Aussi, malgré tout le soin apporté aux opérations, la rétraction cicatricielle détermina la même déformation : après chaque tentative de restauration, le fragment du maxillaire et la langue revinrent à leur position vicieuse.

M. Vallas se décida alors à enlever complètement le fragment gauche du maxillaire inférieur y compris le condyle, et chercha de nouveau à libérer la langue. En même temps, je plaçai un appareil de prothèse immédiate pour remplacer la partie enlevée du maxillaire, ce qui réussit très bien. Mais la langue ne resta pas longtemps détachée et vint de nouveau contracter les mêmes adhérences.

Comme le maxillaire artificiel définitif fonctionnait très bien ; que, par ses mouvements, il avait redonné un peu d'élasticité aux tissus environnants, je résolus d'essayer, pour mobiliser la langue, la méthode que j'avais employée avec succès contre les cicatrices traumatiques.

Je fixai alors à la partie interne et inférieure du maxillaire artificiel un petit bloc d'étain qui venait appuyer contre la langue dans toute son étendue. Un peu plus tard, j'augmentai le volume de ce bloc d'étain, et je vis peu à peu la langue se détacher. J'augmentai progressivement le volume de l'appareil et portai son poids à 125 grammes, si bien qu'actuellement la langue est décollée sur presque toute son étendue.

La malade parle très bien, la salive est assez facilement maintenue lorsqu'il y pense. Enfin le résultat fonctionnel est supérieur à ce que j'espérais au début du traitement. Avec ses appareils, le malade mange très facilement, déglutit sans difficulté. Les tissus qui entourent la langue ont actuellement toute l'apparence de la muqueuse buccale, et présentent la même souplesse et la même élasticité. Cependant, lorsqu'on fait tirer la langue en haut, la pointe de l'organe sort bien de la bouche, mais en subissant une déviation constante qui la porte en bas et à gauche.

Cette observation est fort instructive car elle m'a amené à conclure qu'avec des appareils appropriés et de la patience on doit pouvoir faire céder toutes les cicatrices.

La méthode que je viens d'exposer ne se limite donc pas comme application à la correction des déformations dues aux cicatrices après les résections du maxillaire.

C'est une méthode plus générale dont sont justiciables toutes difformités d'origine cicatricielle.

Ses bases essentielles sont le massage fréquent et la pression continue exercée sur le tissu inodulaire.

Mais si, pour les résections du maxillaire, la situation des parties permet l'utilisation de la pesanteur, il n'en est plus de même pour d'autres cicatrices, comme celles du cou, par exemple. On peut alors obtenir la pression continue au moyen d'appareils à traction élastique dont on pourra graduer la pression à volonté.

Le dispositif ne peut évidemment être donné dans le détail, car il variera suivant le siège, la forme, l'étendue des cicatrices à traiter. C'est ainsi qu'au cou, par exemple, on peut obtenir la pression continue au moyen d'une bande élastique supportant un sachet de plomb de chasse, lequel pourrait facilement se mouler sur les parties et exercer sur chacune d'elles une pression calculée tout en permettant une grande mobilité, cette dernière étant de toute nécessité.

Je me contente de poser ici les principes d'une méthode générale de traitement dont on peut obtenir, je crois, les meilleurs résultats.

Conclusions.

1° Dans les résections du maxillaire inférieur, lorsque l'application immédiate d'un appareil de prothèse n'est pas possible, on peut se servir d'appareils de prothèse anté-opératoire qui permettent d'empêcher le déplacement en dedans du fragment postérieur, malgré la rétraction cicatricielle.

2° Il est des cas de résection du maxillaire où on se trouve dans l'obligation d'enlever prématurément l'appareil de prothèse immédiate. Dans ce cas ainsi que dans ceux où la prothèse immédiate a été impossible la rétraction cicatricielle amène de l'atrésie de la cavité buccale, de la projection de la langue en arrière et de l'asymétrie faciale.

3° On peut corriger secondairement ces déformations en faisant porter au malade des appareils lourds dont on augmente progressivement le poids et le volume. Ces appareils agissent : 1° par pression continue ; 2° par leur mobilité grâce à laquelle ils exercent sur les

cicatrices une sorte de massage qui provoque leur ramollissement ;
3° par leur volume croissant qui amène progressivement leur extension.

4° Lorsque, au moyen des appareils lourds, les parties ont été remises
en état, il suffit d'un appareil ordinaire pour maintenir le résultat.

5° Cette méthode de correction peut s'appliquer à toutes les cicatrices vicieuses quel que soit leur siège, en variant la disposition des
appareils, et en substituant, pour obtenir une pression continue, la
traction élastique au poids de l'appareil, dans les cas où la région rend
inapplicable l'influence de la pesanteur. On pourrait encore utiliser la
pression élastique permanente et à développement excentrique, à la
dilatation des rétrécissements cicatriciels de certains conduits tels que
l'œsophage, le rectum, l'urètre, etc.

DISCUSSION

M. Tellier (Lyon). — Je prends la parole pour signaler l'excellence des
résultats obtenus par la méthode de la prothèse immédiate, résultats que
j'ai pu observer sur place depuis de longues années. J'insiste sur la perfection de ces résultats dans les traumatismes et les tumeurs peu malignes.
En ce qui concerne les épithéliomas vrais, les indications de l'emploi de
cette méthode sont peut-être moins formelles et les résultats un peu moins
favorables. Mais il peut cependant y avoir avantage à placer un appareil,
même dans ces conditions.

M. Cl. Martin. — En admettant que la récidive se produise, il serait, je
crois, avantageux de faire de la prothèse immédiate, parce qu'elle permet
au malade de manger, de vivre de la vie de tout le monde.

Je ne crois pas que la prothèse favorise la récidive, qui n'existe que
lorsque l'intervention est parcimonieuse.

M. Tellier. — Je n'ai pas dit que la prothèse favorisait la récidive, mais
que peut-être les indications de prothèse immédiate étaient moins formelles
dans les cas d'épithélioma. Les résultats en sont moins bons, non impu-
tables à la méthode, mais à la malignité de la tumeur.

M. Rodier (Paris). — Pourquoi, au moment d'appliquer ses appareils
lourds, M. Cl. Martin ne fait-il pas de débridements plus larges et la section
des brides fibreuses cicatricielles?

L'appareil porterait sur des parties molles au lieu des parties osseuses et
l'action serait beaucoup plus rapide.

M. Martin. — Il est possible qu'en faisant des débridements très étendus,
on gagnerait du temps : ceux que j'ai faits m'ont paru suffisants; du reste,
les chirurgiens qui intervenaient se sont souvent opposés à en faire de plus
étendus,

M. Chompret (Paris). — M. Martin ne croit-il pas que les récidives sont
hâtées pour deux raisons : 1° la pression sur une surface cruentée; 2° la
difficulté de désinfecter la plaie? L'appareil ne retient-il pas les aliments et
l'infection qui en résulte ne favorise-t-elle pas la récidive?

M. Martin. — Les appareils à pression continue sont fixés par des vis aux os, mais on y ménage des canaux pour pouvoir faire des lavages. Il faut aussi que ces lavages soient suffisamment fréquents et à forte pression; il faut que le réservoir soit placé à une hauteur de 6 ou 7 mètres et les irrigations faites toutes les heures. S'il y a infection, c'est que les lavages sont incomplets et faits sans pression.

M. Giuria (Gênes). — Je crois que dans les résections du maxillaire, spécialement à la suite d'épithélioma, il est nécessaire d'avertir le patient que la récidive se produira, non du fait de l'appareil de prothèse immédiate, mais du fait de la maladie même dont c'est une triste prérogative.

Je voudrais, en outre, qu'on donne la plus grande diffusion au procédé si bien exposé par M. Martin, parce qu'il existe beaucoup de chirurgiens qui ignorent l'existence d'appareils destinés à prévenir les difformités et à maintenir les fragments des maxillaires.

M. Avanzi (Vérone). — Toutes les fois qu'il est appelé à corriger des déformations du maxillaire, le chirurgien coupe et réséque en laissant au stomatologiste la plus grande part des difficultés.

Je voudrais qu'avant d'entreprendre l'opération, il soit d'accord avec le praticien chargé d'établir l'appareil futur.

Pour ce qui regarde le résultat, les appareils sont faciles à établir dans les cas de sarcome-épulis lorsque le champ opératoire n'est pas très étendu, mais si la déformation est grande, il est de toute utilité de réserver un pont osseux qui servira de base à l'appareil.

M. Aguilar (Madrid). — Je viens ajouter ma prière à celle de notre confrère Giuria pour que la plus large publicité soit faite dans le monde médical de la possibilité et de l'utilité de la prothèse immédiate. Je crois que si le procédé n'est pas plus répandu, c'est parce qu'il est généralement ignoré des chirurgiens.

M. Chompret. — Les desiderata énoncés par notre honorable Président d'honneur ont été réalisés, à ma connaissance, par le professeur agrégé J.-L. Faure.

Dans un cas de tumeur du plancher de la bouche avec propagation au maxillaire inférieur, M. Faure réséqua, au moyen de la gouge et de la pince coupante, toute la région alvéolaire incisive, ainsi que la table externe du maxillaire. Il restait une portion osseuse suffisante pour empêcher la déformation et guider la cicatrisation. Celle-ci ayant été parfaitement obtenue et comme aucune récidive ne s'était produite, M. Faure nous adressa le malade, à qui nous fîmes un appareil de prothèse banal qui lui rend tous les services désirables au point de vue de la mastication et de la phonation.

M. Gaillard (Paris). — Messieurs, après avoir remercié le Dr Martin pour sa si intéressante communication, je vous demanderai de ramener la discussion à son point de départ. En effet, la communication de notre confrère porte sur le moyen de corriger *les brides cicatricielles vicieuses*; ne le sont-elles pas toujours? et non sur les appareils de prothèse immédiate.

Le déplacement de la discussion était à prévoir, une pente naturelle nous y entraînait; théoriquement, en effet, ces appareils devaient maintenir les parties molles dans leur position primitive, empêcher leur effondrement, leur déviation, en guidant la formation des éléments de réparation.

Ils devaient être une matrice, un buteur sur lequel on espérait faire cristalliser les tissus de néoformation. Mais la pratique, impeccable dans ses conséquences, est venue démontrer l'impuissance de ce procédé dans la majeure partie des cas.

Pouvait-il en être autrement? Je ne le crois pas, et vous serez de mon avis si vous voulez bien vous rappeler que d'après leur évolution même, ces bourgeons charnus se développent sous forme de petits mamelons rougeâtres à la surface des solutions de continuité et en amènent la réparation.

Ce souvenir d'histologie, c'est-à-dire de l'histoire de la genèse de ces tissus inodulaires, me semble utile à rappeler, puisque, destinées à en combattre la résultante, nous devons connaître leur origine, leur nature et leur action.

Toute plaie, à l'origine, après avoir cessé de fournir du sang, laisse suinter à sa surface un liquide de lymphe plastique qui va constituer le milieu où vont se développer les nouveaux éléments, et ce, d'autant plus rapidement que le tissu est plus vasculaire. Ces bourgeons charnus, d'abord mous, larges et peu saillants, vont bientôt constituer, par leur accolement, une couche compacte, amorphe, au milieu de laquelle rampent des vaisseaux sanguins; on y rencontre alors des fibres de tissus lamineux qui s'entrecroisent, de tissus cellulaires, des noyaux embryoplastiques en même temps que des éléments fibroplastiques, etc., etc. Tous ces tissus augmentent de volume par prolifération, puis apparaît une pellicule blanche constituée par des cellules épithéliales qui vont, se développant, recouvrir toute la surface de la plaie; la cicatrisation est faite. C'est alors que va commencer le phénomène de résorption contre lequel nous allons avoir à lutter.

La résorption de la matière amorphe se produit en amenant une condensation des éléments figurés, ce qui avait fait croire à la rétractabilité de ce tissu inodulaire qui, perdant sa vascularité, devient d'un blanc mat; ses fibres, dirigées dans tous les sens, rapprochent les bords de la plaie, attirent les parties voisines et relèvent le fond de la cicatrice. La résistance de ce tissu peut être comparée à celle des ligaments et présente une force supérieure à celle de la puissance musculaire; de là ces difformités, ces gênes dans les mouvements qui caractérisent les cicatrices vicieuses des grands traumatismes de la face, en ce qui nous intéresse et contre lesquels notre confrère préconise les moyens de douceur.

L'examen même du développement de la cicatrice fait que je ne puis admettre les procédés sanglants que l'on vient de nous proposer. L'intervention du bistouri n'aurait d'autre résultat que de créer de nouvelles cicatrices qui, loin de réduire, augmenteraient la déformation: il est bien entendu que je me place au point de vue des grands traumatismes de la face et non en présence d'une bride cicatricielle résultant d'un trajet fistulo-dentaire.

C'est à l'action de la pesanteur que notre confrère a eu recours pour trouver la force nécessaire à la fatigue de ces brides déformantes. Il y a là une idée pratique, surtout pour l'arcade inférieure. Je ne ferai que l'éloge de ce procédé de douceur que, pour ma part, j'applique dans la réduction, même la plus compliquée, des anomalies de position des dents.

Nulle partie de notre organisme ne saurait résister à une pareille constance d'action.

Ce même procédé de douceur, ne le retrouvons-nous pas chez certaines peuplades d'une mentalité évidemment inférieure, qui se font du beau une toute autre idée que nous et qui, pour y arriver, se créent de toutes pièces aux oreilles, au nez, aux lèvres, etc., des difformités que certainement nous chercherions à faire disparaître si nous en étions affligés. Utilisons donc cette force irrésistible suivant notre génie, réparons au lieu de déformer et félicitons notre confrère d'avoir étendu le champ de notre intervention en faisant rentrer dans le domaine de la stomatologie la réduction de ces brides cicatricielles vicieuses qui, jusqu'à présent, semblaient y être totalement étrangères.

M. Pietkiewicz. — Très partisan des procédés de douceur employés par M. Martin, je demande la parole pour faire une objection aux procédés chirurgicaux proposés par M. Rodier simultanément à l'emploi des appareils ou précédant cet emploi. Quand on veut lutter contre un retrait cicatriciel que des prédispositions individuelles favorisent peut-être, il me paraît absolument contre-indiqué d'employer un procédé qui va créer de nouvelles cicatrices et d'exposer, par conséquent, le patient à de nouveaux et plus nombreux retraits cicatriciels.

CONTRIBUTION A L'ÉTUDE DE LA PROTHÈSE IMMÉDIATE DES MAXILLAIRES

par M. le docteur AMOËDO.

Je me suis servi, dans trois cas de résection du maxillaire inférieur, de la méthode de prothèse immédiate du docteur Martin, de Lyon, et je vais avoir l'honneur de vous entretenir de ces trois observations :

Observation I. — Homme de 50 ans atteint d'*épithélioma* du maxillaire inférieur côté droit. Fut opéré par notre maître, le professeur Poirier, à l'hôpital Saint-Louis. Après résection du corps droit du maxillaire inférieur, nous avons fait la restauration de la partie de l'os réséquée, en nous servant d'un morceau de caoutchouc noir durci, que nous avions tout prêt, le réduisant seulement aux dimensions de l'os enlevé. Pour le fixer aux deux moignons d'os restant dans la bouche, nous nous sommes servi de deux plaquettes en platine iridié, placées du côté externe et un peu recourbées sous le bord inférieur du maxillaire. Ces plaques étaient fixées à l'appareil par deux écrous en platine irridié et par un seul écrou à chaque moignon du maxillaire resté en place. Le morceau de caoutchouc était pourvu d'un système d'irrigation au moyen de canaux et de trous, afin de laver la plaie de tout côté (fig. 1-2).

Pendant trois jours, la plaie fut lavée toutes les heures avec une solution de chloral. La température resta normale. La parole était restée très compréhensible. La mastication se faisait assez facilement du côté gauche.

Deux mois plus tard, des néo-formations épithéliales apparues dans la joue et sur le pilier antérieur du voile du palais provoquèrent une nouvelle intervention chirurgicale, et alors nous pûmes constater que l'apppareil ne tenait plus aux deux moignons osseux. Les parties de l'os qui étaient recouvertes par les plaques métalliques étaient nécrosées et très fétides. L'ap-

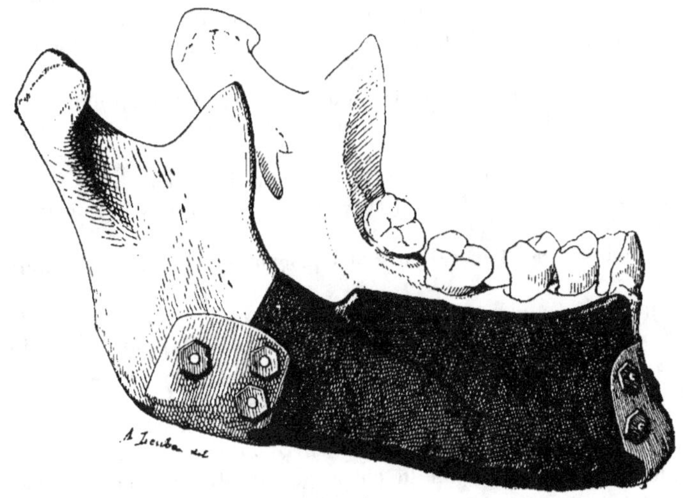

Fig. 1.

pareil lui-même était infecté, car presque tous les trous étaient bouchés par des bourgeons charnus, et les irrigations ne pouvaient plus le nettoyer.

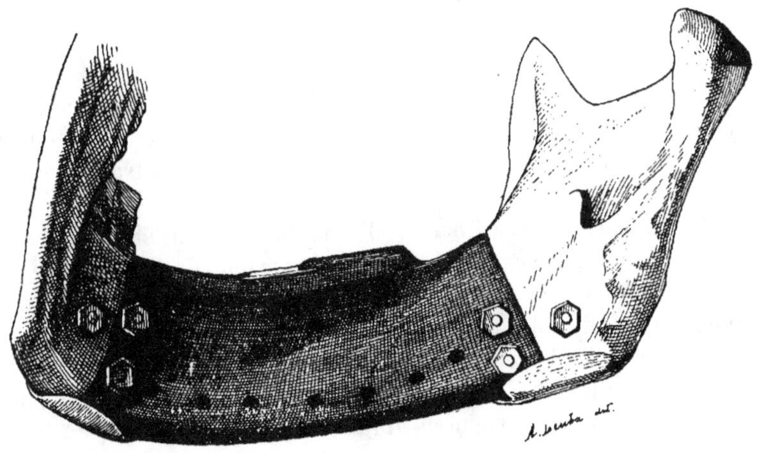

Fig. 2.

Cette fois, nous avons cru inutile une nouvelle tentative de prothèse immédiate.

Le malade partit pour la campagne et mourut six mois après.

Obs. II. — Homme, 45 ans. Opéré à l'Hôtel-Dieu par notre maître le professeur Duplay, pour une tumeur *sarcomateuse* du maxillaire inférieur, côté droit. Après ablation de tout le corps droit du maxillaire inférieur, nous avons placé un morceau de caoutchouc noir durci, que nous avons fixé aux moignons osseux par de petites plaques en tôle étamée, et fixées à l'os par des vis en acier d'un centimètre de long également étamées.

Ce morceau de caoutchouc était massif, c'est-à-dire sans système d'irrigation.

Les suites opératoires furent très bonnes et au bout d'un mois, nous avons retiré l'appareil fixe, sous l'action du chloroforme, car il était très solide encore.

Le même morceau de caoutchouc fut remis le lendemain et fixé, avec du fil de piano, aux dents saines du côté gauche. On pouvait le retirer à volonté pour les soins de propreté.

Deux mois après l'opération nous plaçâmes un appareil définitif avec dents.

Ce malade fut à même, après notre intervention, de faire construire et établir un des plus élégants cafés-restaurants du boulevard Saint-Michel. Il put aussi assister aux manœuvres et y commander ses soldats.

Mais deux ans plus tard une récidive de la tumeur l'emporta.

Obs. III.   Homme de 55 ans. Opéré à l'Hôpital Saint-Louis par M. le docteur Poirier, pour une tumeur *osteo-sarcomateuse* du maxillaire inférieur, côté gauche. Après résection du corps gauche du maxillaire, nous l'avons remplacé par un morceau de caoutchouc noir durci, sans irrigation, et maintenu en place par de la tôle étamée et fixée par des vis en acier.

Les suites opératoires furent très bonnes et deux mois plus tard nous avons placé un appareil définitif avec dents. Ce malade souffrit également une récidive et mourut huit mois après l'opération.

Conclusions.

1° La prothèse immédiate des maxillaires présente le grand avantage de maintenir les parties restantes du maxillaire inférieur sans déviations et de créer une place au milieu des tissus cicatriciels pour la prothèse définitive.

2° Les appareils avec système d'irrigation doivent être supprimés, car ils sont susceptibles d'être bouchés et partant de s'infecter.

3° Dans les cas de tumeurs bénignes ou de traumatisme, la prothèse immédiate donnera des résultats excellents et définitifs.

4° Dans les cas de récidive d'une tumeur, on ne saurait incriminer la prothèse immédiate, car dans bien des cas la nouvelle tumeur se présente très loin du siège de la tumeur primitive.

DISCUSSION

M. Cl. Martin. — Les lavages que recommande M. Amoëdo ne sont pas suffisants. Je crois qu'il a tort de supprimer systématiquement les canaux d'irrigation : si dans certains cas, il les a trouvés bouchés c'est que les lavages n'avaient pas été faits sans une pression suffisante.

Un des appareils les plus simples et les plus commodes, pour obtenir une propreté rigoureuse des appareils dont on parle, est l'irrigateur Éguisier: grâce à lui, le malade qui a intérêt plus que les autres à guérir peut faire facilement lui-même des lavages fréquents et à pression forte.

M. Subirana. — J'ai fait souvent des appareils de prothèse destinés à combler de larges pertes de substance. Aussi après avoir vu les appareils de M. Martin, mes regards se sont tout de suite portés sur le caoutchouc pour en examiner la porosité. La porosité est pour moi l'écueil dans ces sortes d'appareils.

Comment M. Martin fait-il pour éviter les inconvénients de la porosité? Met-il quelque adjuvant?

Moi-même, pour éviter la porosité dans les appareils en caoutchouc de grande épaisseur, je me sers de morceaux de charbon de bois intercalés au moment du bourrage.

Le charbon ne subit aucune altération pendant la vulcanisation et les pièces ainsi construites sont plus légères que par le procédé ordinaire, ce qui a beaucoup d'importance pour les appareils du haut.

M. Martin. — Je n'ajoute rien. Je cuis deux heures à 155 degrés.

M. Amoëdo répond à M. Cl. Martin au sujet des canaux d'irrigation. Il dit que les irrigations ont été faites par des personnes habiles et cependant, dans quelques cas, il y a eu infection.

CONTRIBUTION A L'ÉTUDE DE L'ANESTHÉSIE
DANS LES OPÉRATIONS SUR LES DENTS. DE L'ÉTHÉRISATION
A DOSE DENTAIRE

par MM. les docteurs Julien et Camille TELLIER.

de Lyon.

I

Bien des pages ont été écrites sur l'anesthésie dans les extractions dentaires, et cependant l'accord est loin d'être fait sur cette question. Les uns pratiquent l'anesthésie générale, les autres la rejettent d'une façon presque absolue pour se contenter de l'anesthésie locale: parmi les dentistes partisans de cette manière d'agir, les uns recherchent l'insensibilisation par le refroidissement, d'autres par l'injection dans les tissus de médicaments analgésiques, et chacun recommande plus ou moins exclusivement la pratique qui a semblé lui donner les meilleurs résultats. On publie des statistiques, on établit des pourcentages destinés à emporter la conviction du lecteur, sans toujours y réussir. On expérimente de nouveaux procédés, de nouveaux agents médicamenteux : quelques-uns restent dans la pratique, d'autres tombent dans l'oubli ; la liste en serait longue à établir.

Notre intention n'est pas de rouvrir un débat qui est cependant loin d'être épuisé. On ne trouvera dans ce travail ni considérations générales sur les différents anesthésiques, leur action physiologique, les avantages qu'ils présentent, soit au point de vue absolu, soit par rapport des uns aux autres, ni arguments en faveur de telle ou telle méthode, ni statistiques. Il nous semble que les convictions d'un opérateur doivent être basées surtout sur une pratique personnelle plus ou moins longue, et que, en l'espèce tout au moins, les opinions ne peuvent être sensiblement modifiées par des faits exposés en quelques pages. Nous croyons que dans l'état actuel de la question il est peut-être plus utile que chacun de nous expose sa manière de faire, avec le pourquoi de ses préférences ; encore cela n'est-il pas toujours facile à établir ; expliquons-nous.

Les méthodes d'anesthésie générale ou locale sont relativement assez nombreuses. Il est difficile que l'on ait de chacune d'elles une expérience égale, basée sur l'observation d'une quantité à peu près égale de faits pour les unes et les autres, et, d'autre part, on sait qu'en fait d'anesthésie, les statistiques doivent porter sur des milliers de cas pour avoir une certaine valeur.

Cela est vrai, indiscutablement, pour les agents d'anesthésie générale, mais vrai aussi pour les médicaments employés en injections locales. Que tel nouvel anesthésique ait donné de bons résultats dans 50, 100 ou même 500 anesthésies, on peut toujours objecter qu'on a eu affaire à une série heureuse, et il n'est pas démontré qu'il en sera de même dans la série suivante. Il est donc nécessaire que l'expérience porte sur un grand nombre de cas, et nous répétons qu'il est difficile qu'elle soit faite par un seul et même observateur pour chacune des méthodes employées et recommandées. En fait donc, les convictions de chacun de nous ne sont pas la conséquence rigoureusement scientifique de son observation, mais bien plutôt *la résultante d'impressions* qu'il a gardées de ses lectures, parfois, du milieu où s'est faite son éducation chirurgicale, des faits auxquels il a assisté, etc. Aussi n'est-il pas toujours aisé de dire le pourquoi de préférences basées, en partie tout au moins, souvent sur des impressions absolument personnelles et difficiles à faire partager. L'un de nous, en trois mois, dans les hôpitaux de Paris, a vu un cas de mort et plusieurs alertes graves survenues à l'occasion de l'emploi du chloroforme, qui lui ont inspiré de vives méfiances à l'égard de cet agent, malgré plusieurs centaines de cas personnels sans accident : un de nous encore, au Leicester

Hospital de Londres, a été témoin d'accidents survenus avec la cocaïne, qui ont entraîné dans son esprit, à l'égard de ce médicament, une réserve qui n'est évidemment pas en accord avec les affirmations certainement autorisées d'observateurs consciencieux, mais peut-être un peu trop exclusifs dans l'emploi de l'anesthésie locale. Nous ne voudrions pas cependant aller trop loin, et dire qu'on ne peut pas arriver à se faire une conviction raisonnée, mais seulement établir une des raisons pour lesquelles il est difficile, parfois, de faire partager cette conviction.

II

Nous nous proposons, dans ce petit mémoire, d'exposer notre pratique au point de vue de l'anesthésie dans l'extraction des dents, en insistant surtout sur l'anesthésie générale au moyen de l'éther, les particularités de son emploi dans les opérations dentaires, et les avantages qu'il nous paraît posséder en propre. Pour tout ce qui concerne les considérations générales, nous renvoyons soit aux traités des anesthésiques (Claude Bernard, Dastre, Paul Bert, R. Dubois, Reclus, etc.), soit aux journaux de chirurgie générale ou spéciale (*Revue de Chirurgie, Odontologie,* etc.)[1].

Pour combattre la douleur qui accompagne les extractions dentaires, nous disposons de moyens qui peuvent être divisés en agents d'anesthésie locale et agents d'anesthésie générale. Les premiers sont employés en application sur la gencive (éther, chlorure de méthyle, chlorure d'éthyle, seuls ou combinés), ou en injections dans les tissus mous de la région gingivo-dentaire (cocaïne, eucaïne, gaïacol, tropacocaïne, acoïne, nirvanine, etc., méthode de Schleich). Les agents d'anesthésie générale le plus ordinairement employés sont l'éther, le chloroforme, le bromure d'éthyle, le protoxyde d'azote, le chlorure d'éthyle, le chlorure d'éthylène, l'hypnose, les méthodes mixtes.

En ce qui nous concerne, nous employons exclusivement le chlorure d'éthyle et la méthode de Schleich, comme anesthésiques locaux, le protoxyde d'azote et l'éther comme anesthésiques généraux.

Les injections sous-gingivales de cocaïne sont très souvent un bon moyen d'anesthésie locale et pourtant nous n'y avons jamais recours, parce que nous ne croyons pas à son innocuité absolue. Nous avons à plusieurs reprises été témoins d'accidents survenus en d'autres mains

---

1. Consulter spécialement : *Revue de chirurgie,* 1893, mémoire de Vallas, chirurgien-major de l'Hôtel-Dieu de Lyon. — *Odontologie,* 1898, passim. (A propos de la discussion sur l'anesthésie dans les opérations dentaires, communications de Sauvez, Friteau, Partsch, Roy, d'Argent, etc.)

que les nôtres, alors que les injections avaient été faites d'après les
règles établies par Reclus ; une fois les accidents syncopaux ont duré
trois heures et ont présenté un caractère véritablement alarmant. L'un
de nous, à l'occasion de l'ablation d'un petit kyste sébacé du cou, a
reçu deux centimètres cubes de la solution employée par Reclus :
l'opération ne fut accompagnée d'aucune douleur, sauf à la fin, mais
dans les heures qui suivirent, apparurent des symptômes alternatifs
de dépression et d'excitation très pénibles. Les précautions qu'il est
bon de prendre avec la cocaïne, avant l'opération (état du cœur) ou
après (nécessité en certains cas de garder le décubitus horizontal pendant plusieurs heures, même après une seule extraction), les dangers
que son emploi peut à notre avis faire courir, enfin et surtout la possibilité d'obtenir des résultats aussi bons par d'autres méthodes d'injection dans les tissus, nous ont amenés à rejeter complètement l'usage
de cet anesthésique aux doses ordinairement utilisées. La méthode d'infiltration de Schleich que nous employons depuis quelque temps, après
l'avoir expérimentée dans nos services de consultation dentaire à
l'hospice de la Charité et à l'hospice de l'Antiquaille, n'est passible
d'aucun des reproches que l'on peut adresser aux injections de cocaïne
seule, en dehors, bien entendu, des objections générales que l'on peut
faire à toute méthode d'injection (impossibilité de pratiquer l'injection
au niveau des dents de sagesse, trismus, périodontite avec tension
extrême des tissus, etc.). Nous y avons recours lorsque l'anesthésie
locale seule est indiquée.

Le seul agent de réfrigération que nous employons est le chlorure
d'éthyle, qui a naturellement ses avantages et ses inconvénients ;
parmi les avantages, son innocuité absolue, la rapidité de son emploi
en font un auxiliaire parfois précieux. Son emploi peut être douloureux dans les cas de périodontite, lorsqu'il y a des caries de voisinage,
malgré les moyens préconisés pour éviter cet inconvénient. Certes, il
ne faut pas exagérer les effets de cet agent, et surtout leur constance.
Il produit parfois une analgésie absolue, souvent ne fait que diminuer
la sensation douloureuse, parfois aussi son action est nulle : nous ne
parlons pas des cas où il est contre-indiqué et où il produit lui-même
des sensations douloureuses. Il nous a, dans certains cas d'extractions
difficiles, donné des résultats parfaits : en voici une observation qui
nous permettra de signaler incidemment une petite manœuvre opératoire qui, à la vérité, n'est peut-être pas nouvelle. Une dame de 38 ans
environ se présente à nous pour l'extraction d'une racine d'incisive
supérieure, complètement recouverte par la gencive, et déclare vouloir
être endormie. Nous proposons l'anesthésie locale, elle refuse. **Nous**

l'examinons au point de vue de son état général, dans l'intention de lui fixer un rendez-vous le lendemain matin pour procéder à l'anesthésie générale, et nous constatons l'existence d'un rétrécissement mitral. Nous refusons l'anesthésie générale d'une manière absolue. La patiente consent à être opérée avec l'anesthésie locale. L'un de nous projette alors du chlorure d'éthyle sur la région de l'incisive antérieure, et continue la manœuvre pendant toute la durée de l'intervention. Pour dégager les bords de la racine, et ne pas faire une plaie contuse étendue de la gencive, nous faisons rapidement au bistouri une incision cruciale dont le centre correspond à l'orifice fistuleux qui conduit sur la racine, et détachons les quatre petits lambeaux ainsi formés au moyen d'un petit détache-tendon (qui, à la rigueur, peut être remplacé par un élévateur plat, en forme de tourne-vis). Les bords de la racine sont ainsi libérés, la racine est saisie suffisamment haut et l'extraction faite sans incident. La patiente n'a absolument rien senti, à sa grande satisfaction, ni de l'incision, ni de l'extraction.

Il nous arrive très souvent d'opérer de cette façon pour les extractions des régions gingivo-dentaires antérieures, et nous pouvons dire que c'est là surtout qu'est indiqué le chlorure d'éthyle. En procédant de cette façon, nous avons obtenu une fois l'anesthésie générale, sans la chercher ; inutile de dire que c'est là une chose à éviter lorsqu'on n'a pris aucune des précautions qui doivent précéder toute narcose.

III

Quand l'anesthésie est contre-indiquée ou ne peut être employée, que le patient demande, exige même l'anesthésie générale (nous reviendrons sur les indications), nous employons, soit le protoxyde d'azote pour les opérations de courte durée, soit l'éther pour les extractions multiples et difficiles. Encore une fois nous répétons que nous ne voulons pas, dans ce travail, fixer les règles de l'anesthésie dentaire, mais simplement *raconter* ce que nous croyons être une bonne manière de faire, puisque nous nous y sommes arrêtés. Nous ne voulons, autrement dit, qu'établir notre *observation*, à la manière d'une observation clinique, dans l'espoir qu'elle pourrait un jour être utile à quelqu'un qui voudrait, au moyen de toutes les observations publiées, édifier la monographie de l'anesthésie dans les opérations dentaires.

Le protoxyde d'azote est employé par presque tous les dentistes qui acceptent le principe de l'anesthésie générale. Il faut bien rappeler, en effet, que ce principe n'est pas admis par tout le monde, et même ajouter qu'on a proposé, dans une assemblée professionnelle, de voter la suppression de l'anesthésie générale dans les extractions dentaires. Le protoxyde d'azote convient aux opérations courtes, l'extraction d'une ou quelques dents et racines : le maximum de racines que nous avons pu extraire en une seule séance est de six. Encore ajouterons-nous qu'il s'en faut de beaucoup qu'on puisse ordinairement atteindre ce nombre, surtout s'il se présente la moindre difficulté opératoire.

Nous donnons le protoxyde associé à l'oxygène, avec l'appareil et le double ballon de Barth. Pour les indications, contre-indications, manuel opératoire, etc., nous renvoyons au petit livre de Hewitt, qui est d'une lecture très facile, même si l'on n'est pas très familiarisé avec la langue anglaise. Les principaux avantages de cet agent anesthésique sont : la rapidité avec laquelle on obtient l'insensibilisation et son innocuité qui est aussi grande qu'on peut le désirer. Si on lit attentivement les observations d'accidents survenus à la suite de son emploi, et qui à la vérité sont très peu nombreux relativement surtout au nombre très considérable des cas où il a été mis en usage, on voit, ou bien qu'il s'agit de faits où le protoxyde a été donné dans des conditions défavorables ou administré trop longtemps, ou bien de cas où l'on n'a pas tenu compte des contre-indications; dans quelques faits même, il s'agit vraisemblablement de coïncidences tout à fait extraordinaires. Pour nous, les contre-indications à son emploi sont à peu près les mêmes que nous envisageons plus bas à l'occasion de l'éther. Nous ne voulons parler ici que des circonstances défavorables qui accompagnent trop souvent l'usage du protoxyde d'azote.

A Londres, à Berlin, et ailleurs aussi, nous avons vu souvent, toujours pourrions-nous dire, donner le protoxyde a des patients sans qu'on se fût au préalable informé de leur état de santé, sans qu'on s'inquiétât de savoir s'ils étaient à jeun, ou du temps écoulé depuis le dernier repas. On se contentait d'exiger des hommes qu'ils défissent leur faux-col; des femmes, qu'elles fissent sauter un ou deux boutons de leur corsage autour du cou, sans enlever leur corset. Nous devons à la vérité de déclarer que nous n'avons jamais été témoins d'accidents, mais nous croyons devoir insister sur ce point, que ce sont là, évidemment, des circonstances défavorables à toute anesthésie générale, et qu'il se peut, grâce à elles, produire des accidents qui ne seraient pas survenus si on avait pris quelques précautions. Pour nous, nous ne procédons jamais à une anesthésie au protoxyde d'azote. sans avoir ausculté notre patient (cœur, poumons), après l'avoir rapidement interrogé sur ses antécédents; il doit être à jeun, ou tout au moins à trois ou quatre heures de son dernier repas; et enfin nous exigeons qu'il n'ait aucun vêtement serré autour du corps; c'est dire que, s'il s'agit d'une femme, le corset doit être ôté, les jupons desserrés, etc. On nous dira que ce sont là précautions élémentaires; nous savons par expérience qu'elles sont trop souvent négligées, et nous nous élevons de toutes nos forces contre cette manière d'agir. Il faut de toute nécessité se placer dans les conditions les plus favorables possible. Pour nous, nous n'avons jamais vu le moindre incident un peu sérieux se produire à la suite de l'anesthésie au protoxyde, bien préparée et bien conduite.

Les inconvénients de ce mode d'anesthésie sont : *a)* une excitation, rarement très forte, au début, chez les personnes un peu nerveuses, et parfois plus marquée après l'intervention : quelques femmes prennent des crises hystériformes, généralement de courte durée; *b)* l'apparition de cyanose de la face, indiquant que l'oxygène n'a pas été associé au protoxyde en quantité suffisante; elle disparaît très rapidement dans presque tous les cas; *c)* enfin, le peu de durée de l'insensibilisation et la réapparition de la sensibilité dans certains cas avant la fin de l'opération, s'il est survenu quelque difficulté d'extraction. Certains auteurs conseillent de donner de nouveau du protoxyde en pareil cas, mais c'est une conduite dont nous nous abstenons, à cause surtout de l'hémorragie, qui exposerait à l'entrée d'un peu de sang dans les voies respiratoires. Nous aimons mieux, en pareil cas, remettre l'opération à un autre jour, si c'est nécessaire.

Le seul accident d'intervention que nous ayons observé est la luxation de la mâchoire inférieure, qui n'appartient pas en propre à l'anesthésie au protoxyde, mais qui y est peut-être plus fréquente, à cause de la nécessité de placer, dès le début, un large écarteur des mâchoires. S'il survenait des accidents d'asphyxie sérieux, il faudrait les combattre comme il sera dit à propos de l'éther.

IV

En présence d'un patient qui a un nombre plus ou moins considérable de dents ou de racines à extraire, lorsque nous croyons à l'impossibilité d'opérer avec le protoxyde d'azote en une, deux ou au besoin trois séances, nous proposons l'anesthésie générale à l'éther, le seul agent que nous employions pour les opérations de longue durée. Après quelques expériences, nous avons renoncé au bromure d'éthyle et, en ce qui concerne les opérations dentaires, nous proscrivons, d'une façon absolue, l'emploi du chloroforme. Les avantages de l'éther sont reconnus par un très grand nombre de chirurgiens, et ce serait sortir du cadre que nous nous sommes tracé, que de vouloir établir un parallèle entre ces deux agents. Grâce à un certain nombre de précautions, on peut, avec l'éther, se placer dans des conditions de sécurité pour ainsi dire absolue. Il n'en est pas de même avec le chloroforme. Tous les chirurgiens connaissent ces accidents brusques de syncope, survenant au début de l'anesthésie au chloroforme, contre lesquels tous les efforts restent inutiles: ce seul fait suffit, à notre avis, pour faire rejeter cet agent de la pratique, et si l'éther était passible du même reproche, nous comprendrions les répugnances de certains dentistes à pratiquer l'anesthésie générale : il n'en est heureusement rien.

Les accidents dus à l'emploi du chloroforme peuvent se manifester à trois périodes de l'anesthésie : 1° dès le début, aux premières inhalations, par un arrêt brusque du cœur et de la respiration, avec pâleur extrême du visage (asphyxie blanche) ; en réalité, il s'agit d'une syncope, excessivement grave, sur la pathogénie de laquelle nous n'avons pas à discuter ici. Cet accident est le plus souvent mortel, au-dessus des ressources d'une thérapeutique même longtemps poursuivie ; 2° à une période plus avancée, après inhalation d'une quantité plus ou moins considérable d'anesthésique ; ce sont alors des accidents d'asphyxie, avec coloration violacée de la face (asphyxie bleue), suivie bientôt d'arrêt du cœur, si on n'intervient pas d'une façon énergique. Ces accidents sont généralement moins graves que ceux de la période du début, ils ne s'en terminent pas moins, souvent, par la mort. Les statistiques démontrent qu'il y a un cas de mort pour environ 2000 anesthésies au chloroforme; 3° enfin, des accidents tardifs, ne survenant que si l'anesthésie a été très longtemps prolongée, lorsque l'organisme est en quelque sorte saturé par l'agent anesthésique.

Les accidents qu'on observe avec l'éther sont beaucoup moins graves. Ce sont le plus souvent des accidents d'asphyxie, et, si l'on a tenu compte des contre-indications à l'anesthésie générale, toujours curables. La statistique de Gurlt donne un cas de mort pour 26 000 cas d'anesthésies à l'éther : encore, en ce qui nous concerne, est-il nécessaire de faire remarquer qu'il s'agit là de statistiques provenant d'opérations de toute nature, et portant sur des opérés qu'on ne choisit pas. Il est bien évident qu'on ne peut comparer aucun cas d'extractions dentaires aux opérations abdominales, par exemple, ayant duré parfois plusieurs heures, pratiquées souvent sur des malades déjà affaiblis par la maladie, etc.

Nous n'avons à opérer et nous ne devons opérer que des patients bien portants et c'est seulement dans ces conditions que nous pouvons

dire que l'anesthésie générale, et dans l'espèce l'anesthésie à l'éther,
peut être pratiquée sans danger.

« L'accident qu'il faut redouter, dit Vallas[1], et prévenir en toute
anesthésie, c'est la syncope cardiaque. Elle peut être causée par l'éther,
comme par le chloroforme : mais le chloroforme est capable de la
provoquer dès le début; avec l'éther, *il faut que l'organisme soit
fortement imprégné pour que cette syncope ait des chances de se produire.* De plus, on est prévenu du danger par la syncope respiratoire
qui sert de prodrome, et contre cet accident, on dispose de moyens
efficaces. »

On peut trouver une explication physiologique de cette différence
dans des recherches de S. Schmidt[2] sur *les altérations du cœur sous
l'influence chloroformique* : nous les citons parce que nous croyons
qu'elles ne sont encore signalées dans aucun travail sur l'anesthésie
générale. Schmidt a anesthésié au chloroforme des lapins, des chiens
et des singes, une ou plusieurs fois, et a noté chez ces animaux des
altérations des ganglions cardiaques : ces altérations sont plus pro-
noncées chez les lapins et les chiens que chez le singe, et plus mar-
quées chez les animaux qui ont été soumis plusieurs fois à la narcose
que chez ceux qui n'ont été chloroformisés qu'une fois. Quant à la
nature des lésions, elles ressemblent aux altérations cadavériques, ce
qui serait, d'après Schmidt, l'indice de la production de troubles nutri-
tifs généraux, plutôt que de l'action locale du chloroforme. Chez des
animaux témoins soumis à la narcose avec l'éther, on n'a constaté
aucune lésion ganglionnaire.

Nous ne voulons pas, avons-nous dit, entrer dans la discussion des
avantages et désavantages comparés de l'éther et du chloroforme.
Nous devons dire cependant que nous nous basons, pour rejeter d'une
façon absolue l'emploi du chloroforme pour les extractions dentaires,
sur des raisons qui nous paraissent très sérieuses. D'abord les statistiques, qui nous démontrent, quels que soient les reproches que l'on
puisse adresser à la statistique en général, que les accidents dus au
chloroforme sont de beaucoup les plus nombreux. Puis l'étude des
faits : parcourez les journaux dentaires et vous verrez combien sont
fréquents les accidents dus à la narcose chloroformique, et combien
rares, s'ils existent, les cas de mort dus à l'éther. C'est que, dans les
opérations dentaires, le patient doit être, pendant l'intervention, à
plusieurs reprises changé de position de façon à faciliter à l'opérateur
la vue et la prise des dents à extraire; et il est bien évident que ces

<hr>

1. *Revue de chirurgie*, 1895. De l'anesthésie par l'éther.
2. S. Schmidt. Zeitschrift für. Biologie, XXXVII. 2. *Sem. médicale*, 1900, p. 41.

changements de position augmentent la tendance naturelle du chloroforme à produire la syncope.

On n'observe rien de semblable avec l'éther donné à *dose dentaire*. Nous allons définir cette expression, à la vérité un peu elliptique, mais qui nous permettra, si l'on consent à l'adopter, d'éviter bien des redites et des restrictions.

On dit : donner du chloroforme à dose obstétricale, à dose chirurgicale, et chacun sait ce que cela veut dire. Nous verrons que nous n'acceptons et ne conseillons l'anesthésie à l'éther pour les opérations dentaires qu'en nous plaçant dans des conditions bien définies, tant au point de vue de l'opéré et de son état de santé, qu'au point de vue de l'anesthésie elle-même, de son degré, de sa durée, etc. Donner l'éther à dose dentaire, ce sera, pour nous : 1° supposer que nous avons affaire à un patient d'autre part bien portant, et ne présentant aucune des contre-indications que nous énumérerons ci-dessous ; 2° entendre que la narcose sera poussée assez loin pour supprimer toute douleur, bien entendu, mais jamais assez longue pour que l'organisme soit fortement imprégné par l'agent anesthésique au point de prédisposer à la syncope, circonstance qui, nous le répétons, ne se produit, avec l'éther, qu'à la période tertiaire ; les accidents du début, accidents primaires, étant inconnus avec lui, et les accidents de la deuxième période ou période secondaire, n'étant, comme nous le verrons, que des accidents d'asphyxie le plus souvent faciles à éviter et à combattre.

V

Il y a donc des contre-indications à l'emploi de l'éther : nous allons rapidement les passer en revue. Nous rappelons que nous ne parlons pas ici au point de vue absolu, mais seulement au point de vue des opérations dentaires.

Ce sont d'abord toutes les affections du système respiratoire : à notre avis, ces contre-indications sont absolues. Il ne faut pas donner d'éther aux tuberculeux, aux emphysémateux, aux malades atteints de bronchites ou d'ectasie des bronches. De toute nécessité, pour une opération qui ne présente pas une urgence absolue, et c'est le cas pour les extractions dentaires, il faut que le système pulmonaire soit absolument sain. Il est bien démontré, en effet, que les accidents dus à l'emploi de l'éther sont, on peut le dire, exclusivement des accidents asphyxiques qui ne peuvent qu'être favorisés par une lésion pulmonaire préexistante. L'examen de l'état des poumons doit donc être fait tout d'abord, et le dentiste doit refuser l'anesthésie, si cet examen n'est pas satisfaisant. Nous venons encore d'en avoir la preuve. Il y a quelques jours, nous eûmes l'occasion de voir un jeune étudiant étranger présentant des accidents dus à l'évolution vicieuse d'une dent de sagesse inférieure. Le patient, très nerveux, se refusait absolument à l'extraction sous anesthésie. Comme il avait présenté, à un moment donné, et présentait encore des phénomènes pulmonaires d'ordre probablement bacillaire, nous refusâmes d'intervenir. Un de nos maîtres, chirurgien très distingué des hôpitaux, consentit à l'anesthésier à l'éther. Au bout de quelques minutes, il fut pris d'accidents asphyxiques inquiétants qui eussent pu, nous dit quelques jours après notre maître, être très dangereux, dans un milieu autre qu'à l'hôpital, en l'absence d'aides suffisamment nombreux pour employer tous les moyens recommandés en pareil cas.

La même semaine, nous avons refusé d'anesthésier deux autres malades présentant des lésions pulmonaires même peu avancées. Dans un cas, il s'agissait d'une femme de 40 ans environ, présentant une déformation thoracique (poitrine en carène) avec un emphysème pulmonaire peu accentué. Dans l'autre, d'une femme encore, de 35 ans, chez laquelle nous constatâmes une induration d'un sommet, avec très légère bronchite. Dans aucun de ces cas, il n'y avait évidemment de lésions contre-indiquant formellement une anesthésie pour une intervention quelle qu'elle soit, mais seulement pour une opération dentaire. Nous insistons encore une fois sur ce point, pour bien montrer dans quelles conditions nous pensons que l'anesthésie générale est une ressource à laquelle les dentistes auraient, à notre avis, tort de ne pas recourir.

En dehors des lésions pulmonaires, l'état du système circulatoire peut aussi fournir des contre-indications à l'emploi de l'éther. Le cœur doit être soigneusement examiné. Toute affection cardiaque avancée doit faire renoncer à l'anesthésie générale dans la pratique dentaire. En présence d'une lésion des orifices bien compensée et ne se traduisant par aucun symptôme accentué, la question est plus délicate et nous ne pensons pas qu'on puisse donner ici une règle invariable. C'est affaire de clinique, peut-on dire; la contre-indication n'est pas absolue. On fera bien, toutefois, de pécher par excès de prudence; mais encore le chirurgien ne doit-il pas être trop timoré, et faut-il savoir prendre une responsabilité.

Si l'indication de l'intervention est absolue, il peut se faire par exemple que la douleur causée par des extractions multiples ait une influence plus néfaste que l'administration sévèrement surveillée d'un anesthésique tel que l'éther, chez un patient particulièrement sensible ou craintif et en même temps cardiaque : tout le monde connait la syncope qui succède à la production d'une vive douleur, syncope parfois mortelle, même chez un individu bien portant. Voici l'observation d'un cas où nous avons regretté d'avoir été abstentionnistes.

Une femme de 28 à 30 ans vient nous consulter pour une affection des gencives, nous dit-elle. Une odeur repoussante se dégage de sa bouche, au point d'incommoder les personnes qui vivent avec elle, lorsqu'elle est depuis quelques minutes seulement dans la même pièce. L'examen local nous montre toute la région gingivo-dentaire tuméfiée, suppurante, toutes les dents réduites à l'état de chicots informes implantés peu solidement, semble-t-il. Il s'en dégage une odeur infecte. L'état général est grave; l'anémie très intense confine à la cachexie. Il y a des phénomènes d'intoxication, catarrhe gastrique, diarrhée : l'amaigrissement est prononcé. L'indication est nette, il faut nettoyer cette bouche, enlever tous ces chicots. Récriminations de la patiente qui ne consentira que « si on l'endort ». La gravité de l'état général nous fait élever quelques doutes sur la possibilité d'une anesthésie à l'éther : en procédant à l'auscultation, nous constatons l'existence d'une lésion mitrale double. Nous refusons la narcose, et décidons la malade, grâce à beaucoup de fermeté et en insistant, avec ménagement toutefois, sur la gravité de son état et surtout la gravité future, à se laisser opérer en plusieurs séances sans anesthésie. Nous faisons préventivement faire pendant 24 heures des bains de bouche au permanganate de potasse, et le lendemain a lieu la première séance d'extraction. La malade est très effrayée; pour faire un peu d'anesthésie locale, nous employons le chlorure d'éthyle, sans illusions et plutôt comme agent de suggestion : il ne faut pas, bien entendu, songer à la méthode d'infiltration dans les tissus fongueux de la gencive. Quelques extractions sont facilement et rapidement faites ; mais bientôt, après la troisième ou quatrième, il survient de l'excitation avec respiration précipitée, au point que nous croyons prudent de cesser l'opération pour nous occuper de l'état général. La patiente est immédiatement mise dans le décubitus horizontal. Le pouls est excessivement rapide, mais bien perceptible: il y a des irrégularités ; la respiration est précipitée ; mais il n'y a en un mot pas tendance à la syncope. Il s'agit bien plutôt de phénomènes d'excitation avec retentissement sur le cœur et le système respiratoire. Au bout de quelques minutes, tout rentre insensiblement dans l'ordre ; la malade est gardée 1 heure ou 2 en observation et renvoyée à deux jours. Le surlendemain, deuxième séance; mêmes phénomènes, même marche; impossibilité absolue de procéder à plus de 4 ou de 5 extractions. Huit séances semblables furent nécessaires; il est vrai de dire qu'après la quatrième, l'état local s'était tellement amélioré dans les régions déjà opérées, que la malade était fort encouragée, mais n'en présentait pas moins les mêmes symptômes chaque fois. Les interventions terminées, l'état des gencives s'améliora vite, l'odeur disparut, les phénomènes d'intoxication disparurent rapidement, l'état général redevint meilleur; tout est bien qui finit bien. Nous nous sommes toutefois bien souvent demandé s'il n'aurait pas mieux valu intervenir en une seule fois avec l'anesthésie à l'éther, et si pareil cas se présentait à nouveau, en nous entourant de toutes les garanties et en prévenant l'entourage du malade, nous considérerions presque comme un devoir de le faire profiter de la narcose.

Pour en revenir à notre sujet, nous dirons, toutefois, d'une façon générale, qu'on devra refuser l'anesthésie aux malades atteints de dégénérescence du cœur, d'insuffisance ou de rétrécissement aortiques, de lésions de l'aorte. En ce qui concerne les lésions de l'orifice mitral, on peut, le cas échéant, administrer de l'éther, sous la condition formelle qu'il s'agisse d'une lésion bien compensée et, en particulier, que le poumon soit absolument sain.

L'état des reins doit également être pris en considération. En principe, on devrait examiner les urines de tout patient qu'on veut soumettre à l'anesthésie générale. En pratique, il faut bien avouer que cette précaution n'est pas toujours prise et c'est un tort. On a signalé des cas d'albuminurie survenus à la suite d'anesthésies à l'éther; il s'agit le plus ordinairement d'anesthésies prolongées, chez des malades présentant déjà une tare organique. Quoi qu'il en soit, il est bon de toujours procéder à la recherche de l'albumine dans les urines, et, tout au moins en ce qui concerne les opérations dentaires, de renoncer à donner de l'éther, au cas où l'examen serait positif.

En dehors de ces lésions organiques, il n'en est guère qui puissent fournir de contre-indications à l'emploi de l'éther. Il faut, d'autre part, se renseigner sur l'*état nerveux* du patient et, d'une façon générale, renoncer à l'anesthésie chez certains épileptiques (épilepsie à forme syncopale) et chez certains hystériques, mais ici encore il n'y a pas de règle absolue.

La grossesse, à elle seule, n'est pas une contre-indication : nous dirions volontiers qu'elle est au contraire une indication de l'anesthésie. Tout le monde sait qu'on peut laparotomiser une femme enceinte, voire même faire une amputation du col de l'utérus sans que la grossesse soit interrompue, et on ne pourrait pas faire des extractions dentaires! Il est inutile, nous semble-t-il, d'insister. En thèse générale, il vaut mieux toutefois, s'il n'y a pas urgence, attendre que la patiente soit délivrée : mais dans le cas contraire, il faut intervenir sous anesthésie générale, s'il s'agit d'une femme timorée ou d'extractions multiples. Nous n'avons pas eu l'occasion de donner de l'éther à des femmes grosses : mais bien souvent du protoxyde d'azote, et nous n'avons noté aucune suite fâcheuse. Les mêmes réflexions nous paraissent justifiées pour la période d'allaitement.

La présence d'un goitre plus ou moins volumineux, fréquente chez les femmes, peut fournir une source de contre-indications à l'anesthésie. Lorsque la respiration est gênée, que l'asphyxie a tendance à se produire, la circulation est moins active dans le corps thyroïde plus ou moins hypertrophié, et la stase sanguine peut amener une nouvelle augmentation de volume et accroître encore les chances de compression péri-trachéale. Il faut donc examiner avec soin la façon de respirer des personnes atteintes de goitre : il est impossible, on le comprend, d'établir une règle fixe pour les cas de ce genre. Nous avons eu l'occasion d'éthériser une fois une femme de 24 ans, atteinte du goitre assez volumineux et qui se plaignait de ne pouvoir respirer aussitôt qu'elle était couchée sur le dos. Elle fut endormie, inclinée légèrement sur le côté, et eut une anesthésie particulièrement calme. On fera bien, en pareille circonstance, de redoubler d'attention, si l'on est décidé à la narcose.

Il est un fait bien connu, c'est que l'insensibilité est plus difficile à obtenir chez les alcooliques avec l'éther qu'avec le chloroforme. La période d'excitation apparaît plus vite, est beaucoup plus intense que dans les cas ordinaires, et il est parfois impossible d'obtenir l'insensibilité et la résolution. L'alcoolisme n'est donc pas une contre-indication, mais souvent une cause d'insuccès relatif.

Après l'exposé de ces considérations générales, nous allons maintenant aborder l'étude du manuel opératoire.

VI

Nous rappelons que nous exposons ici notre façon de procéder en ce qui concerne les opérations dentaires sous anesthésie à l'éther, et que nous n'avons pas la prétention de fixer des règles invariables.

Nos opérations sont presque exclusivement faites dans notre cabinet, et tout à fait exceptionnellement au domicile des patients. C'est, croyons-nous, vouloir inutilement se créer des difficultés opératoires, que de pratiquer des extractions multiples sur un malade couché dans un lit ordinaire. S'il est nécessaire, et c'est ordinairement le cas, de procéder à l'extraction de dents ou racines situées dans toutes les régions de la bouche, il n'est pas douteux que l'on est plus à l'aise avec un patient endormi sur un fauteuil dentaire autour duquel on peut évoluer suivant les nécessités du moment; d'autre part, chez lui, le chirurgien a sous la main tout son arsenal ; en cas d'imprévu, il n'est pas au dépourvu. Il n'est pas nécessaire d'insister sur ces avantages. Peut-il y avoir des inconvénients à suivre cette pratique? Évidemment oui, et la première objection qui se présente à l'esprit, c'est la possibilité d'un accident dû à l'anesthésie générale, avec toutes ses conséquences pour l'opéré, et, disons-le sans biaiser, pour le chirurgien: il n'y a rien de déshonorant à penser même aux suites *pratiques* d'un malheur de ce genre. Mais l'objection n'a pas la valeur qu'elle semble avoir. *En employant l'éther comme agent d'anesthésie,* en prenant toutes les précautions que nous avons exposées ou que nous exposerons plus loin, on peut dire, autant qu'il est permis d'affirmer chose humaine, qu'il semble impossible d'avoir un accident mortel. Certes l'avenir n'est à personne: un coup brutal du sort peut toujours donner un démenti aux prévisions de l'esprit humain qui semblent le mieux assurées. Nous voulons répéter seulement qu'avec l'éther et dans les conditions où l'on doit se placer pour une opération dentaire, la mort, du fait de l'anesthésie, nous semble ne pouvoir se produire que dans des circonstances avec lesquelles il est, pratiquement parlant, impossible de compter, et, à moins de ne jamais agir, il ne faut pas tabler sur l'existence de *possibilités* capables de renverser les calculs de la responsabilité la plus consciente.

On nous reprochera peut-être de trop nous avancer. Qu'on nous excuse en faveur du désir ardent que nous avons de faire passer notre conviction dans l'esprit de nos confrères. Nous avons une grande expérience de l'anesthésie à l'éther. L'un de nous peut, sans aucune exagération, affirmer qu'il a assisté à six ou sept mille éthérisations, faites sous la direction de ses maîtres ou sous sa propre responsabilité, pour des opérations de toute nature, et sur des malades de toutes sortes. Jamais il n'a assisté à aucune alerte véritablement grave : il a publié un cas de mort survenu *après l'anesthésie,* mais non pendant, et dans des conditions absolument spéciales[1]. Jamais nous n'avons assisté, pendant une anesthésie à l'éther, à une de ces séances vraiment dramatiques dont nous avons pu être témoins pendant la chloroformisation. Quoi qu'il en soit, la possibilité d'un accident pendant

<hr>

[1]. J. Tellier. — Mécanisme des accidents attribués à l'emploi de l'éther comme anesthésique dans certaines interventions pour occlusion intestinale. *Lyon médical,* 1894.

l'anesthésie avec l'éther, dans les conditions où l'on doit se placer pour une opération dentaire, nous paraît un fait dont, en pratique, on ne doit pas tenir compte pour refuser d'endormir un patient, à plus forte raison de l'endormir dans son cabinet.

Il faut, naturellement, le mettre à l'abri des causes possibles d'accident : avoir examiné avec soin son patient, être sûr de l'intégrité de ses organes, c'est la première condition, absolument indispensable. L'opéré sera à jeun depuis la veille, n'aura pris ni liquide, ni aliment solide; l'estomac doit être absolument vide : la raison en est dans la possibilité de l'apparition des vomissements au cours de l'anesthésie générale et de l'introduction des matières rejetées dans les voies respiratoires.

Il faut, autant qu'on le peut, le rassurer sur l'innocuité de l'intervention, le convaincre de l'absence de tout danger, lui répéter qu'il ne sentira rien, etc.

Pour opérer dans de bonnes conditions, il est de toute nécessité que le fauteuil dentaire employé présente les qualités suivantes. Il doit être solide, bien entendu, mais surtout il doit permettre de faire l'anesthésie, le patient étant dans le décubitus horizontal : cette condition est absolue. On ne doit jamais donner d'éther à un opéré sur un fauteuil auquel on ne peut, *au moins*, donner cette position. Au moins, disons-nous : avec certains fauteuils, en effet, on peut placer le malade dans une position semblable à celle que l'on obtient avec les tables à la Trendelenbourg, c'est-à-dire telle que les pieds soient à un niveau plus élevé que la tête (les fauteuils dits Columbia, par exemple). Cela peut être utile pour combattre l'apparition d'accidents d'asphyxie. Le patient est déshabillé ; rien ne doit gêner la respiration, donc aucun lien, aucun vêtement *serrant* autour du corps ; il est bien couvert, quoique la pièce où l'on opère soit chauffée et maintenue à une température convenable.

Voilà pour la position du sujet. Examinons maintenant la question des aides. Jamais le chirurgien ne doit être seul, il est à peine besoin de le dire : il doit avoir avec lui un confrère capable de l'aider intelligemment. D'abord, au point de vue de l'anesthésie, puis de l'opération elle-même; ayez, si vous le pouvez, un confrère ayant assisté à un certain nombre d'opérations dentaires. Sinon, informez-le avec tact de ce que vous attendez de lui au point de vue spécial de l'opération, pendant laquelle il aura surtout à surveiller l'anesthésie, mais aussi à placer la tête, à présenter le champ opératoire suivant les indications.

En dehors de lui, deux autres aides seront nécessaires, et le praticien les trouvera facilement dans son personnel ordinaire. Ils sont destinés, pendant l'anesthésie, à maintenir le patient. Pendant l'opération, l'un aura pour rôle exclusif de placer et de maintenir un écarteur des mâchoires ; l'autre, armé d'éponges ou de tampons de coton mouillé, bien exprimés, montés sur des porte-éponges ou de longues pinces hémostatiques, sera chargé d'éponger le champ opératoire.

Les instruments, daviers, élévateurs, etc., ont été placés par le chirurgien sur une petite table, à portée de sa main. Ils ont été désinfectés, cela va de soi, et reposent dans un plateau en verre, en porcelaine, etc. ; nous n'avons pas à insister sur ces détails : on peut commencer.

L'éther qu'on emploiera doit être exempt de toute impureté. Pour avoir une certitude à ce point de vue, il faut, autant que possible, employer toujours la même marque, lorsqu'on a réussi à avoir un éther de bonne qualité. On se mettra ainsi à l'abri des accidents pouvant provenir de l'impureté de l'agent dont on se sert, et il en faudra une moindre quantité pour obtenir le résultat cherché. Nous nous servons toujours de l'éther Adrian, à 66°.

L'éther est administré soit au moyen d'une espèce de sac formé d'une simple vessie, recouverte ou non d'étoffe, c'est le bonnet à éther, soit au moyen d'un *masque*, composé d'une armature en fil de fer recouverte de toile cirée. Nous employons le masque de Julliard (de Genève) ; une éponge humide est placée au fond du masque.

C'est sur elle qu'on verse l'éther, *larga manu*, au début. Les yeux du patient sont recouverts d'une pièce de linge mince, ordinairement un mouchoir plié en long, de façon à éviter l'action un peu irritante des vapeurs d'éther. Le masque est approché lentement du visage de l'opéré, pendant qu'on l'engage à respirer profondément, en lui adressant des paroles d'encouragement : puis il est appliqué sur la figure qu'il recouvre entièrement. Parfois, à ce moment, le patient a une sensation « d'étouffement » un peu pénible et se débat. Mais il est bien maintenu et ce mouvement de défense n'est pas de longue durée. Au bout d'une minute ou deux, on verse de nouveau de l'éther, en égouttant légèrement le masque de façon à rejeter le liquide qui ne serait pas retenu par l'éponge. On recommence une ou deux minutes après, et ainsi de suite. Souvent, surtout avec les éthers de bonne qualité, au moment où on réapplique le masque sur la figure du patient, il se produit une toux légère due à l'action irritante des vapeurs sur les premières voies respiratoires. Il suffit le plus souvent de soulever un peu le masque pour laisser passer un peu d'air pur, et la toux cesse le plus ordinairement.

Au bout de quatre à cinq minutes, commence la période d'excitation, variable, naturellement, suivant les individus. Parfois à peine marquée, elle nécessite en certains cas une véritable lutte avec le patient, s'il n'est pas suffisamment maintenu par les aides : c'est le cas, par exemple, chez les alcooliques. Nous avons toutefois remarqué que l'excitation est moindre chez nos malades que chez ceux que nous avons autrefois anesthésiés avec de l'éther dans les hôpitaux, fait que nous attribuons aux bonnes qualités du liquide que nous employons. Faible ou intense, cette excitation manque rarement, et on peut même établir en règle générale que, si elle ne s'est pas manifestée, l'anesthésie cherchée n'est pas produite. Le malade peut dormir, mais il n'est pas insensible et, si l'on commence à opérer à ce moment, on est certain de voir réapparaître trop tôt la sensibilité.

La période d'excitation passée, la raideur musculaire cesse peu à peu, la respiration devient plus calme, régulière, et bientôt on peut constater la résolution musculaire; soulevez un bras, il retombe inerte; pincez-le, le patient n'accuse aucune sensation. S'il s'agissait d'une opération à faire sur n'importe quelle région du corps, on pourrait alors commencer. Mais il ne faut pas oublier que dans une opération à pratiquer sur la bouche on ne peut continuer, avec l'éther, à administrer l'agent anesthésique. Il faut donc pousser l'anesthésie un peu plus loin, si le nombre des extractions est considérable ou si l'on prévoit des difficultés opératoires nécessitant une insensibilité un peu prolongée. C'est sur l'état de la cornée qu'il faut se baser; tant qu'elle n'est pas insensible, c'est trop tôt, dans l'hypothèse où nous nous plaçons, pour entreprendre les extractions. En examinant l'état de la cornée, on constate que la pupille reste contractée; il ne faut pas pousser l'anesthésie jusqu'au moment où la pupille est dilatée; dès que la cornée est insensible, on enlève le bonnet ou le masque, et l'opération commence.

On lit dans certaines descriptions d'éthérisation que l'insensibilité est complète au bout d'un temps qui varie de trois à cinq minutes : nous déclarons hardiment que cette affirmation est loin d'être l'expression de la vérité. Souvent, il est vrai, l'opéré est au bout de ce temps dans un état de tranquillité qui ressemble à l'insensibilité, et qui permet de commencer une opération autre qu'une opération dentaire, alors qu'on continue à administrer l'agent anesthésique. A la rigueur, s'il s'agit d'un nombre relativement restreint d'extractions faciles et susceptibles d'être rapidement exécutées, on peut aller de l'avant. Mais, en règle générale, l'anesthésie n'est guère obtenue avant huit à dix minutes au moins. Si on a commencé trop tôt, le patient accuse vite le retour de la sensibilité, et on met sur le compte de l'agent utilisé un insuccès qui est dû à la méthode ou plutôt à l'absence de méthode de son emploi.

Nous supposons que l'opération doit consister en extractions multiples, à faire dans tous les points de la région gingivo-dentaire. Naturellement, nous commençons par la mâchoire inférieure. Si on a l'habitude de se placer à gauche pour le côté gauche inférieur, c'est par là qu'il faut commencer; on évite ainsi de se déplacer deux fois pendant l'opération. Un des aides fait basculer le fauteuil, jusqu'à ce que l'opéré soit dans la position d'un homme assis, le corps légèrement penché en arrière. L'aide qui a pratiqué l'anesthésie maintient la tête du patient suivant les indications de l'opérateur, en surveillant avec soin la respiration. Nous le répétons, en y insistant; avec l'éther, c'est la respiration seule qui doit être l'objet de toute l'attention de celui qui anesthésie : il n'y a pas de syncope à craindre chez un individu bien portant, même dans la position assise. Avec le chloroforme, au contraire, c'est à ce moment que se produisent souvent les accidents syncopaux, par suite des propriétés mêmes de l'agent anesthésique, augmentées encore par les mouvements qu'il faut imprimer à l'opéré pour les extractions. Si la respiration semblait gênée, on ferait de nouveau basculer le fauteuil pour lui rendre la position horizontale : le fait est très rare à ce moment.

Un autre aide, chargé d'introduire l'écarteur des mâchoires, s'est placé à droite de l'opéré. Les extractions faites du côté gauche, l'opérateur passe à droite, le même aide passe à gauche. Ce sont à notre avis, les extractions de la moitié inférieure droite qui offrent le plus de difficultés avec l'anesthésie générale, surtout si on opère avec les daviers courbés suivant les bords. L'opérateur a passé son bras autour de la tête du patient, il est quelque peu gêné dans ses mouvements par l'aide qui écarte les mâchoires. La vue est gênée par le sang, il ne peut éponger lui-même, etc. Bref, si le cas le permet, il pourra parfois utiliser les daviers courbés sur le plat, qui lui permettront d'opérer placé en face de son patient, et non plus en quelque sorte derrière lui. Si l'hémorragie est abondante, c'est le troisième aide qui fait l'hémostase, au moyen de tampons montés sur de longues pinces à arrêt, de bonne qualité.

Nous n'insistons pas sur les détails opératoires, qui ne font pas l'objet de cette étude, où ils seraient déplacés : nous ne les donnons qu'autant qu'ils sont utiles à notre description d'une anesthésie générale.

Les extractions terminées à la mâchoire inférieure, on fait de nouveau basculer le fauteuil, non jusqu'à ce qu'il ait atteint la position horizontale, mais une position inclinée, au gré de l'opérateur, suivant le cas, et l'opération est achevée le plus rapidement possible. Puis, le fauteuil est remis horizontalement et la tête du patient inclinée d'un côté pour favoriser l'écoulement du sang au dehors. On procède à sa toilette s'il a été souillé par le sang, et sous l'influence du linge mouillé qui le « débarbouille » le patient commence déjà à reprendre conscience : en général, si on a employé du bon éther, la quantité qui a été employée est relativement assez faible, et le réveil est ordinairement rapide. Quand l'opéré a parlé, en réponse à une question posée, il est en état d'être transporté : nous disons transporté, car il arrive souvent que le réveil a été assez rapide pour que le patient se sente assez fort pour se lever et veuille aller, en marchant, dans la salle où il doit être gardé quelques heures. Il faut s'y opposer. Un aide vigoureux le prend dans ses bras et le porte sur un lit dans une pièce voisine.

VII

Les suites de l'anesthésie sont en général très simples. Les premiers moments sont parfois un peu pénibles, à cause des nausées et des vomissements qui peuvent se produire en certains cas : mais, avec l'emploi d'éther de bonne qualité, cette période est généralement assez courte. Quelques nausées, parfois des vomissements, mais peu nombreux : l'opéré a avalé du sang, et le rejette, et pourrait être effrayé si on ne le prévenait pas que c'est du sang ingurgité au moment de l'opération. Au bout de quelques heures, de 3 à 4 en général, nos patients peuvent se lever, s'habiller, et rentrer chez eux en voiture. Pendant ce temps, dès le moment où la conscience est revenue à l'opéré, il peut procéder à des lavages de bouche aussi souvent qu'il est nécessaire ; mais il faut s'opposer, quelque insistance qu'il y mette, à le laisser ingérer même un peu de liquide, avant qu'il ne se soit écoulé 4 ou 5 heures après l'opération, et encore à la condition qu'il n'y ait eu que peu de vomissements au début, ce qui, nous le répétons, est presque la règle.

Une des objections qu'on a faites à l'emploi de l'éther, tout au moins en comparaison avec le chloroforme, est l'existence de vomissements consécutifs, plus pénibles qu'avec ce dernier agent. Mais outre que, nous le répétons, les vomissements un peu abondants sont rares avec du bon éther, rien n'est moins prouvé que l'avantage accordé au chloroforme sous ce rapport. Nous avons eu l'occasion d'endormir à l'éther une dame qui avait été chloroformée deux fois :

il s'agissait en l'espèce d'une sinusite, avec ostéite de la paroi antérieure de l'antre d'Hygmore et fistule sous-orbitaire, consécutive à une périodontite suppurée de la première molaire. Le chloroforme avait été administré une première fois, à Paris, pour des extractions dentaires, et une deuxième fois pour une opération de gynécologie. Les suites immédiates avaient été, la première fois déjà, très pénibles ; mais, après la deuxième anesthésie, les vomissements avaient persisté pendant plus de 50 heures. Au contraire, après l'anesthésie à l'éther, il y eut à peine deux ou trois vomissements, et la patiente nous déclara qu'elle préférait, et de beaucoup, l'éther au chloroforme. En résumé, on peut dire que la règle est ordinairement la persistance d'un état nauséeux, sans vomissements, ou presque, pendant un temps variable, de 1 à 2 ou 5 heures.

VIII

L'anesthésie, comme nous venons de la décrire, est l'anesthésie type, si nous pouvons ainsi dire, et nous avons, quant à nous, assez souvent l'occasion de l'observer telle. Il faut bien dire cependant que tout ne se passe pas toujours aussi simplement, et que le cours en est assez souvent troublé par des incidents. Nous disons incident, et non accident. Car, encore une fois, nous sommes persuadé que l'accident, s'il peut exister, est infiniment rare, par l'emploi de l'éther, dans les conditions que nous avons précédemment établies.

Il est assez fréquent d'observer la production des mucosités trachéales et bronchiques pendant l'anesthésie à l'éther. C'est là le gros inconvénient, nous dirions volontiers le seul, de cet agent anesthésique, et nous reconnaissons bien volontiers qu'il peut devenir redoutable entre des mains inexpérimentées. Ces mucosités, qui sont dues à l'action irritante des vapeurs d'éther sur la muqueuse des voies respiratoires, amènent une gêne mécanique de la respiration qui nécessite une certaine attention de la part de celui qui administre l'éther. Si elles sont peu abondantes, elles peuvent ne fournir aucune indication ; mais pour peu qu'elles augmentent, il faut tout d'abord incliner la tête du patient sur le côté, parfois aussi le tronc tout entier, débarrasser la bouche et les lèvres des mucosités, et au besoin, avec une éponge ou un tampon monté sur une pince à arrêt, aller les éponger dans la cavité pharyngienne. Aussitôt après, la respiration redevient régulière ; on suivra la même conduite, si les mêmes indications se représentent.

On a dit que la production de ces mucosités était plus fréquente et plus abondante chez les enfants auxquels on donne de l'éther que chez les adultes : à Lyon même, où l'anesthésie à l'éther est la règle et l'anesthésie au chloroforme l'exception, dans les hôpitaux d'enfants le chloroforme était, jusqu'à ces dernières années, ordinairement employé. En ce qui nous concerne, il ne nous semble pas que le reproche soit fondé : nous n'avons rien remarqué de semblable dans nos éthérisations chez les enfants. Fût-il même justifié, nous n'en aurions pas moins une certaine répugnance à donner le chloroforme pour opérations dentaires, à de jeunes enfants, pour les mêmes raisons que nous avons déjà exprimées.

Les vomissements pendant l'anesthésie sont-ils plus fréquents avec l'éther qu'avec les autres anesthésiques généraux? A notre avis, non ; les partisans du chloroforme disent oui : la question est encore à discuter. Quoi qu'il en soit, l'apparition des vomissements est un incident aussi, plutôt qu'un accident. Aussitôt que des nausées surviennent, inclinez le patient sur le côté, sans enlever le bonnet ou le masque. On l'a dit depuis longtemps : la meilleure façon d'arrêter les vomissements dus à l'éther, c'est de continuer à donner de l'éther. Mais surveillez avec soin : s'il y a des mucosités, épongez-les, et s'il y a du liquide rejeté, recueillez-le dans une petite cuvette, un plat à barbe, etc.... et redonnez de l'éther, le patient étant toujours sur le côté. Le plus souvent, il n'y a pas d'autre conduite à tenir.

Il peut arriver cependant qu'il se produise à ce moment un commencement d'asphyxie; la face se congestionne, voire même vire au violet, pendant que le patient fait vains efforts pour introduire un peu d'air dans sa poitrine. Écartez vivement les mâchoires, prenez la langue avec une pince, pince spéciale autant que possible, ou simple pince à arrêt, pince hémostatique, et tirez-la vivement au dehors. Épongez au besoin l'arrière-cavité buccale avec un tampon monté et la respiration se rétablit; la face reprend sa coloration normale, et tout rentre dans l'ordre. Dans plus de cinq cents anesthésies pour opérations dentaires, nous n'avons jamais observé d'incident plus grave. S'il en était autrement, on pourrait exercer des tractions rythmées sur la langue, et se décider rapidement à pratiquer la respiration artificielle par élévation des bras, comme il est indiqué dans tous les cas d'asphyxie grave. Mais encore une fois, dans les opérations dentaires, on ne donne pas assez d'éther pour que l'organisme soit en quelque sorte saturé, et l'emploi de manœuvres longues et prolongées nous semble devoir être une rareté, nous dirions volontiers une impossibilité.

En résumé les accidents qu'on peut observer doivent être mis, avec l'emploi de l'éther, sur le compte de l'asphyxie; le chloroforme prédispose à la syncope à toutes les périodes de l'anesthésie; l'éther n'offre un danger qu'à la période tertiaire, lorsque son emploi a été continué un certain temps qu'il est impossible de fixer d'une façon précise, mais qui, sans aucun doute, dépasse et de beaucoup les limites du temps pendant lequel on l'administre pour les opérations dentaires. Il est rare, en pareil cas, de ne pas obtenir le degré d'anesthésie nécessaire à l'opération, en dix minutes, un quart d'heure au plus. On peut dire qu'il faut donner l'éther pendant une heure au moins avant d'entrer dans la période tertiaire. Nous répétons donc que les seuls accidents dus à l'éther sont des accidents d'asphyxie; et les accidents de ce genre, on a toujours un certain temps devant soi pour les combattre. Des accidents peu graves peuvent survenir au début par le fait de *la chute de la langue en arrière*, chute qui a pour effet d'obstruer l'entrée des voies respiratoires. Nous avons alors à notre disposition une manœuvre très précieuse et très simple que nous n'avons pas encore rappelée et qui consiste à relever le menton sans qu'il soit nécessaire d'ouvrir la bouche : d'un doigt placé sous le menton, ou d'un doigt de chaque main placé sous les angles de la mâchoire, mettez la tête en extension un peu forcée, et la respiration se régularise ordinairement immédiatement. Dans bien des anesthésies ce simple moyen est d'une efficacité remarquable, et souvent il n'est pas nécessaire d'intervenir autrement pendant toute la durée de la narcose. Aussitôt que la respiration a tendance à devenir un peu sonore, employez-le : et l'effet est immédiat, à condition, bien entendu, que la voie nasale ne soit pas obstruée. S'il n'est pas suffisant, ce qui peut arriver, attirez la langue au dehors au moyen d'une pince. Si la cause de l'asphyxie est seule dans la tendance qu'a la langue à s'appliquer sur l'orifice des voies respiratoires, vous verrez une inspiration profonde se produire immédiatement, et tout rentrer dans l'ordre. Si au contraire, des mucosités plus ou moins abondantes se sont produites, il faut en débarrasser l'arrière-gorge comme nous l'avons déjà dit; nous n'insistons pas. Enfin, au besoin il faudrait pratiquer la respiration artificielle.

Nous n'avons pas à envisager tous les accidents possibles qui peuvent se produire dans l'anesthésie à l'éther. Nous n'avons pas à considérer les cas où l'on opère des malades affaiblis ou atteints d'affections telles que les obstructions intestinales, avec vomissements abondants, ou enfin des malades qu'on opère d'urgence même s'ils ne sont pas à jeun, etc. En pareil cas, en effet, les vomissements peuvent être la source d'accidents graves qui imposeront la nécessité de pratiquer la

trachéotomie, par exemple, si des matières rendues pénètrent dans la
trachée. Nous ne considérons l'anesthésie à l'éther que dans les opérations dentaires, sur des patients bien portants ou dont l'organisme
ne nous a révélé aucune contre-indication plus ou moins formelle à
l'emploi de la narcose, chez lesquels l'administration de l'éther n'est
jamais bien prolongée, et n'est entreprise que si aucun aliment solide
ou liquide n'a été ingéré depuis la veille; toutes conditions. on le
conçoit, qui réduisent au minimum la possibilité d'un accident dû au
seul emploi de l'anesthésique.

Mais. même dans ces conditions. il est un accident de l'anesthésie
générale, que nous devons signaler, quoiqu'il soit bien rare : c'est la
possibilité de la chute dans les voies aériennes, d'une dent ou portion
d'une dent. C'est là un accident grave. le seul vraiment grave qui
puisse se produire dans les limites de notre hypothèse; c'est, pensons-
nous. la seule objection un peu sérieuse qu'on puisse nous faire:
encore est-ce un reproche à l'adresse de l'anesthésie générale. avec
n'importe quel agent et non seulement avec l'éther. Il est de notion
élémentaire qu'il faut prendre toutes les précautions nécessaires pour
l'éviter. et apporter une extrême attention à ne laisser aucun fragment
détaché dans la bouche. Si cependant. on laissait échapper une dent.
racine. etc.. il faut vivement pencher le patient en avant. tête et tronc.
pendant qu'un doigt explore rapidement la cavité buccale. et ne le
remettre en position qu'après s'être assuré de l'expulsion au dehors
du corps étranger. Cette manœuvre est horriblement dangereuse si on
use du chloroforme et il peut s'ensuivre une syncope. Rien de tel avec
l'éther donné à dose dentaire: tout au plus la manœuvre peut-elle
produire un peu d'asphyxie par suite de la flexion de la tête sur le
tronc: une fois le corps étranger expulsé. l'asphyxie cesse rapidement
par l'emploi des moyens cités plus haut. Mais si au contraire le corps
étranger n'est pas expulsé, et qu'il y ait des signes d'asphyxie
grave, indiquant qu'il est tombé dans les voies aériennes. la situation
peut devenir dramatique. Évidemment le chirurgien doit se décider
sans retard à pratiquer la trachéotomie[1].

La possibilité de cet accident. le seul vraiment qui soit à redouter.
est-elle de nature à faire rejeter l'anesthésie générale? Pour un chirurgien conscient de sa responsabilité. l'attention toujours en éveil et
particulièrement sur ce point. nous n'hésitons pas à répondre
non.

L'inflammabilité de l'éther constitue pour quelques chirurgiens un

---

1. Voy. Lejars. Chirurgie d'urgence.

danger tel qu'ils se refusent à l'employer. Il suffit de connaître la possibilité de cet accident pour l'éviter : en particulier, il faut surtout savoir que les vapeurs d'éther peuvent s'enflammer au contact du cautère porté au rouge blanc.

Nous avons dit quelles étaient les suites immédiates de l'anesthésie à l'éther : des nausées, des vomissements parfois ne nécessitant aucun traitement, voilà en général à quoi elles sont bornées. Quelques heures après l'opération, les patients peuvent se lever, s'habiller et rentrer chez eux, en voiture de préférence. Quelques-uns s'étendent le reste de la journée: en tout cas, il est mieux de leur recommander le repos. Ils peuvent prendre soit un peu de bouillon, de lait, vers 2 heures de l'après-midi (dans l'hypothèse où la narcose a eu lieu vers 8 ou 9 heures du matin) et recommencer une heure après, si le liquide a été bien supporté. Vers les 6 heures du soir, ils peuvent manger un peu ; le lendemain ils reprennent leur vie habituelle. Quelques-unes de nos opérées accusent parfois un peu de lassitude pendant un jour ou deux. Nous n'avons rien observé de plus dans plus de cinq cents cas.

IX

Quant aux suites lointaines, en ce qui nous concerne, nous n'avons pour ainsi dire rien à signaler. Un malade a eu pendant la nuit suivante une hémorragie abondante qui a cessé au matin spontanément, assez pour l'anémier quelque peu. Ce n'est pas là un accident de l'anesthésie. Nous n'avons pas remarqué que, en général, l'hémorragie fût plus fréquente ou plus abondante à la suite de l'emploi de l'éther; il nous semble même qu'elle est moins fréquente après des extractions multiples qu'après des extractions isolées: mais ce n'est là qu'une impression. Nous ne savons pas si le fait a été signalé.

On a dit que l'éther favorisait la production d'affections du système respiratoire, telles que pneumonie, broncho-pneumonie et bronchite. Le fait peut être vrai à la suite d'interventions longtemps prolongées, pendant lesquelles, de plus, l'opéré a pu être soumis à des causes de refroidissement; lorsque d'un autre côté, comme dans les services d'hôpitaux, il doit être transporté, de la salle d'opérations où la température est généralement assez élevée, dans une salle de malades où elle est moindre, en passant parfois au travers de longs corridors mal chauffés, etc. Après nos éthérisations à dose dentaire, nous n'avons jamais rien observé de semblable: nous revoyons toujours nos opérés et nous n'avons en aucun cas noté de complication imputable à la narcose. Une de nos patientes est morte de pneumonie grippale plusieurs mois après l'opération : il nous paraît difficile d'accuser l'éther d'avoir créé une condition prédisposante.

L'apparition de paralysies post-anesthésiques est un fait bien connu. Mally[1] qui les a étudiées et critiquées récemment dans la *Revue de Chirurgie* a montré qu'il n'en était aucune qui pût être mise directement sur le fait de l'anesthésie elle-même. Tout au plus peut-on faire jouer un rôle indirect à la narcose pour quelques-unes d'entre elles, dues à la compression involontaire et accidentelle des troncs nerveux ou des racines des plexus brachiaux, pendant la lutte que les aides ont parfois à soutenir pour maintenir un patient au début de l'anesthésie ou pendant la période d'excitation. Nous n'avons jamais eu l'occasion d'observer de paralysies hystériques ou réflexes, centrales ou périphériques à la suite de nos anesthésies.

<h1 style="text-align:center">X</h1>

Nous voulons encore insister sur le point suivant. Dans une opération portant sur un point quelconque du corps, une fois l'anesthésie obtenue, on enlève le masque, qui n'est réappliqué que lorsqu'il survient des signes indiquant que la sensibilité réapparaît. On redonne de l'éther, puis de nouveau on enlève le masque, et ainsi de suite. Dans une opération sur la face, si on se sert du chloroforme, on peut continuer à faire respirer l'agent anesthésique pendant les manœuvres de l'opération. Avec l'éther, non ; il faut réappliquer le masque qui couvre toute la face : l'opération est fatalement interrompue. Nous savons bien qu'on a imaginé des moyens pour continuer l'administration de l'éther, même dans ces cas : ces moyens ne sont pas passés dans la pratique. Nous disons même qu'il faut s'en abstenir dans les opérations dentaires. En effet, sans être extrême, l'hémorragie est parfois assez abondante, toujours notable ; le fait de réappliquer le masque pendant l'écoulement du sang expose au danger de faire pénétrer du liquide dans les voies aériennes et de produire des symptômes d'asphyxie. Pendant l'opération, on peut, à plusieurs reprises, commander à l'aide chargé de l'hémostase d'envoyer rapidement un tampon monté dans l'arrière-gorge, et éviter ainsi l'écoulement du sang du côté de l'ouverture du larynx. Il faut bien dire aussi que pour les opérations un peu longues, lorsqu'il s'agit de *nettoyer* plus ou moins complètement une bouche, même si on a attendu d'avoir une anesthésie complète avant de commencer, on voit la sensibilité réap-

1. Mally. Paralysies post-anesthésiques. *Revue de chirurgie*, 1899 p. 91.

paraître avant que tout soit terminé. Il faut alors se presser un peu, et terminer les extractions avant le retour de la conscience chez l'opéré ; il y a moins d'inconvénients à pratiquer quelques extractions sur un patient à demi conscient qu'à redonner de l'éther. L'opération finie, en effet, l'opéré ne se souvient le plus souvent de rien, surtout si on le laisse tranquillement se réveiller complètement.

XI

Dans les pages qui précèdent, nous avons exposé, d'une façon aussi complète que possible, la pratique de l'anesthésie générale au moyen de l'éther, de l'anesthésie à dose dentaire. Nous avons bien spécifié que c'était le résumé de notre pratique, et non l'exposé didactique de règles fixes et invariables. Volontairement, nous nous sommes exposés à des redites, à des répétitions sur quelques points qui nous paraissent avoir une importance toute particulière. A certains moments de notre description, nous avons employé la forme impérative, plus brève, plus concise, plus commode aussi. Nous espérons qu'on voudra bien nous le pardonner.

Comme tous les dentistes, nous croyons à la nécessité d'employer tous les moyens possibles pour diminuer la douleur des interventions que nous pratiquons. L'anesthésie locale est souvent suffisante, et nous avons, soit dans les réfrigérants, soit dans les méthodes d'injections dans les tissus, des moyens qui sont le plus souvent capables de nous rendre les services que nous exigeons d'eux. C'est à eux que nous recourons le plus ordinairement : ce sont les seuls, que dans l'immense majorité des cas, nous proposons de nous-mêmes à nos patients. Mais enfin, on nous permettra bien de le répéter après beaucoup d'autres, ces moyens ne sont pas toujours efficaces, ils ne réussissent pas à empêcher la douleur lorsqu'il s'agit de les employer dans des tissus déjà malades, dans les cas de périodontite, abcès consécutifs, etc. S'il faut, pour extraire une dent de sagesse, dont les accidents d'évolution s'accompagnent de trismus, procéder tout d'abord à l'écartement des mâchoires, et pratiquer une extraction longue et laborieuse, peut-on raisonnablement admettre que l'anesthésie locale suffira? Et même, s'il s'agit de patients qui ne veulent absolument pas souffrir, et ne veulent pas être en état de conscience quand l'opérateur approchera d'eux, la main armée de l'instrument de supplice, sommes-nous en droit de leur refuser ce qu'ils demandent? Dans ce cas, oui, disent bien des dentistes; non, disons-nous, si leur état de santé le permet manifestement: mais ici, la solution est diseutable. Enfin, et pour terminer cette énumération, qui n'est en somme que le résumé des indications de l'anesthésie générale, lorsqu'il s'agit d'extractions multiples, chez des patients dont il faut *nettoyer* plus ou moins complètement la bouche, en le moins de temps possible, car ces patients viennent parfois de loin et ont leurs occupations, c'est-à-dire en une seule séance, comment procéder avec l'anesthésie locale, si on veut leur éviter toute douleur, et c'est ce qu'ils demandent? Pour nous, quand nous voyons des dentistes, que d'ailleurs nous estimons profondément, demander de voter l'interdiction ou tout au moins la suppression de l'anesthésie générale pour les opérations dentaires, nous ne pouvons songer qu'à une seule explication; c'est que nous ne voyons pas des patients de même espèce, et si on veut réellement supprimer la douleur, nous ne voyons vraiment pas, dans l'état actuel des choses, la possibilité de renoncer à l'anesthésie générale.

(A. D. D. — Des expériences sont faites depuis quelques mois, dans les hôpitaux de Lyon, sur l'association du chlorure d'éthyle et de l'éther, comme moyens d'anesthésie générale. Dans une des dernières séances de la Société de chirurgie de Lyon, nos amis, MM. Auguste Pollosson et Nové-Josserand, chirurgiens de la Charité, ont exposé le le résultat de leur pratique avec cette méthode mixte d'anesthésie. La narcose est commencée par le chlorure d'éthyle, puis continuée au moyen de l'éther; cette pratique a pour effet d'obtenir une insensibilisation beaucoup plus rapide que par l'emploi du seul éther et de supprimer la période d'excitation.

Nous n'avons aucune expérience de cette pratique et nous attendrons, pour l'employer, qu'elle ait fait ses preuves pendant longtemps. De la discussion qui a suivi la communication de M. A. Polosson à la Société de chirurgie, nous retiendrons cependant une remarque faite par notre maître, le professeur Fochier. M. Nové-Josserand ayant dit qu'au moment où le chlorure d'éthyle cède la place à l'éther pour obtenir l'anesthésie, on observait parfois de la dilatation de la pupille. M. Fochier a justement fait observer qu'il lui paraissait, *a priori*, prudent de se méfier d'un agent d'anesthésie amenant aussi rapidement l'apparition de la mydriase.)

La communication de M. Bouron, de Saint-Jean-d'Angély, traitant le même sujet, le Bureau décide qu'elle sera discutée en même temps que celle de MM. Julien et Camille Tellier. En conséquence, M. Bouron est appelé à lire sa communication intitulée « De l'anesthésie par le chloroforme pour les extractions dentaires multiples. »

DE L'ANESTHÉSIE PAR LE CHLOROFORME
POUR LES EXTRACTIONS DENTAIRES MULTIPLES

par M. le docteur BOURON.

de Saint-Jean-d'Angély.

I

Le chloroforme me paraît indiqué toutes les fois qu'on a chez le même sujet un grand nombre de racines ou de dents irréparables à extraire.

Cet anesthésique est réservé d'ordinaire aux opérations de grande chirurgie, mais son emploi est tellement généralisé qu'on ne met plus en ligne de compte les risques qu'il fait courir.

D'ailleurs, dans les extractions multiples il est quelquefois des racines dont l'ablation est très pénible; il est donc tout indiqué d'agir ici comme pour une opération grave.

II

INDICATIONS

Sur 20 cas, 18 se rapportent à des femmes; la plupart sont jeunes de seize à trente-cinq ans, il est rare qu'on soit obligé de faire des extractions multiples à un âge plus avancé.

Elles se plaignent de douleurs de tête continuelles et de mauvaises digestions.

Quand le médecin traitant n'a pas l'attention attirée du côté de la dentition, les maux de tête qu'elles accusent passent souvent sur le compte de névralgies faciales et on épuise les médicaments calmants.

Les régimes destinés à améliorer la digestion n'ont pas plus d'efficacité.

C'est alors que les malades, dormant peu, mangeant très mal, se décident à montrer leur dentition.

Souvent aussi, le médecin habituel leur a donné ce conseil depuis longtemps, mais elles ont reculé l'heure de l'intervention par crainte de la douleur et elles viennent seulement quand leur état général commence à donner de l'inquiétude.

A l'inspection de la bouche on trouve à peine quelques dents intactes.

A la mâchoire supérieure, presque toujours les incisives sont saines, quelquefois aussi les canines et les petites molaires peuvent être conservées, les grosses molaires sont presque toujours absentes.

A la mâchoire inférieure, les dents sont rares, et souvent celles qui restent ont des caries au début: elles sont échelonnées çà et là sans préférence de place bien marquée.

Toutes les autres dents ont été envahies par la carie molle à marche rapide. Les couronnes sont tombées, laissant des racines douloureuses le plus souvent et ébranlées par la périostite. Plusieurs de ces racines sont ramollies à leur centre par la carie, leur paroi est très friable.

Le rebord gingival est fongueux, saignant, souvent donne du pus.

Les gencives sont rouges, tuméfiées. En regard d'un grand nombre de racines, on trouve des fistules ou des abcès en formation.

A cette période, si on limite l'intervention à l'extraction d'une seule racine, de la plus douloureuse, le patient en retirera certainement un bénéfice, mais il ne tardera pas à revenir pour une autre racine. De plus, si on appuie un appareil sur des racines douteuses, son usage ne sera pas de longue durée. Il vaut mieux, croyons-nous, proposer la guérison radicale, c'est-à-dire l'extraction sous chloroforme de tout ce qui est irréparable.

III

Il serait utile cependant d'établir une ligne de démarcation bien nette entre les cas d'anesthésie locale et ceux justiciables d'anesthésie générale. Où s'arrête la cocaïne, où commence le chloroforme?

Il est difficile de marquer cette limite, elle varie avec la résistance à la douleur de chaque sujet. Dans 5 cas semblables, l'un refusera toute anesthésie, un autre demandera un anesthésique local, le troisième voudra qu'on l'endorme.

Il serait excessif d'employer l'anesthésie générale pour deux racines seulement, à moins que leur extraction ne présente une difficulté extrême. Mais quand on est en présence d'une personne craintive qui a plus de trois racines à extraire et qui ne présente *aucune lésion organique*, je crois qu'on ne peut pas lui refuser le chloroforme.

IV

MODE OPÉRATOIRE

On donne le chloroforme le matin à jeun avec un flacon compte-gouttes et une compresse de tarlatane.

J'attribue à cette manière de faire une très grande importance et je suis persuadé que les accidents dont on a accusé le chloroforme étaient dus à la façon de le donner.

On étend d'abord sur le nez et les lèvres une couche de glycérine pour éviter l'action irritante de l'anesthésique sur la peau et la muqueuse. On place la compresse, puis on verse *à gouttes très espacées* sur la bouche si elle est ouverte, devant les narines si la bouche est fermée. Il faut habituer très doucement le patient à l'odeur du chloroforme, lui éviter le plus possible la sensation d'étouffement du début.

Quand arrive la période d'excitation les gouttes tomberont *plus rapprochées*, et au premier ronflement on commence l'opération.

Il nous serait facile de rassembler plus de 2000 cas d'anesthésie par ce procédé, tant à l'hôpital de Saint-Jean-d'Angély que dans la clientèle, et sans le moindre accident.

Dans ce cas particulier, il n'est pas nécessaire d'obtenir une résolution absolue. 10 grammes de chloroforme sont toujours suffisants. On est rarement obligé de mettre la pince à langue.

Aussitôt la période d'excitation passée on place l'ouvre-bouche.

Celui dont nous nous servons est un ouvre-bouche de Mathieu, à crémaillère, à forme de compas, dont les branches sont légèrement courbées pour s'appliquer à la joue; à l'extrémité de chacune est une gouttière pour loger les incisives. La crémaillère est entre le point d'appui et la résistance. Ce système est très commode, il ne gêne pas au cours de l'opération; il se maintient bien en place, surtout si la résolution est incomplète, s'il y a une légère contracture des mâchoires.

Un aide est indispensable, mais un seul suffit.

Si on commence les extractions du côté droit, l'ouvre-bouche est appliqué contre la joue gauche, et sans le changer de place on fait toutes les extractions de droite. Nous commençons de préférence par la mâchoire inférieure. Il est nécessaire qu'un aide soulève la tête du patient, plus elle sera près de la position verticale, plus on aura de jour et plus les racines d'en bas seront faciles à extraire.

Aussitôt la mâchoire inférieure débarrassée, on remet la tête dans la position horizontale et on enlève les racines d'en haut. Ici, il est bon de procéder d'arrière en avant pour n'être pas gêné par le sang. C'est la même raison qui nous fait commencer par en bas.

Ce premier temps de l'opération prend quelques minutes seulement. Si on a bien examiné la bouche du patient avant de faire l'anesthésie, il n'y a rien d'imprévu.

Avant de passer au côté gauche on enlève l'ouvre-bouche et on donne encore quelques gouttes de chloroforme.

Maintenant l'ouvre-bouche applique ses branches contre la joue droite, et on manœuvre exactement comme pour l'autre côté. Mais ici le travail est plus délicat, car le sang a envahi toute la bouche, il faudra éponger souvent pour distinguer les bords des racines. Là encore, les racines d'en haut seront plus faciles à extraire.

À son réveil et plusieurs fois dans la journée l'opéré se lave la bouche avec une solution antiseptique.

V

Il y a des contre-indications, plus sans doute que pour tout autre cas de chirurgie générale.

L'extraction de plusieurs dents ne peut pas être considérée comme une opération d'urgence, de première nécessité. Si l'état du sujet inspire la moindre crainte, on peut toujours limiter l'intervention à la dent la plus douloureuse en faisant l'anesthésie locale. On rend ainsi quelque service sans faire courir de risques.

Il me semble bon de s'abstenir chez les *femmes enceintes*. Cependant l'idée de grossesse n'effraie pas les chirurgiens et ne les empêche pas de pratiquer des opérations dans le voisinage d'un utérus gravide. Je crois qu'il n'y aurait aucun péril à chloroformer une femme enceinte pour des extractions multiples, mais pour peu qu'on ait un doute il est préférable de surseoir à l'opération.

L'objection est la même pour les *affections chroniques du cœur et du poumon*.

Il nous est arrivé souvent, pour des opérations d'urgence, de donner du chloroforme à des sujets porteurs de lésions cardiaques, à d'autres présentant une arythmie considérable, à des vieillards au-dessus de quatre-vingts ans, qui avaient des vaisseaux en mauvais état. Une de mes opérées avait des lésions tuberculeuses au sommet gauche. Dans tous ces cas nous n'avons pas eu d'accident.

Mais, je le répète, en face de ces cas douteux, il est bon de s'abstenir. L'extraction de plusieurs dents, quel qu'en soit le nombre, doit être une opération banale, aussi doit-on mettre de côté tous les cas qui peuvent inspirer la moindre crainte.

VI

Quelles complications pourraient survenir au cours de l'opération ? D'abord des accidents d'asphyxie dûs au chloroforme. Je crois qu'ils ne peuvent pas se produire avec la compresse et le flacon compte-gouttes.

Pendant toute l'opération on doit penser à la possibilité de la chute d'une racine dans les voies aériennes. Il suffit d'y penser pour éviter l'accident.

Enfin, en ouvrant trop la bouche pour faciliter l'extraction d'une racine postérieure, on risque de luxer le maxillaire inférieur. Cet accident serait peu grave; grâce à l'anesthésie la réduction serait facile.

Après le réveil, il n'y a plus rien à craindre. Les hémorragies sont très rares.

Les malades venues le matin à jeun pour l'opération retournent chez elles dans l'après-midi, elles sont assez reposées pour voyager. Il est inutile de les revoir, elles ne reviennent à la consultation que plus tard, quand les cicatrices sont assez fermes pour supporter un appareil prothétique.

Mme X..., 28 ans, à Saint-Jean-d'Angély, rhumatisante. Depuis plusieurs années, ses dents sont cariées, elle a souvent des névralgies et des fluxions, mastication impossible, digestion mauvaise.

Extractions en octobre 1898.

Appareil permanent le 2 février 1899.

Mme X..., 25 ans, allemande, attachée depuis quatre ans à une famille française, très bonne santé habituelle. On lui avait mis dans son pays un appareil appuyé sur un grand nombre de racines. Depuis plusieurs mois, cet appareil est devenu inutile: les racines sont douloureuses, la digestion est mauvaise.

Opération le 4 février 1899.

Appareil permanent le 4 mai 1899.

Mme X..., 55 ans. Bonne santé, mais névralgies fréquentes et digestions pénibles.

Extractions le 26 février 1899.

Appareil permanent le 11 août 1899.

Mme X..., 55 ans environ, de Cognac. Troubles neurasthéniques attribuables en partie à la mauvaise dentition et aux mauvaises digestions.

Extractions le 12 mars 1899.

Appareil permanent le 16 juillet 1899.

Mme X..., 55 ans, institutrice. C'est à 20 ans que ses dents se sont découronnées. Depuis ce temps, fluxions fréquentes, mauvaise digestion habituelle.

Opération le 21 août 1899.

Appareil permanent le 16 avril 1900.

Mlle X..., 27 ans, île d'Oléron. Pas d'antécédents morbides. Depuis plusieurs mois, douleurs fréquentes rendant la mastication impossible, mauvaises digestions.

Extractions le 1er novembre 1899.

Appareil permanent le 25 avril 1900.

Cinq autres observations sont identiques. Dans tous ces cas l'appareil prothétique s'adapte très bien et les troubles digestifs ont totalement disparu.

Chez les autres opérés, la réparation n'a pas été faite, les uns n'ont pas demandé d'appareil, les autres sont opérés trop récemment, leurs cicatrices ne sont pas assez fermes. Tous au moins ont eu cet avantage de voir disparaître leurs névralgies aussitôt l'intervention.

IV

CONCLUSION

Il est évident que les anesthésiques locaux doivent suffire pour extraire une ou plusieurs dents chez un sujet énergique. Mais toutes les fois que nous sommes en présence d'une personne jeune qui a un grand nombre de racines à extraire et qui éprouve une véritable terreur à l'idée de ces extractions, nous devons sans hésiter l'opérer sous chloroforme.

Cette opération est sans danger, elle supprime toutes les douleurs et si on sait attendre des cicatrices fermes, elle assure une prothèse durable.

DISCUSSION

M. Piergili (Rome). — Tous les anesthésiques sont bons et le meilleur est celui qu'on a l'habitude d'employer.

M. Avanzi (Vérone). — Je suis de l'avis de mon confrère Piergili.

Tous les anesthésiques sont bons et n'occasionnent pas d'accidents graves lorsqu'on les emploie avec prudence,

M. Tellier. — Je ne veux modifier l'opinion de personne, mais mon expérience, appuyée par des statistiques, m'autorise à préférer au chloroforme l'éther.

J'ai fait ou assisté à 5 ou 600 chloroformisations et j'ai vu souvent des accidents graves, une ou deux fois la mort ; alors que dans les milliers d'éthérisations faites par moi ou sous mes yeux, je n'ai jamais eu non seulement de mort, mais d'accident grave.

Je reste fidèle à l'éther, comme M. Bouron, j'en suis persuadé, restera fidèle au chloroforme : j'ai voulu seulement mettre devant les yeux de nos confrères le résultat de mes études : ils jugeront et aussi la génération qui vient.

M. Girès. (Paris) — Lorsqu'il a un petit nombre de dents à extraire et qu'une anesthésie de courte durée lui suffit, M. Tellier emploie le protoxyde d'azote : c'est évidemment un bon anesthésique, mais il a des inconvénients.

L'inhalation n'en est pas agréable, il produit une cyanose ennuyeuse et quelquefois effrayante, le réveil n'est pas toujours gai : je ne veux pas parler des suites fâcheuses et lointaines qui surviennent quelquefois.

On a l'année dernière proposé un anesthésique nouveau, du moins pour l'anesthésie générale, puisqu'il était employé depuis longtemps comme anesthésique local.

Je veux parler du chlorure d'éthyle et des essais qu'on en a faits dans le service de M. Rodier, à Lariboisière.

J'ai publié dans le numéro de janvier 1901 de la *Revue de stomatologie* le résultat de ces expériences. En voici les conclusions :

L'anesthésie par le chlorure d'éthyle se produit très rapidement; il n'y a généralement pas de période d'excitation ou cette période est très courte.

Il ne produit ni troubles cardiaques, ni phénomènes d'asphyxie; le réveil est rapide et n'est jamais suivi d'accidents. Son désavantage, qui est, du reste, celui de tous les anesthésiques, de courte durée, est de ne pas permettre de pratiquer des opérations un peu longues.

Pour l'anesthésie générale, M. Tellier préfère l'éther au chloroforme. Les statistiques prouvent qu'il a raison, puisque la dernière statistique publiée par la Société allemande de chirurgie donne 1 mort pour 5000 chloroformisations et 1 mort pour 14 000 éthérisations.

Les accidents mortels par l'éther sont donc beaucoup moins nombreux mais il n'en reste pas moins ce fait, qu'il se produit encore quelques morts sous cette anesthésie. MM. Laborde et Guérin ont démontré que ces accidents surviennent le plus souvent au début de l'anesthésie alors que le sujet incomplètement immobilisé peut encore subir la néfaste influence des réflexes partis de la muqueuse nasale, réflexes qui, agissant brusquement sur le cœur, sont capables d'en provoquer l'arrêt subit et définitif. C'est pour cela que Laborde avait proposé de pincer le nez pour obliger l'inhalation à se faire par la bouche. C'est encore pour cela que Reverdin a inventé un masque ouvre-bouche qui empêche les vapeurs anesthésiques d'aller exciter la muqueuse nasale.

De plus, l'éther produit, au début de l'inhalation (moins que le chloroforme il est vrai) des accidents, tels que des nausées, de la suffocation, de l'angoisse, de l'excitation.

Or, dernièrement, M. König de Berne a, dans une thèse intéressante, dont la *Revue de stomatologie* a donné une analyse, proposé de supprimer cette période dangereuse du début de l'anesthésie en faisant une anesthésie mixte. Le chlorure d'éthyle qui ne produit pas d'accidents de début est employé comme introduction à l'anesthésie par un autre narcotique, l'éther par exemple.

Pour cela 15 grammes (pour un adulte) de chlorure d'éthyle pur seront donnés en inhalation suivant la méthode usuelle. Au bout d'une ou deux minutes l'anesthésie sera complète, une dose de 20 à 40 centimètres cubes d'éther sera versée dans le masque et la narcose sera ainsi continuée sans inconvénients et sans réveil du malade.

D'après M. König, d'après aussi MM. Pollosson et Novė-Josseraud qui ont fait récemment à ce sujet une communication à la Société de chirurgie de Lyon, ce procédé donne d'excellents résultats. Il semble devoir être aussi un progrès pour l'anesthésie générale pour les extractions multiples bien qu'il soit peut-être trop récent pour pouvoir être employé d'une façon systématique.

M. TELLIER. — Sans nul doute, le chlorure d'éthyle comme anesthésique est en train de faire ses preuves, mais il n'a pas encore donné lieu à une statistique.

Il a des inconvénients, la dilatation très rapide de la pupille est un des moindres et puis son emploi n'a pas encore été assez fréquent pour qu'il soit employé avec une entière sécurité.

Et je me répéterai en disant que, toutes les fois qu'il s'agit d'extractions multiples ne pouvant être faites sous un anesthésique local, on peut employer sans danger l'éther dont la carrière est longue, et qui n'occasionne jamais d'accidents graves, lorsque le patient ne possède pas les lésions que j'ai rappelées, et que l'anesthésie est faite avec prudence.

M. Pirsch (Paris). — Je suis de l'avis de M. Tellier.

Je regrette que nous n'ayons pas l'habitude d'employer l'éther qui est certainement moins dangereux que le chloroforme et presque exclusivement employé à Lyon et à Genève.

Mais en somme les cas où nous avons besoin de beaucoup de temps sont rares, aussi voudrais-je dire quelques mots du bromure d'éthyle que j'emploie couramment et qui me permet de faire un grand nombre d'extractions bien que n'étant pas un anesthésique de très longue durée.

Il présente les avantages suivants :

1º Il permet d'opérer assis, ce qui est la position la plus commode puisque c'est celle dont nous avons l'habitude.

Donc moins de danger de chute du sang ou d'une dent dans les voies respiratoires.

2º Il est certainement préférable d'opérer à jeun mais cela n'est pas indispensable.

3º Les troubles cardiaques et respiratoires ne sont pas une contre-indication absolue.

4º Pas de vomissements consécutifs.

Les efforts des vomissements ne se produisent que quand le malade avale du sang : une fois ce sang expulsé, les vomissements cessent.

5º L'anesthésie peut être maintenue cinq minutes et nous l'avons vu maintenir pendant huit à dix minutes (clinique de M. Lubet-Barbon). Dans ces quelques minutes, un opérateur adroit peut déjà enlever un nombre respectable de chicots.

Quant à la technique la voici sans détails. L'aide qui endort le patient est placé derrière le fauteuil. Il verse sur le masque en nid de pigeon du bromure d'éthyle, non pas de petites quantités mais à plein goulot, de façon que le masque soit bien imprégné et que quelques gouttes de liquide tombent dans la main gauche qui tient le masque : la main droite ne lâche pas le flacon de bromure.

Le patient mord un coin de caoutchouc : on l'invite à souffler fortement sur le masque. Au bout de cinq à six inspirations il se produit une période d'apnée. Continuer à maintenir le masque en place et le recharger de bromure car, l'apnée terminée, le malade va respirer profondément et involontairement alors, après cinq ou six ronflements on peut opérer.

Ne jamais opérer pendant l'apnée car le malade est à peine endormi et plusieurs extractions le réveilleront sûrement.

Si on a un grand nombre d'extractions à faire, il ne faut pas laisser le patient s'agiter avant de remettre le masque. A certains signes d'agitation, on *sent* qu'il va se réveiller, il faut alors interrompre les extractions et replacer le masque pendant quelques instants. Le calme revenu on continue l'opération.

Je commence toujours par opérer en bas et à gauche (le coin en caoutchouc étant placé à droite), puis j'opère en haut. Ensuite, à l'aide d'un ouvre-bouche de Colin qu'un autre aide me tient à gauche, j'enlève le coin et j'opère à droite, toujours en commençant par le bas.

L'aide qui tient l'ouvre-bouche a aussi un autre rôle. Il maintient le patient pendant la légère période d'excitation qu'amène parfois le bromure (pas toujours). De plus il enlève des daviers les dents qui s'y trouvent adhérentes et débarrasse l'opérateur des daviers qui ont servi.

J'ai enlevé ainsi 24 chicots avec cet agent anesthésique et son emploi ne m'a jamais causé aucun désagrément.

Le patient peut reprendre ses occupations presque immédiatement, car les vomissements dont j'ai parlé se produisent généralement dans la demi-heure qui suit l'opération.

J'ai omis de dire que contrairement à une opinion assez répandue les adultes s'endorment très bien avec le bromure d'éthyle, je dirai presque mieux que les enfants. L'adulte, en effet, a les inspirations volontaires du début plus profondes que celles de l'enfant, il s'endort plus vite et n'a presque jamais d'excitation.

M. GICRIA (Gênes). — Je serais d'avis que la discussion se rapporte spécialement aux indications de l'anesthésie générale.

A ce sujet, je prends acte que le stomatologiste est autorisé à faire l'anesthésie générale lorsqu'il a à extraire plusieurs dents présentant une certaine difficulté à l'avulsion et notamment lorsque le patient le réclame et qu'il n'y a pas de contre-indication du côté du cœur ou du poumon.

M. BLOCH. — Je me permettrai de demander à M. Tellier qui a fait plus de 6000 anesthésies à l'éther, à M. Bouron qui en a pratiqué 2000 au chloroforme, leur opinion sur un point spécial de l'anesthésie générale qui offre un certain intérêt dans notre spécialité et sur lequel je reviendrai après leur réponse.

Ont-ils pour habitude d'opérer leurs malades *toujours* à jeun depuis la veille, dans l'espérance d'éviter les accidents possibles au cours de l'opération et les vomissements consécutifs bien ennuyeux pour le malade et aussi pour le praticien qui a opéré dans son cabinet ?

M. TELLIER. — Absolument à jeun.

M. BOURON. — Absolument. Mais je tiens à faire remarquer que je n'endors que pour pratiquer des extractions multiples, à partir de quatre dents par exemple.

M. BLOCH. — Notez bien, messieurs, que ce point spécial de l'anesthésie a pour nous une certaine importance.

Remettrons-nous au lendemain une intervention sur un malade parce qu'il a pris un repas quelques heures auparavant ?

Des expériences récentes faites en Allemagne et semblant concluantes montrent — ce qui semble paradoxal — qu'il se produit infiniment moins de vomissements et même point du tout lorsqu'on opère sur un malade qui n'est point à jeun depuis la veille.

Il semblerait que l'organisme soit plus résistant à l'intoxication produite par l'agent anesthésique lorsque le sujet a pris de la nourriture que lorsqu'il est à jeun : c'est du reste ce que nous observons pour la cocaïne.

La question me semble valoir la peine d'être vérifiée par l'expérience, ne serait-ce que pour fixer ce point de notre pratique : pouvons-nous pratiquer l'anesthésie générale sur un sujet qui se présente dans notre cabinet ayant pris de la nourriture depuis trois ou quatre heures et ayant terminé sa digestion, mais non pas à jeun, ainsi que le recommandent les livres classiques?

M. TESTELIN. — De la longue discussion qui vient de suivre les communications si complètes et si intéressantes faites sur l'anesthésie générale en stomatologie, soit par l'éther, soit par le chloroforme, soit par le chlorure d'éthyle, ou par le protoxyde d'azote, il ressort que le stomatologiste ne doit pas se confiner d'une façon exclusive dans l'emploi des anesthésiques locaux qui cependant, disons-le, pourront dans la majeure partie des opérations buccales être très suffisants. Mais pour des cas déterminés motivés par une opération qui sera d'une certaine durée, ou simplement par l'esprit timoré du malade, un choix pourra être fait entre les divers anesthésiques.

Il est évident que si le protoxyde d'azote ou le chlorure d'éthyle en inhalations suffisent pour des opérations courtes, l'éther et le chloroforme doivent être préférés pour les cas nécessitant une opération plus longue. Un choix doit être fait entre ces deux anesthésiques, et des explications que vient de nous donner M. Tellier sur l'éthérisation, il semblerait résulter, que pour les opérations qui se pratiquent dans le fauteuil opératoire et dans le cabinet du praticien, l'éther doit être préféré au chloroforme, en raison de la possibilité de le donner le malade étant assis, ce qui serait très imprudent avec le chloroforme, car une syncope pouvant être des plus graves sinon mortelle est à craindre lorsque le malade n'est pas dans le décubitus le plus complet. L'anesthésie par l'éther donnera donc à l'opérateur une sécurité plus absolue et une aisance plus grande pour opérer : c'est ce qui pour ma part me fera désormais employer l'éther pour les opérations prolongées que j'aurai à pratiquer dans mon cabinet.

M. BACQUE. — MM. Tellier et Bouron ont signalé les difficultés que présente l'extraction des dents et des racines du maxillaire supérieur lorsque le malade est anesthésié soit par l'éther, soit par le chloroforme. Pour remédier à cet inconvénient je place le malade la tête plus basse que les pieds sur une table à bascule et la tête pendante. Dans cette position les extractions sont facilitées, les syncopes sont moins à craindre, le sang et les corps étrangers ne risquent pas de tomber dans la trachée.

M. PIETKIEWICZ. — Presque tous les orateurs qui ont pris la parole pour expliquer leurs préférences en faveur de l'emploi de l'éther ou du chloroforme, ont parlé des inconvénients de l'hémorragie dans les extractions multiples et de la nécessité et du danger de mettre les patients dans la position assise de façon intermittente ou continue.

J'ai eu les mêmes appréhensions au début de ma carrière. Depuis de longues années déjà je ne m'occupe plus de l'écoulement du sang que j'ai presque supprimé et j'opère sinon dans une bouche exsangue du moins dans une bouche où j'ai si peu de sang que je n'en suis jamais gêné. De plus en me mettant dans les conditions opératoires que je vais indiquer, je n'ai pas besoin de faire asseoir mon client.

A la mâchoire supérieure, j'opère avec les daviers ordinaires dont l'emploi est tout indiqué dans la position horizontale, mais à la mâchoire inférieure, sauf pour les dents antérieures qu'il est possible d'extraire sans faire asseoir les malades avec les instruments usuels, je ne me sers plus que des daviers à bec de faucon avec lesquels il est facile sur un sujet endormi de repousser la commissure labiale autant qu'il est utile même pour saisir les dents ou racines les plus reculées, je change seulement de côté, me plaçant suivant le besoin à la droite ou à la gauche du lit étroit et peu élevé sur lequel j'ai fait placer mon malade que je n'ai ainsi jamais besoin de faire asseoir.

Pour ne pas être gêné par l'hémorragie, j'ai le soin d'avoir, préparées dans un panier en toile métallique divisé en compartiments, des boulettes de coton hydrophile de grosseur variée, distribuées selon leur calibre dans chacune des cases du panier renfermé lui-même dans une boîte métallique. Je n'ai pas besoin de dire qu'au dernier moment, panier, boîte, boulettes ont été soigneusement stérilisés à la vapeur d'abord, à l'étuve sèche ensuite. Aussitôt une dent ou une racine enlevée avec une pince recourbée, un aide me bourre l'alvéole avec une ou plusieurs boulettes fortement comprimées qui suppriment complètement tout écoulement sanguin ou le réduisent à un suintement léger qu'il est au besoin facile aussi d'étancher si l'on a soin d'avoir sous la main quelques éponges montées, mais dont il est bien rare d'être obligé de faire usage.

Je pratique ainsi successivement toutes les extractions à faire et ce n'est que lorsque le malade est réveillé, qu'il peut facilement, et sans aucun inconvénient, s'asseoir sur son lit, que j'enlève mes boulettes et pratique des injections antiseptiques dans chacune des alvéoles.

En opérant ainsi, je ne fais guère, il est vrai, que reculer le moment de l'hémorragie, car presque toujours, l'ablation des boulettes est suivie d'un écoulement de sang, mais cette hémorragie est moins abondante et ne se produit que lorsqu'elle ne gêne plus en rien l'opérateur et que l'opéré peut se laver lui-même et rejeter facilement les liquides des lavages et des injections.

M. Paul Ferrier. — Je voudrais demander à M. Bloch si les expériences qu'il mentionne donnent l'état de l'estomac, afin de savoir si, lorsque l'anesthésie a été pratiquée, il y avait encore des aliments dans l'estomac, ce qui semble contradictoire avec l'expression, digestion finie.

M. Bloch. — Des expériences conduites en Allemagne ont démontré que le sujet qui n'est pas à jeun depuis la veille, mais qui a pris quelque nourriture et qui a terminé sa digestion, est bien moins incommodé par l'anesthésie générale.

Les incidents au cours de l'opération seraient moins fréquents et les vomissements consécutifs habituels, nuls ou très minimes.

M. Avanzi (Vérone). — J'emploie le bromure d'éthyle comme anesthésique général depuis trois ou quatre ans et j'en suis très content.

M. Nogué. — Je pense que, avant de donner la préférence au chlorure d'éthyle qui n'a pas derrière lui un passé bien considérable, il vaudrait mieux, pour une anesthésie courte, employer un procédé expérimenté avec succès par des milliers de praticiens. Je veux parler du protoxyde d'azote.

On peut ajouter au protoxyde d'azote certaines doses d'oxygène ainsi que l'a indiqué Paul Bert. On obtient ainsi une anesthésie tranquille, sans crispation ni cyanose, ce qui en regard de l'anesthésie sidérante par le bromure d'éthyle me paraît plus scientifique.

RÉIMPLANTATION DES DENTS MORTES AVEC ABCÉS

par M. ANTONOPOULOS.

d'Athènes.

Il y a presque trois ans une jeune fille portait un abcès provoqué par infection de la première petite molaire supérieure droite.

La racine de cette dent extraite était bifide vers le sommet, et extérieurement, ne paraissait pas être lésée. La circonférence et l'apex étaient lisses et propres.

Je me suis décidé alors à essayer la réimplantation.

J'ai incisé l'abcès au thermo-cautère et après avoir lavé la cavité des alvéoles avec une solution de sublimé 1/1500, je l'ai bouchée avec de la gaze au sublimé.

Ensuite j'ai procédé au nettoyage de la carie et des canaux et à la désinfection à l'aide du sublimé et de fils de platine fins introduits jusqu'aux sommets et suffisamment chauffés par le thermo-cautère.

J'ai plombé la racine avec de la gutta et la cavité de la couronne avec de l'amalgame.

J'ai lavé de nouveau la cavité des alvéoles et l'hémorragie ayant presque cessé, j'ai interposé la dent en la fixant sur les voisines avec du fil de soie, j'ai prescrit des lavages fréquents avec du chloral 1/1200.

Pendant les trois premiers jours, les douleurs étaient assez intenses; petit à petit dans huit jours l'abcès était fermé et les douleurs se bornèrent à une simple sensibilité qui augmentait pendant la mastication et par la pression. Au bout d'un mois tous ces phénomènes disparurent complètement. Ma cliente ne s'est jamais plainte depuis et sa dent est en parfait état sauf la teinte grisâtre qui la fait remarquer des autres.

J'ai opéré également la même réimplantation, quelque temps après, de la canine gauche supérieure sur une jeune fille de 14 ans dans les mêmes circonstances.

Mais dans un troisième cas, je n'ai pas été si heureux. J'avais enlevé une petite parcelle de la racine d'une canine supérieure gauche, parce que le sommet était lésé et un peu atrophié. Cinq mois après la dent commença à bouger et un mois plus tard j'ai dû extraire la dent, à cause d'un abcès qui s'était formé. La racine était pour les trois quarts rongée.

Je suppose que dans les deux premiers cas les matières infectieuses ayant traversé l'apex et la membrane articulaire ont formé à une certaine distance un foyer, cette métastase a formé un abcès tout à fait indépendant de l'articulation de la dent. L'état proportionnellement sain de la racine et de la membrane alvéolo-dentaire serait alors la cause de l'heureuse recréation de nouvelles adhérences et de la consolidation des dents.

Dans la troisième observation non seulement l'absorption de la racine et l'infection de l'articulation de la dent mais peut-être aussi l'antisepsie imparfaite ont contribué à la non-réussite de la réimplantation.

Je n'ai pas eu l'occasion de faire d'autres opérations dans d'aussi mauvaises conditions et je ne peux malheureusement vous donner une statistique qui par le grand nombre de cas et les différentes circonstances pourrait nous donner des conclusions sûres.

Toutefois comme la réimplantation et la transplantation des dents n'ont pas été jusqu'à ce jour l'objet d'une longue discussion scientifique et suivie, je prends la liberté de soumettre à M. le Président et aux membres de ce Congrès le vœu de vouloir bien dans le programme d'un futur Congrès jeter les bases de la discussion de ce sujet qui serait, j'ose croire, d'une utilité capitale.

DISCUSSION

M. A. DE SARRAX. — Je voudrais faire observer que le traitement pour les canines atteintes de fistules n'est pas la réimplantation.

Cette opération donne souvent, même lorsqu'elle est réussie, de mauvais résultats. Les dents s'ébranlent souvent au bout d'un temps très court et finissent par tomber. Il vaut mieux à mon sens pour des dents aussi visibles et faciles à atteindre, faire le traitement ordinaire qui consiste à pratiquer un ramonage minutieux des racines, faire passer par la fistule et la dent de la créosote ou de l'acide phénique et obturer.

J'ai obtenu ainsi des résultats parfaitement durables.

MARDI 7 AOUT

Séance du matin.

Séance ouverte par M. le président Pietkiewicz, qui cède sa place pour la séance du matin à M. le docteur Calais de Hambourg.

L'ordre du jour comporte : 1° une communication de M. le docteur Avanzi que ce dernier ne peut faire par suite d'un deuil survenu dans sa famille. 2° une communication du docteur Miller, mais qui ne peut être faite non plus par suite d'une indisposition de ce dernier.

LA CLINIQUE DÉMONTRE LA SOLIDARITÉ PATHOLOGIQUE ENTRE LA BOUCHE ET LE RESTE DE L'ORGANISME

par M. Joseph BONIQUET,

Médecin spécialiste, Barcelone (Espagne).

MESSIEURS,

Ce n'est que pour fournir une donnée de plus à l'une des questions à traiter dans cette section spéciale du Congrès médical que j'ose exposer mon humble opinion en face des lumières stomatologiques assemblées dans ce lieu, du moment que j'ai pour des données incontestables celles qui jaillissent de l'expérience, et que je crois, conséquemment, irréfutables les principes qu'on peut en tirer.

Si notre spécialité n'était exercée que par des personnes propres à la science médicale, ces raisonnements n'auraient aucune autorité; mais comme il s'agit d'une partie de la médecine où des professeurs d'une très variable illustration (quelquefois douteuse, dans certains pays de l'Europe notamment) ont leur place, nous croyons qu'il est fort intéressant de signaler ici le véritable lieu que ces affections buccales occupent dans le grand tableau nosologique, pour en déduire la réelle importance de la spécialité stomatologique, ou odontologique, selon que d'autres veulent bien la nommer.

Parmi les affections générales qui atteignent le plus souvent la cavité buccale, l'une des plus importantes est la syphilis. Cette terrible infection ne se borne pas à vulnérer l'organisme où elle est entrée; en se propageant, dans bien de cas, au moyen de l'hédédité, elle est l'origine soit de manifestations spécifiques générales, voire locales, dans la bouche, telles que l'érosion de la dent, si discutée, d'Hutchinson (manifestations de l'hérédité homéomorphe), soit de certaines altérations que le malheureux embryon subit dans son milieu interne : lesquelles, en modifiant l'intimité de la nutrition cellulaire, prédisposent à de certaines manifestations, comprises parmi la scrofule, le rachitisme, voire même la tuberculose, etc. (hérédité hétéromorphe).

L'évolution de la syphilis de l'adulte est divisée, généralement, en trois périodes diverses, qui constituent les trois phases de cette infection. Ce cas habituel ne nous appartient pas précisément, puisqu'il y a des médecins syphiligraphes chargés de son traitement; mais quand il est question d'évolutions tardives du syndrome de cette maladie qui font que le malade n'ait aucun souvenir du début de l'affection, et que le médecin ait peut-être oublié les difficultés inhérentes à sa délimitation; et aussi quand, par suite d'un traitement mercuriel injustifiable, les localisations s'exacerbent, en s'imposant au malade par leur importance; attendu que, généralement, l'organe buccal est la partie intéressée, c'est le stomatologue qui doit être consulté comme le seul spécialiste pour son traitement.

Voici quelques-uns de ces cas, que nous avons eu l'occasion d'observer :

Le premier cas, représenté par la gravure n° 1, c'est un type de syphilis d'invasion ignorée, accompagné de manifestations locales dans la bouche et la joue, caractéristiques du tertiarisme de cette affection.

L'état de cette bouche, qui appartient à une jeune fille dont je regrette ne pouvoir pas vous montrer graphiquement l'aspect, était tout à fait alarmant : toute la partie alvéolaire droite supérieure était entièrement nécrosée, les dents et les cloisons alvéolaires se dégageant presque spontanément jusqu'à découvrir le sinus maxillaire et la fosse nasale du même côté.

Ainsi que la gravure l'indique, l'aspect extérieur de la joue offrait une profonde ulcération de fonds fongueux et de bords découpés, de même que quelques croûtes de roupie caractéristique, c'est-à-dire des lésions profondes, avec de rares éléments anatomiques, et limitées à une région.

Quoique la maladie n'offrît pas des antécédents propres à faire penser quelle pouvait être l'origine de son affection, nous fûmes informés que sa mère avait été, il y a douze ans, atteinte d'une grave maladie, qui, en débutant par de certaines localisations morbides dans les seins, envahit après toute l'économie, ce qui fut la cause de la mort de la malade. Nous devons remarquer que cette pauvre femme nourrissait alors un enfant qui était sans doute syphilitique et qui lui avait inoculé l'affection.

Le diagnostic de *syphilis tertiaire* d'apparition retardée, c'est-à-dire de *syphilis régionale*, fut vérifié par le traitement spécifique (mercure et iodure potassique), qui nous donna des résultats excellents, tout en secondant le traitement local de l'affection. Au bout de deux mois la malade était guérie.

Dans un autre cas, il s'agissait, comme la gravure n° 2 l'indique, d'une *nécrose* évidente du menton, outre une paralysie du nerf pathétique droit avec une iritis de l'œil correspondant.

Ce malade fixa plus son attention à la maladie buccale qu'à l'affection oculaire, et il sollicita le concours d'un stomatologue ainsi qu'il aurait pu consulter un oculiste : il arriva donc dans notre cabinet, et nous soupçonnâmes d'abord, vu les localisations spéciales et l'aspect de l'affection, son origine spécifique.

Si, suivant notre investigation, il se fût agi de phénomènes tertiaires d'une infection récente, nous n'aurions pas fait question de ce cas; mais, cet individu n'apportant aucune donnée à l'éclaircissement de l'étiologie soupçonnée, ce ne fut qu'en insistant sur l'interrogation que nous fûmes informé que pendant le temps de sa jeunesse (trente ans s'étaient dès lors écoulés) il avait subi une simple affection, si peu redoutée par lui qu'il ne se souvenait pas s'il s'était soumis à un traitement.

En considérant, pour ce cas, que le micrococcus de la syphilis, végétal très petit, ne se reproduit pas incessamment, mais qu'il a des périodes d'activité et des périodes de passivité génésiques, qui coïncident avec la recrudescence ou avec la rémission des symptômes et qui peuvent être, suivant les syphiliographes, soit très courts, en donnant lieu à la *syphilis maligne précoce*, soit très longs, en dilatant extraordinairement l'apparition des trois périodes, tant que Fournier considère ces syphilitiques comme des hommes sains qui subissent des intermittences morbides : voilà les raisons qui nous avaient menés à rapporter les phénomènes présentés par ce malade à une infection syphilitique ancienne.

Le traitement habituel, à l'aide d'un plan tonique (le malade se trouvant à un âge avancé, n'aurait pas résisté convenablement à la dose de mercure nécessaire), seconda le traitement local de la bouche, en diminuant peu à peu les symptômes oculaires, jusqu'au point que, la séquestrotomie pratiquée, la mobilité palpébrale et la normalité de la vision furent à leur tour rétablies presque complètement.

Le n° 5 se rapporte à une autre manifestation syphilitique dans l'organe buccal, mais avec la particularité que l'affection ulcéreuse présentée par la muqueuse gingivale du malade sur la partie correspondante aux incisives inférieures devint de plus en plus profonde jusqu'à atteindre le corps de la mâchoire, par effet de l'administration intempestive du mercure, qui, vu l'exténuation du malade, ouvra comme une véritable substance toxique, en favorisant, plutôt qu'en arrêtant, le progrès du procès buccal, qui, grâce à l'action des agents pathogènes, très abondants dans la bouche, se développa d'une façon à alarmer, puis il provoqua la nécrose complète du menton, selon que la figure le démontre.

Dans des cas pareils, où le malade, soit par son tempérament lymphatique, soit par d'autres circonstances propres à sa manière de vivre, offre dans son organisme un remarquable degré de faiblesse, il ne peut résister impunément aux grandes doses de mercure, et il faut associer son emploi à un bon régime tonique reconstituant, et, à bref délai, à l'emploi de l'iodure potassique.

Dans ce cas on peut dire que la nécrose est due à l'intoxication par le mercure, tel que des phénomènes d'intoxication dans la bouche pourraient s'offrir dans d'autres cas par l'absorption des sels de plomb ou par les vapeurs du phosphore.

Le cas n° 4 a rapport à un enfant âgé de sept ans, qui, pendant la convalescence de la rougeole, fut très vivement atteint d'une enflure des deux joues avec un œdème palpébral accompagné d'une intolérable fétidité de l'haleine ; la température dépassait 40 degrés, et des phénomènes d'adynamie s'étaient présentés. La bouche offrait une eschare profondément incrustée dans la face interne des deux joues, la gangrène envahissant la dernière partie des supra-maxillaires, dont les molaires se dégageaient presque spontanément avec leurs respectifs alvéoles ; un entourage de tissus fortement indurés environnait le foyer sphacélé, en rendant difficiles les mouvements de la bouche. En outre, les lèvres et les oreilles présentaient des ulcérations diverses qui apparaissaient à la suite du grattage effectué par l'enfant avec ses ongles, et qui étaient des véritables auto-inoculations qui confirmaient la gravité de l'état général.

On ne pouvait hésiter en égard au diagnostic de cette affection, *noma* caractéristique, avec des phénomènes évidents d'infection générale qui rendaient le pronostic désespéré.

Cet enfant, qui nous fut envoyé d'un des villages de la côte, —

et cela sans doute par une erreur de diagnostic, car son état rendait imprudent tout voyage, en perdant de plus en plus un temps précieux. — mourut le lendemain, malgré les cautérisations ignées de l'eschare, et malgré aussi le plan tonique établi.

Le séquestre représenté par le n° 5 fut semblable au cas que nous venons d'expliquer, mais il parvint à un meilleur résultat. Le petit malade, un enfant âgé de cinq ans, était en ce temps-là convalescent de la variole, lorsque sa famille remarqua que son haleine sentait mauvais et que sa bouche devenait noire. Quelle ne fut pas notre surprise en vérifiant aussitôt l'existence d'un énorme séquestre qui comprenait le supra-maxillaire droit tout entier, de même que l'apophyse ascendante, les follicules des incisives de la deuxième dentition se montrant au fond des alvéoles, dont les dents de lait s'étaient dégagées. La gangrène commençait à envahir l'autre supra-maxillaire, qui, grâce au traitement propre à ces cas, put se délivrer de la nécrose qui le menaçait, en mutilant le pauvre petit malade pour toute sa vie.

On s'explique rationnellement cette affection, si importante, par l'infection des tissus buccaux à travers la muqueuse affectée de l'exanthème propre aux fièvres éruptives, outre les conditions favorables du terrain, qui, à cause de l'infection variolique elle-même, se met dans des conditions difficiles de résistance, en constituant plutôt un milieu de culture pour les différents micro-organismes qui, d'habitude ou d'une manière accidentelle, logent dans la cavité buccale.

Par le seul fait de l'infection, la *carie dentaire*, de même que les *lésions de la muqueuse*, pouvant constituer une porte d'entrée dans des conditions très favorables, — tel qu'il arrive à l'égard de la bouche, — à la pullulation des germes pathogéniques, nous trouvons déjà expliquée la possibilité de la propagation de divers procès dentaires ou buccaux à travers la simple *continuité des tissus*, s'en tenant au principe de la *similitude de structure* : il est nécessaire de reconnaître que même les affections simplement dentaires se rapportent en bien des cas au reste de l'économie, et que, loin de lui être indifférentes, elles se manifestent, bien au contraire, de diverses façons, suivant les circonstances étiologiques ou pathogéniques où elles se développent. Une dent est un organe, dans tout le sens de ce mot : elle a ses tissus propres, et même quelque tissu spécial, adaptable à la fonction particulière lui correspondant dans le concert général des manifestations de la vie; pareillement, elle a rapport intime à l'organisme, aux actes duquel elle contribue, non d'une manière quelconque, mais notablement et par de multiples liens l'unissant intimement à un tissu osseux formant le squelette, où ne se trouve pas moins que les sens principaux, ainsi que l'encéphale même ; à un tissu fibreux la rapportant au périoste qui recouvre une partie aussi noble de la charpente humaine ; à divers systèmes (*vasculaire, nerveux, lymphatique*), l'unissant par ce seul fait aux changes moléculaires les plus intimes et aux mutuelles influences physiologo-pathologiques.

Voilà seulement comment on explique les cas suivants, dont la plupart ne seront que l'objet d'une simple énonciation, afin que votre attention ne soit pas fatiguée par des répétitions importunes.

Le malade auquel le n° 6 a rapport est un jeune homme âgé de dix-huit ans, de tempérament scrofuleux et tendant à la tuberculose, dont les conditions de vie ne lui permettaient pas de se soigner ainsi que son état le réclamait. Atteint d'un simple phlegmon à la joue droite, traité d'une façon trop empirique et comme s'il se fût agi d'une affection idiopathique, à l'aide d'un plan émollient, il vit sans cesse sa maladie s'exaspérer à un tel point que la peau se fendit spontanément au bout de quinze jours, en donnant issue à une grande quantité de tissu de granulations. Ce fut alors qu'il sollicita notre intervention et que nous recherchâmes tout d'abord l'origine dentaire de l'affection. La seconde prémolaire inférieure, profondément cariée, fut extraite sur-le-champ, en l'estimant la cause primordiale du phlegmon. L'écoulement fut bientôt établi, ainsi que d'incessantes irrigations, depuis l'alvéole jusqu'à l'orifice de sortie, et, de plus, un plan tonique général, indispensable pour aider à la réussite.

Que ce soit dû à la difficulté, subie par le malade, de se procurer les moyens que son état réclamait, que ce soit à cause de la virulence des microbes associés se trouvant dans un milieu exempt de résistance, c'est le fait que, au bout de quatre ou cinq jours de mieux, l'affection redoubla, l'hyperplasie s'étendant vers l'angle de la mâchoire et menaçant les tissus cervicaux. L'état général commençait à montrer ses effets, et des frissons, de l'inappétence et de la prostration forcèrent le malade à garder le lit. La défiance des moyens employés s'étant initiée, le malade fut livré à l'empirisme, qui, avec sa stupidité habituelle, lui assura une immédiate guérison, lorsqu'au bout de quatre jours nous revîmes le malade dans un état déplorable. Toute la région cervicale antérieure et latérale droite était envahie par un énorme phlegmon diffus, qui fut dilaté précisément sur la fourchette du sternum, en donnant lieu à l'issue d'une énorme quantité d'un pus fétide. Le lavage antiseptique convenable étant fait, les symptômes s'apaisèrent dès ce moment, et la réaction nécessaire pour triompher de la maladie parut avec le relèvement des forces. Il ne resta qu'un trajet fistuleux dans la joue, qui, à son tour, se trouva complètement fermé au bout de deux mois du traitement.

Voilà, messieurs, un autre fait évident à l'appui de l'influence de l'état général sur les affections buccales. Une cause aussi insignifiante que la carie d'une petite molaire constitue dans ce cas la porte d'entrée d'un procès infectieux, dont les agents pathogéniques, trouvant un terrain dans des conditions très favorables à leur germination, envahissent peu à peu la continuité des tissus, à moins qu'un traitement rationnel ne s'oppose à son progrès. Le cours de l'affection s'arrête alors, et même les symptômes se relâchent ; mais le plan, logiquement institué, interrompu à cause des circonstances susdites, l'infection redouble et les micro-organismes avancent tout à coup vers les régions voisines, en arrivant même à exposer la vie du malade, qui, d'un moment à l'autre, viendra à être la victime, soit d'une infection générale, soit de la propagation de la maladie à des organes importants.

Pourtant, le procès vaincu par la nouvelle intervention rationnelle, le microbisme abandonne peu à peu sa proie par suite de la désinfection locale et de la vigueur que le terrain acquiert pour repousser le parasite qui le dévore.

Voilà, messieurs, un utile enseignement, profitable aux individus qui, à cause de la faiblesse de leur état général, courent le danger d'être en proie à de pareilles complications par suite d'une simple carie dentaire. Qu'on ne s'y trompe pas : cette maladie, qui parait très insignifiante, a un caractère particulier, dépendant de circonstances individuelles. Ce ne sera pas une abstraction que le stomatologue devra traiter en face de la carie, mais un individu atteint de cette maladie : voilà pourquoi, même dans cette affection, que quelques-uns considéreront comme triviale, on doit prendre à compte la *thérapeutique opportuniste.*

Ce fut par un pareil mécanisme que la nécrose de la mâchoire eut lieu dans les cas dont les séquestres sont représentés par les figures nᵒˢ 7 et 8, et dont nous ne ferons qu'un léger rapport pour ne pas abuser de votre gracieuse attention.

Le premier appartient à une femme de tempérament lymphatique et de rares moyens de fortune, de plus, affaiblie à cause de l'allaitement forcé d'un enfant.

Une carie de quatrième degré de la seconde molaire inférieure gauche, qui avait été laissée de côté, fut le principe d'un phlegmon, qui, traité par des moyens émollients et sans faire attention à son origine dentaire, fut la cause d'une abondante suppuration qui, en disséquant le périoste de la mâchoire, finit par compromettre la vitalité de l'os, en donnant naissance à un grand séquestre qui comprenait toute la hauteur et toute l'épaisseur de la mâchoire depuis la dent canine jusqu'à son angle.

Une copieuse suppuration avait lieu par trois divers trajets fistuleux ouverts sur la gencive lorsque nous la vîmes pour la première fois, le stylet révélant une complète dénudation en même temps qu'une fétidité caractéristique dans tous les points tâtés.

La médication topique et générale propre à ces cas, — sur laquelle je ne puis pas m'entretenir, — jusqu'à la séquestrotomie, parvinrent à limiter les progrès de la nécrose, dont le point de départ fut évidemment la carie de la molaire mentionnée, qui permit l'entrée des agents pathogéniques, dont la virulence ne trouva pas la résistance propre à l'organisme quand il est dans des conditions normales de vigueur.

L'autre séquestre, appartenant à un enfant âgé de six ans, tel qu'on peut le voir par la gravure, qui représente précisément la dent molaire appelée *de six ans*, et la dernière molaire de la première dentition, tira son origine d'une stomatite ulcéro-membraneuse qui, trouvant un organisme faible, manquant des soins qui lui appartenaient et sans trop de moyens de subsistance, vint à l'aide de l'action combinée de diverses espèces microbiennes, qui produisirent le sphacèle de l'os, en menaçant de près la vie du petit malade, sauvé grâce à une thérapeutique active, au moyen de cautérisations locales et des toniques généraux pour accomplir les deux indications principales qui s'imposent dans ces cas.

La seule différence qui existe entre les deux cas, c'est la porte d'entrée des agents pathogéniques : ce fut pour l'une la carie d'une des molaires; pour l'autre l'ulcération gingivale. En outre, les circonstances qui donnèrent lieu à la mort de l'os sont identiques, ainsi que le résultat.

Une autre complication, déjà plus fréquente, mais qui pour le malade représenté par le n° 9 eut une gravité exceptionnelle, c'est l'empyème du sinus maxillaire. Dans le malade dont nous parlons, la carie de la première molaire donna lieu à la lésion du sinus, dont la suppuration fut si excessive qu'elle s'ouvrait un passage au dehors par la bouche, par les fosses nasales et par le bord orbitaire inférieur. L'œil commençait à éprouver des effets par la congestion de la conjonctive, l'épiphore et la photophobie. C'est donc un cas typique de la propagation d'une lésion buccale à travers les tissus denses du visage.

C'est aussi un exemple de la propagation à travers les tissus osseux, la nécrose du *cornet inférieur* représentée par le n° 10. Il était question d'un petit enfant atteint d'une carie à l'une des canines de lait, qui fut la cause déterminative de la lésion mentionnée du squelette des fosses nasales.

La *dacryocystite* du n° 11 fut due, de même, à la propagation d'un abcès alvéolaire de la canine à travers le conduit lacrymal.

L'*abcès orbitaire* du n° 12 explique la propagation de l'élément pathogénique, qui d'abord prenant place dans la molaire de six ans supérieure, parcourut le sinus maxillaire et, traversant le sol de l'orbite, détermina la phlogose septique de la susdite cavité.

Le n° 13 se rapporte à une curieuse complication d'un phlegmon d'origine dentaire, qui donna lieu à une *fistule du conduit de Stenon* : c'est cette complication que nous avons eu l'occasion de vérifier dans d'autres cas, par suite de la simple carie d'une dent.

Le système lymphatique, avec ses ganglions, explique la production de la *polyadénite* du n° 14 par la difficulté que la dent de sagesse éprouvait à se développer, ce qui était dû à son évolution horizontale, ainsi qu'on peut le voir dans la gravure n° 15, qui représente le séquestre qui précisa l'affection en ce qui se rapporte à la bouche.

Le système lymphatique même, et dans quelques cas le tissu cellulaire qui enveloppe tous les organes, expliquent l'abcès par congestion supra-claviculaire du n° 16, dû aussi à une dent de sagesse inférieure cariée dont les produits septiques envahirent l'organisme à travers ces tissus-là, la résistance naturelle des aponévroses cervicales traçant, pour ainsi dire, leur route.

Nous avons eu l'occasion d'observer quelques cas typiques d'angine de Ludwig, dans un desquels l'infection tirait son origine de la cinquième molaire, atteinte d'une carie de quatrième degré. L'inflammation du tissu cellulaire du sol de la bouche aboutit à une suppuration qui se dilata au moment de l'extraction de la molaire. Le malade, accablé par la force de l'infection, qui s'acharnait sur son faible organisme, dépourvu de la résistance nécessaire, présenta, après deux jours de rémission, un nouvel abcès supra-épiglottique qui menaça son existence, à cause de la dyspnée dont il fut l'origine. L'importance de ces complications est donc très variée, d'après le lieu par où le procès infectieux, qui débuta par la carie dentaire ou par un simple ulcère gingival, s'est infiltré.

Il y a, de plus, que les procès dentaires contribuent, à leur tour, à délimiter la valeur réelle de certains troubles nerveux connus sous le nom générique de *névralgies*. On sait bien que le nombre de ces affections *sine materia*, soit les douleurs essentielles sans une cause apparente, est de plus en plus en restriction. Parmi les névralgies du trijumeau, il faut accorder le premier lieu étiologique à la carie dentaire. Le docteur Jaccoud disait déjà, non sans raison : « Enfin, les caries dentaires ont maintes fois déterminé des prosopalgies remarquables entre toutes par leur violence et leur ténacité[1]. »

Rien n'est aussi explicable que cette relation de cause à effet, en premier lieu par les intimes connexions nerveuses des dents avec le principal nerf de la sensibilité générale de la face et des sens qui y ont leur siège; vu que la *cinquième paire*, qui est la plus importante des paires crâniennes, est distribuée indistinctement dans l'orbite et dans les deux maxillaires, en innervant surtout les organes qu'ils renferment, et en distribuant en même temps un grand nombre de collatéraux qui innervent les méninges, l'ouïe moyenne, les fosses nasales, le pharynx, etc., s'anastomosant, dans sa voie compliquée, avec d'autres *paires crâniennes*, avec quelques *paires épinières* et avec le *sympathique* même, à l'entre-croisement duquel les ganglions *ophtalmique, otique, sphéno-palatin,* etc. concourent, et auxquels Maréchal de Calvi accorde la propriété de certains actes qu'ils accomplissent, en petits cerveaux, sans une intervention nécessaire du centre de l'innervation.

Si nous ajoutons à ces données anatomiques les circonstances du fonctionnement, mal connu encore, du grand système nerveux dans ces trois ordres de nerfs (sensitifs, moteurs et trophiques), c'est-à-dire de la vie de relation et de la vie organique, dont les trois catégories se combinent aussi admirablement dans l'innervation propre aux dents, en obéissant en outre, dans leurs manifestations, aux lois générales nommées *d'irradiation, de généralisation, de réflexion* et *d'épuisement,* nous aurons trouvé l'explication satisfaisante d'un nombre infini d'affections non seulement douloureuses ou névralgiques des divers organes de la face et du crâne, mais aussi de troubles divers de la motilité (contractures des muscles de la face, des yeux, strabisme, fautes d'accommodation, etc.), ainsi que des troubles plus ou moins stables de l'irrigation sanguine, jusqu'à intéresser la propre nutrition de ces divers organes à cause d'une pulpe dentaire malade.

Ces associations nerveuses peuvent arriver, dans des cas déterminés, surtout quand il est question de sujets neurasthéniques, à se généraliser d'une telle façon et à offrir une telle gravité apparente, qu'elles obscurcissent tout à fait l'origine réelle de l'affection. Parmi le nombre des cas de ce genre que nous avons observés, nous ferons

1. Jaccoud. *Pathologie interne.*

seulement remarquer celui d'un jeune homme atteint d'accès convulsifs généraux si intenses, que le concours de trois ou quatre personnes était nécessaire pour le tenir ferme sur le lit et pour empêcher ainsi qu'il se blessât par suite de la force des contractions. Son excitation cérébrale était si intense que le médecin qui le soignait redoutait sa mort. En reconnaissant sa bouche, nous remarquâmes trois caries, dont deux offraient la pulpe très sensible. Une cautérisation convenable, en même temps que l'administration d'un simple antispasmodique, suffit à arrêter les accidents qu'il avait subis pendant plus de vingt-quatre heures

Pour en finir, nous croyons digne d'attention le cas représenté par la figure 17, ayant rapport à un malade qui, par suite de la carie profonde de la dent de sagesse droite, subit une ostéo-périostite dans toute la moitié gauche de la branche horizontale de la mâchoire, la phlogose s'étendant après le long de la gaine du sterno-cléido-mastoïde. L'affection, considérée par un chirurgien comme idiopathique, ou du moins ne lui attribuant pas une origine dentaire, il fit un vaste raclage du maxillaire à travers une incision pratiquée le long du bord de la mâchoire jusqu'au menton, puis la suture de la peau et les opportunes cures antiseptiques. Quel ne fut pas son étonnement en remarquant la recrudescence du mal, et que des abcès divers — l'un desquels s'ouvrit dans la susdite gaine musculaire même — ne tardaient pas à apparaître !

En voyant le malade dans cet état, nous lui conseillâmes, du premier abord, l'extraction de la molaire attaquée. L'opération pratiquée, il ne fut pas difficile d'établir un drainage depuis l'alvéole jusqu'aux abcès cutanés dilatés, l'affection restant guérie, au bout de quelques jours, à l'aide du traitement convenable à ces circonstances pathologiques.

Nous avons signalé ce cas pour prouver la nécessité du diagnostic pathogénétique, pour ainsi dire, des maladies avant qu'on ne détermine leur thérapeutique, surtout si c'est à main armée ; et on doit accorder à la relation de cause à effet l'importance qu'elle a toujours, même quand, à première vue, la donnée étiologique paraîtra futile. C'est donc un exemple de plus à l'appui de la solidarité qui existe parmi toutes les affections de notre organisme.

Nous pourrions rapporter, en outre, un grand nombre de cas dans des circonstances distinctes, qui viendraient fortifier ce principe ; mais nous croyons que ceux que nous avons mentionnés suffisent à démontrer que les affections de la bouche réunissent des circonstances étiologiques et pathogéniques diverses, qui les mettent en rapport

intime avec les conditions générales de chaque individu; et que ce
n'est qu'une lamentable erreur — qui dans le champ de la clinique
mène aux plus grands déraisonnements — de considérer abstraite-
ment les maladies d'un organe.

En 1852, le docteur Talma[1] avait déjà dit que « la thérapeutique
de la plupart des maladies des dents repose partout sur ces deux principes : traitements médicaux, qui s'attaquent aux causes; opérations
manuelles, qui remédient aux effets. » De nos jours, notre regretté et
savant maître le docteur Letamendi définit les spécialités médicales en
disant qu'elles sont fondées sur « l'application de toute la médecine à
une branche particulière de sa pratique », attendu que, en les considérant d'une autre façon, c'est-à-dire comme si elles fussent le résultat
d'une simple segmentation de la médecine, il y a de grandes chances
de produire des industriels au lieu de former des spécialistes : voilà
ce que notre inoubliable professeur déplorait.

DES DIFFÉRENTES FORMES DE LA SEPTICÉMIE BUCCALE

par M. Pierre SÉBILEAU,

Professeur agrégé à la Faculté. Chirurgien des hôpitaux.

Dans le cours de ces dernières années, j'ai observé plusieurs cas
d'infection générale très grave sur des sujets atteints de maladies
tout à fait banales des dents ou des gencives. Les accidents dont j'ai
été le témoin se sont tous terminés par la mort. Voici les réflexions
qu'ils me suggèrent.

I

La bouche est, à l'état normal, et dans ce qu'on peut appeler, s'il
existe, l'état de santé parfaite, peuplée de micro-organismes. De ces
micro-organismes, les uns, hôtes habituels et assez ordinairement
inoffensifs, y vivent en simples saprophytes : tels le leptothrix buc-
calis, le bacillus subtilis, le bacillus thermo, le bacillus Ulna, le spi-
rillum rugula. Les autres sont des bactéries pathogènes : tels le micrococcus pyogenes aureus, le pyogenes albus, le streptocoque, le
pneumocoque, le pneumo-bacille de Friedlander, le bacille de Loeffler,
le bacille de Koch, enfin, visiteur plus rare et plus discret. A la vé-

---

1. TALMA. *Mémoire sur quelques points fondamentaux de la médecine dentaire.*

rité, ces micro-organismes pathogènes se comportent eux aussi, dans l'exercice régulier de la vie, comme des saprophytes vulgaires, atténués qu'ils sont et, pour ainsi dire, amenés à une sorte de vie latente, comme écrivait Girode, par l'exhalaison constante de mucus qui se produit à la surface de l'épithélium buccal et par l'action bactéricide de la salive. Mucus buccal et salive dérivent, en effet, l'un et l'autre du plasma sanguin et participent de ses propriétés germicides.

Puis, il y a encore l'action mécanique de cette salive qui exerce dans la bouche une sorte d'irrigation continue, et, enfin, la concurrence vitale des microbes, leur antagonisme et la destruction réciproque qui en est la conséquence. Aussi l'action de toutes ces bactéries, pathogènes et non pathogènes, s'exerce-t-elle exclusivement, à l'état normal, sur les débris alimentaires et sur la salive : de leur influence sur ceux-là résultent les fermentations désagréables de la bouche; de leur influence sur celle-ci résultent la précipitation des sels de la salive et la production du tartre dentaire.

Au reste, et pour parer d'une manière continue à l'action si facilement pathogène d'un grand nombre de bactéries de la cavité buccale, notre organisme est protégé par une triple ligne de défense. C'est, au premier plan, la continuité du vernis épithélial et la phagocytose que viennent exercer dans la bouche les leucocytes attirés par les propriétés chimio-tactiques de la salive (Hugenschmidt). Stoer a montré, en effet, que les sécrétions glandulaires renferment, à l'état normal, des leucocytes. C'est, au second plan, s'il est vrai, ainsi que l'ont dit Garré et Wasmut[1], que le revêtement épithélial n'est pas toujours infranchissable, ce puissant épanouissement de follicules clos qui s'étale dans le derme de la langue, du pharynx, de l'amygdale. C'est, enfin, cette chaîne pour ainsi dire ininterrompue de glandes lymphatiques qui encerclent d'un véritable anneau de protection ganglionnaire le pharynx et la bouche. Qualité et quantité naturelles de la salive et du mucus buccal; intégrité du revêtement épithélial; exercice régulier de la phagocytose leucocytaire dans l'intérieur de la bouche, dans la zone dermique et dans l'appareil ganglionnaire cervical : telles sont les conditions qui assurent la suprématie de notre individu sur ses parasites, et l'équilibre de la vie.

Mais qu'un de ces trois éléments nécessaires à la préservation de l'individu soit détruit ou altéré, voilà que celui-ci devient la proie de l'infection. La salive et le mucus buccal sont-ils modifiés dans leur composition chimique, leur coefficient de sécrétion est-il diminué; la

---

1. P. VILLEMIN, *L'infection purulente*. Méd. mod. 1898, p. 544.

diapédèse est-elle en souffrance : le pouvoir englobant et destructeur des cellules leucocytaires est-il ébranlé : aussitôt le staphylocoque, le streptocoque, le pneumocoque, de saprophytes qu'ils étaient, deviennent pathogènes. Ainsi agissent, et, sans doute en mettant concurremment en œuvre tous les mécanismes que je viens d'indiquer, les grandes pyrexies, les intoxications, le surmenage, la misère physiologique. Ce n'est pas là une simple vue de l'esprit : chacun sait (Villemin) que l'urine devenue ammoniacale perd de ses propriétés bactéricides; qu'après l'inoculation du bacille pyocyanique la diapédèse devient nulle : que la phagocytose ne s'opère plus chez les lapins refroidis à 34°; que les suppurations se localisent du côté paralysé chez les hémiplégiques; que les infections évoluent avec une gravité toute particulière chez les animaux surmenés, mis au manège.

Eh bien! que dans ces conditions, sous l'influence desquelles s'exalte si fortement la virulence bactérienne, survienne une excoriation de l'épithélium buccal, et voilà la porte ouverte à des accidents dont la gravité peut devenir extrême. Or, considérez combien est exposée la muqueuse de la bouche aux érosions et ulcérations de toutes sortes et combien grande est la fréquence de celles-ci. Les plaies de la langue, des gencives et de la joue produites par la mastication, le contact d'aliments trop durs, par le frottement de la langue sur une dent déviée ou aiguë, par l'usage des cure-dents; les desquamations épithéliales provoquées par les brûlures: les aphtes, l'herpès : voilà autant de brèches par où l'agent infectieux peut à chaque instant pénétrer. Mais de toutes les modifications ou altérations de la bouche, la plus importante, et de beaucoup, est la carie dentaire.

Importante, en effet, par son extrême fréquence: importante aussi par la nature même des lésions qu'elle détermine : l'ouverture de la cavité pulpaire, l'infection et la suppuration de la pulpe. Une pulpe ouverte, c'est une bouche absorbante toujours béante pour les bactéries du voisinage: une pulpe infectée c'est, dans l'organisme, un foyer de suppuration avec toutes les fermentations dont il devient l'origine; c'est, en résumé, cet organisme exposé à l'empoisonnement par les ptomaïnes du pus, par les « décharges dans le torrent circulatoire » des toxines du staphylocoque, du streptocoque et des anaérobies.

II

La multiplicité des accidents dont la carie dentaire peut devenir l'origine tient à deux causes : d'abord au caractère polypathogène, si je puis ainsi parler, de la plupart des espèces microbiennes qui cultivent dans la bouche, ensuite au voisinage anatomique de la dent.

Quelques mots sur le rôle polypathogène des bactéries buccales.

Si le pneumocoque, le bacille de Lœffler, le bacille de Koch n'engendrent qu'une seule maladie et sont, au sens propre du mot (à ce qu'il nous semble, au moins, pour le moment), vraiment spécifiques, il en est tout autrement du staphylocoque et du streptocoque qui, suivant leur virulence, leur mode de pénétration dans l'économie, la puissance phagocytaire de l'individu frappé, leurs différents modes d'association, et, sans doute, suivant beaucoup d'autres conditions encore que nous méconnaissons, peuvent engendrer sur place une suppuration circonscrite ou diffuse, gagner les lymphatiques et donner naissance à l'angioleucite, à l'adénite, à l'adéno-phlegmon, ou bien à l'érysipèle et aux vastes infiltrations septiques du tissu cellulaire, pénétrer dans les veines et produire la phlébite, ici déterminer un accident régional tout à fait bénin, là, au contraire, donner les septicémies et les pyohémies les plus graves.

Un mot, maintenant, du voisinage anatomique de la dent. Les dents garnissent la bouche : or, cette bouche est limitée par des os sur lesquels les dents sont précisément implantées ; elle est, par des canaux excréteurs, en continuité avec les acini de plusieurs glandes salivaires : elle est proche d'une cavité aérienne de la face, le sinus maxillaire : elle est en communication en arrière et en haut avec le pharynx et la trompe d'Eustache qui débouche dans celui-ci ; en bas avec la trachée, à l'extrémité de laquelle s'épanouit l'efflorescence broncho-pulmonaire, et avec l'œsophage, collecteur de l'estomac. Enfin, disposition anatomique des plus importantes, chaque dent renferme une pulpe qui peut être considérée comme une véritable éponge vasculo-nerveuse où s'étale un appareil de nutrition émané d'un alvéole très richement vascularisé et dont les veines ne sont pas sans nombreux rapports d'intimité avec les veines encéphaliques.

Variabilité clinique des infections d'origine dentaire ; multiplicité des organes qu'elles peuvent atteindre : telle est la formule en laquelle peut se résumer l'histoire de ces infections.

Les micro-organismes agissent-ils sur place, ils attaquent d'abord l'alvéole (périostite alvéolo-dentaire, abcès alvéolaire), puis le corps mandibulaire (ostéopériostite, ostéomyélite des mâchoires) ou bien, tout en même temps, os et revêtement muqueux (gangrènes graves de la bouche, par moi décrites)[1].

1. Pierre Sébileau. — *Les gangrènes graves de la bouche*. Rev. de stomat., 1898.

Étendent-ils leur influence sur les organes qui sont en continuité de tissus avec la bouche; voilà que naissent les inflammations ascendantes des glandes salivaires la sténo-parotidite. Effondrent-ils le fond des alvéoles de la dent de six ans ou de la dent de douze ans, c'est maintenant la sinusite maxillaire. Pénètrent-ils dans les voies aériennes : éclatent alors les broncho-pneumonies à formes diverses. S'introduisent-ils dans l'appareil digestif : ils produisent ou, pour le moins, contribuent à produire, chez ces sujets dont la carie dentaire s'entoure d'abcès alvéolaires à répétition, cet état de fatigue, de pâleur, d'amaigrissement, que Lejars[1] désignait récemment sous le nom de *cachexie dentaire*, et, chez les personnes frappées d'une suppuration aiguë de la bouche, — tels les malades atteints d'une fracture du maxillaire inférieur — les accidents que Richet[2] décrivait autrefois sous le nom *d'intoxication putride aiguë* et qu'il attribuait à la simple déglutition des sécrétions putrides, oubliant le rôle important que doit jouer, dans la genèse de ces complications septiques, l'absorption des bactéries pathogènes par les fragments osseux baignant dans les sécrétions de la bouche.

Il y a donc deux sortes d'infections d'origine buccale : des infections régionales, bénignes, dont je ne dirai rien, et des infections graves dont je vais étudier les différentes formes cliniques.

Ces formes sont au nombre de trois :

1° La septicémie lymphatique ou lympho-phlegmoneuse du cou ;

2° La septicémie phlébitique ou phlébo-phlegmoneuse de la face ;

3° La septicémie générale sans détermination topographique.

II

DES SEPTICÉMIES LYMPHO-PHLEGMONEUSES DU COU.

Partie d'une cavité pulpaire, d'un alvéole en suppuration, d'une gencive ulcérée, l'infection septique peut gagner les vaisseaux lymphatiques et les groupes ganglionnaires auxquels ceux-ci aboutissent: ainsi se développent, par exemple, les lymphangites sous-mentale, sous-maxillaire, carotidienne. C'est la manifestation la plus atténuée de l'état infectieux. Dans d'autres cas, le processus inflammatoire déborde l'appareil lymphatique et rayonne de lui vers le tissu cellulaire du voisinage : alors sont constituées les périangioleucites, les

1. Félix Lejars. — Leçons de chirurgie, chez Masson, 1895, p. 550.
2. Richet. — De l'intoxication putride qui accompagne certaines fractures dites simples du maxillaire inf. Bulletin de la Société de chirurgie, 1865, 2° série, t. 58, p. 410, 429, 451.

périadénites, véritables lympho-phlegmons qui peuvent rester circonscrits — c'est l'ordinaire — ou bien devenir diffus, et demeurer tout à fait bénins ou bien revêtir quelque caractère de gravité, affecter même, chez certains malades, une allure gangreneuse, mais dans l'évolution desquels, au total, l'état local domine toujours la scène et garde le pas sur les symptômes généraux. Mais cela n'est pas la septicémie lympho-phlegmoneuse du cou. La voici :

Chez certains malades, parallèlement à l'envahissement du tissu cellulaire du cou, lequel envahissement est, en ce cas, presque toujours remarquable par sa diffusion et par sa rapidité, chez certains malades, dis-je, on voit évoluer des accidents d'une infection générale très grave et souvent si rapide que les manifestations locales, si intenses qu'elles soient, passent alors au second plan.

Trois choses caractérisent, anatomiquement, ces septicémies lympho-phlegmoneuses du cou : 1° elles tendent à la diffusion ; 2° elles n'ont pas de détermination anatomique constante ; 3° elles n'ont pas de fixité dans leur topographie.

De la diffusion, je n'ai rien à dire : elle est le propre de toutes les affections graves du tissu cellulaire ; mais celle-ci a quelque chose de particulièrement rapide.

Quand je dis, enfin, que les cellulites lympho-septiques du cou n'ont pas de détermination constante, j'entends par là que si elles se développent parfois autour d'un groupe ganglionnaire (adéno-phlegmon), plus souvent encore elles naissent simplement autour des vaisseaux lymphatiques infectés (périlymphangite), sans retentissement adénopatique apparent. Il semble même que l'infection, tant elle est grave, n'ait ordinairement pas le temps d'aboutir aux ganglions et que la réaction de défense s'opère d'emblée dans le tissu conjonctif autour des vaisseaux lymphatiques, tout près du point où ceux-ci ont puisé le poison.

En d'autres termes, les cellulites virulentes du cou sont autant et plus peut-être des lymphangites phlegmoneuses que des adéno-phlegmons diffus, des péri-lymphites que des péri-adénites. Mais ce sont, le plus souvent, l'une et l'autre chose, ainsi qu'en font foi les faits cliniques dont je parlerai bientôt.

Quand je dis, enfin, que : « les cellulites septiques du cou ne sont pas fixes dans leur topographie », j'entends par là que leur siège est, en quelque sorte, indifférent, que la région où éclatent leurs premiers symptômes est variable et indéterminée. C'est un point sur lequel il importe d'insister.

S'il est vrai de dire que, jusqu'à ce jour, les histologistes n'ont pas découvert de vaisseaux lymphatiques dans la pulpe dentaire, cela est une erreur de répéter, avec Magitot, que les maladies dentaires n'ont « aucun retentissement sur l'appareil ganglionnaire ». C'est, au contraire, une notion banale et répandue dans l'esprit des plus jeunes cliniciens, que l'adénite cervicale est souvent fonction de carie dentaire, d'ouverture et d'infection de la pulpe. A défaut de lymphatiques intra-dentaires, la fibro-muqueuse gingivale, avec « son riche réseau de capillaires lymphatiques », pénètre dans l'alvéole, adhérente à cet alvéole et à la dent, pour aller conduire à celle-ci, sous le nom de périoste alvéolo-dentaire, la membrane où cheminent les vaisseaux qui assurent sa nutritition. Or, où aboutissent donc tous ces vaisseaux lymphatiques des gencives et, d'une manière générale, tous ceux de la muqueuse de la bouche? Aux ganglions qui se cachent sous le bord basilaire de la mâchoire; à ceux qui occupent l'espace sous-parotidien, à ceux, enfin, qui forment cette partie de la longue chaine sous-sterno-mastoïdienne qui occupe, derrière la grande corne de l'os hyoïde, et, plus haut, au droit de l'angle mandibulaire, la région où s'épanouit l'artère carotide externe.

Il en résulte qu'au cas, même, où l'on pourrait faire des septi-cémies phlegmoneuses du cou, d'origine buccale, de véritables périadénites diffuses, il serait impossible de leur assigner une loca-lisation togographique unirégionale; à plus forte raison en est-il ainsi, puisqu'elles sont, je le répète, autant et plus, des périlym-phites que des périadénites.

Aussi, suffit-il de lire les observations résumées dans la thèse de Gaston Leterrier[1] et dans le mémoire de J. Huguet et de R. de Bovis[2] pour se convaincre que les premiers symptômes de l'infection locale éclatent dans des régions différentes. C'est, assez souvent, autour des vaisseaux et des ganglions lymphatiques de la région sous-maxillaire et de la région sous-mentale : cellulite sous-mandibulaire. C'est encore le long des vaisseaux lymphatiques, qui, de la base de la langue, che-minent vers le groupe des ganglions sterno-mastoïdiens appliqué sur le bouquet artériel que forment les premières branches de la carotide externe : cellulite péri-hyoïdienne dont Brousses et Brault[3] rappor-taient, il y a quelques années, un cas bien étudié. C'est encore autour

1. GASTON LETERRIER. *Du phlegmon sublingual dit angine de Ludwig.* in Th. Paris, 1895, n° 14, de la page 1 à la page 70. A Paris, chez Henri Jouve, 15, rue Racine.
2. J. HUGUET et R. DE BOVIS. *Contribution à l'étude des phlegmons sus-hyoïdiens. Archives générales de médecine.* Avril 1891, n° 4, de la page 555 à la page 568. A Paris, chez Asselin et Housseau, place de l'école de médecine.
3. BROUSSES ET BRAULT. Phlegmon grave de la loge glosso-thyro-épiglottique. Revue de chirurgie, 1895, p.

de cette zone lymphatique du grand département sous-sterno-mastoïdien qui, dans la région de l'amygdale, au-dessus de l'os hyoïde, à la hauteur de l'angle de la mâchoire, répond au bouquet des branches supérieures de la carotide externe qui occupe, au contact de la paroi pharyngienne, l'hiatus créé entre le constricteur supérieur et le constricteur moyen par l'écartement des faisceaux musculaires : cellulite latéro-pharyngienne d'A. Broca[1] dont j'ai observé un cruel exemple. C'est, enfin, dans la région parotidienne : cellulite maxillo-pharyngienne dont Boehler cite une observation publiée par Haering.

Cela dit, je reconnais volontiers que les cellulites septiques de la région cervicale d'origine bucco-dentaire siègent le plus ordinairement dans la région sublinguale, au-dessus du muscle mylo-hyoïdien qui forme la charpente du plancher de la bouche, dans cette région disposée en pyramide triangulaire qu'on dénomme le *département sublingual*[2], région qui, limitée en dehors par la face interne de la mâchoire et le muscle mylo-hyoïdien, en dedans par le génio-glosse et le génio-hyoïdien, en haut par la muqueuse qui revêt le plancher de la bouche, en bas par la ligne où confinent la paroi externe et la paroi interne, contient, cheminant sous la face profonde de la glande sublinguale, au milieu d'un tissu cellulaire à mailles très lâches (bourse de Fleischman), l'artère sublinguale, les veines sublinguales, le nerf lingual, des vaisseaux lymphatiques venus de la face inférieure de la langue et du plancher de la bouche, le canal de Warthon, le conduit de Rivinus-Bartholin et les canaux de Walther.

C'est aux cellulites septiques de ce creux sublingual, à ces phlegmons infectieux du plancher de la bouche, qu'on a donné le nom d'angines de Ludwig, en mémoire de celui qui paraît les avoir décrites le premier sous une appellation d'ailleurs tout à fait impropre. Quoique ces phlegmons se propagent avec une extrême rapidité à la région sous-maxillaire latérale, laquelle, du reste, présente avec le creux sublingual une large communication cellulo-vasculo-ganglionnaire, je trouve tout à fait naturel, tant en raison de la fréquence avec laquelle ils se développent que de leur physionomie topographique particulière, je trouve tout naturel, dis-je, qu'on réserve à ces phlegmons infectieux du plancher de la bouche, à ces « angines de Ludwig », un chapitre de l'histoire des phlegmons du cou, et même qu'on établisse en leur faveur, sous un nom spécial, une sorte de différenciation clinique. Mais

1. A. Broca. Traité de chirurgie de Duplay et Reclus. T. v. p. 545, chez Masson, Paris 1891.

2. Pierre Sebileau. *Le département sublingual*. In Démonstrations d'anatomie p. 168. Chez Steinheil. Paris 1912.

je dis qu'il ne faut pas aller plus loin, qu'on ne doit pas comme Pierre Delbet[1], leur attribuer une « individualité nosologique spéciale », qu'on ne doit pas, comme A. Demoulin[2], écrire que M. Delorme a « donné la note juste en considérant l'angine de Ludwig comme une affection bien spéciale ». Et, comme si la critique de ces conceptions trop analytiques devait venir de ceux-là mêmes qui les ont formulées, n'est-il pas précisément curieux de voir Pierre Delbet affirmer la localisation sublinguale des lésions, tandis que Tissier les considère comme un « bubon sous-maxillaire » ?

Cela dit, il faut reconnaître que de toutes les septicémies lympho-cervicales, la septicémie de Ludwig, la cellulite du département sublingual est d'observation beaucoup plus commune que celle de toutes autres régions. Je pense même qu'on peut expliquer ce fait par une virulence extrême du microbe pathogène qui, staphylocoque ou streptocoque, produit des ravages d'une manière, pour ainsi dire, instantanée, au point même où il s'est introduit dans le système lymphatique. On pourrait me semble-t-il, comparer ce véritable phlegmon sous-muqueux diffus du plancher de la bouche avec ces suppurations également hyperseptiques qui se développent sous la muqueuse du pharynx ou des gouttières laryngées et, qu'après Senator, A. Dudefoy[4] décrivait, il y a quelques années, sous le nom de phlegmon infectieux pharyngo-laryngé.

On entend souvent dire des cellulites septiques du cou qu'elles sont des phlegmons gangreneux : dans certains cas, peut-être ; mais, pour ceux dont je vous parle, certes non ; ici, les accidents d'infection générale dominent la scène et évoluent avec une telle rapidité qu'ils emportent le malade avant l'apparition des plaques de sphacèle ; ce n'est vraiment pas d'un phlegmon, mais proprement d'une septicémie qu'il s'agit.

Chacun connaît, pour l'avoir observée, l'évolution clinique des septicémies lympho-phlegmoneuses du cou, qui, au point de vue anatomique, réalisent soit des septicémies simples, soit des septico-pyohémies. Elles sont caractérisées par la rapide diffusion du processus phlegmoneux, l'infiltration dure, ligneuse, sans œdème, du tissu conjonctif, la réaction musculaire rapide et violente des muscles

1. Pierre Delbet. Le phlegmon sublingal. In. fact. méd. de Paris. 7 avril 1894, n° 14, p. 158.

2. A. Demoulin. — De l'angine de Ludwig. In Archives générales de médecine de Paris. Février 1894, n° 2, p. 202. A Paris, chez Asselin et Houzeau.

3. Tissier. Prop. méd. 86.

4. Adolphe Dudefoy. Étude sur le phlegmon infectieux pharyngo-laryngé. in Thèse Paris 1895, n° 415. A Paris, chez Steinheil.

voisins, se traduisant par la contracture du masséter et du sterno-mastoïdien, la compression quelquefois intense exercée sur les organes du cou, la langue, la trachée, le pharynx, mais, surtout et avant tout, par l'absence presque complète de suppuration. Incisez-vous ces vastes plaques phlegmoneuses? C'est à grand peine que, tout à fait dans la profondeur, vous découvrez un minuscule foyer de suppuration contenant la valeur d'un, de deux dés à coudre d'une sécrétion dans laquelle vous ne reconnaissez même pas les caractères du pus. Et, même, il m'est arrivé de n'y rien trouver.

Ici éclate bien la preuve qu'il faut se méfier des infections chirurgicales qui ne suppurent pas: suppurer, c'est pour l'organisme le moyen de se défendre.

Ces accidents généraux, je les rappelle en deux mots : l'hypoglobulie suraiguë déterminant l'état pâle, plombé, terreux du visage; l'élimination des toxines par tous les émonctoires produisant l'albuminurie, les sueurs, la diarrhée; enfin et surtout, en dehors des phénomènes hyperthermiques, l'atteinte profonde du système nerveux. Chose remarquable, dans toutes ces infections hypervirulentes, il semble que le bulbe, profondément frappé, ne laisse pas au cerveau le temps de réagir sous l'empoisonnement cellulaire, et, tandis que le malade conserve — hors un peu d'agitation et de délire — la lucidité complète de son esprit, deux phénomènes dominent la scène : l'accablement du pouls, qui devient petit, dépressible, irrégulier et l'insuffisance respiratoire, la dyspnée bulbaire. Un malheureux ami à moi, atteint d'une septico-pyohémie cervicale, portait sur l'épaule un pansement que maintenaient à peine deux ou trois tours d'une bande souple très lâchement enroulée autour du thorax, et il nous criait : « Enlevez-moi ce pansement qui m'étouffe! » Et, tandis que sombrent ainsi les fonctions bulbaires dans cet empoisonnement si rapide, la température, quelquefois au moins, ne s'élève pas au-dessus de 38°5. J'en ai vu deux exemples.

IV

DES SEPTICÉMIES PHLÉBO-PHLEGMONEUSES DE LA FACE.

Chez d'autres malades, c'est par le système veineux que se transmet et que se généralise l'infection.

De la bouche, celle-ci gagne les veines de la face, les veines de l'orbite et les sinus dure-mériens. La voie qu'elle suit n'est pas toujours la même; les auteurs en décrivent deux; récemment j'en ai signalé une troisième. Les voici : il y a, d'abord, la voie de la *veine faciale* qui, au niveau de l'angle interne de l'œil, s'anastomose avec les branches d'origine de la veine ophtalmique principale ou supérieure. Il y a, ensuite, la voie du *plexus ptérygoïdien* qui, par les veines du trou ovale, du trou petit rond, du trou grand rond et du trou déchiré antérieur, communique avec le sinus caverneux, dans le segment antérieur duquel débouche précisément, d'autre part, la veine ophtalmique. Dans le premier cas, la transmission du processus infectieux de la bouche à l'orbite est, pour ainsi dire, antérieure, primitive et directe; dans le second, elle est postérieure, secondaire et rétrograde. Quand je dis « secondaire », j'entends secondaire à une phlébite du sinus caverneux. Là, l'infection gagne le système veineux orbitaire avant le système veineux crânien; ici, elle atteint le système veineux intracrânien avant le système veineux orbitaire.

Il y a, enfin, la voie des *veines anastomotiques ptérygo-orbitaires*, le long desquelles j'ai pu[1], sur un malade récemment observé, suivre la marche de la phlébite. Voici comment elles interviennent.

Sur le plancher de l'orbite, chemine d'avant en arrière, au-dessous de la veine ophtalmique principale, le long de l'angle inféro-interne, la veine ophtalmique inférieure qui, venue du sac lacrymal et du petit oblique, va se jeter, en arrière, dans le sinus caverneux, en traversant la partie large de la fente sphénoïdale. D'autre part, cette veine ophtalmique inférieure communique, chez la moitié des sujets environ, par des veines qui traversent la fente sphéno-maxillaire, avec cet important plexus ptérygoïdien ou zygomatique qui, situé entre le muscle temporal et le ptérygoïdien externe, résume la circulation des veines temporales profondes et de toutes les veines correspondant aux divisions postérieures de l'artère maxillaire interne, et d'où se détache la veine faciale postérieure. Ici, malgré la participation du plexus ptérygoïdien, la transmission du processus infectieux de la bouche à l'orbite est bien, si l'on veut, postérieure, mais elle est primitive et directe.

Au résumé, à n'envisager que leurs accidents locaux, les septicémies phlébitiques de la face gagnent l'encéphale en suivant l'une ou l'autre des trois routes parallèles suivantes : la première, antérieure, facio-ophtalmo-caverneuse; la seconde, intermédiaire, ptérygo-ophtalmo-caverneuse; la troisième, postérieure, ptérygo-caverneuse. L'utilisation des deux premières suppose, avant les manifestations encéphaliques, l'apparition de phénomènes oculo-orbitaires; l'utilisa-

---

1. Pierre Sébileau et Charles Graindou. *Un abcès dentaire suivi de phlébite mortelle de la veine ophtalmique inférieure*. Rev. de stomat. 1900.

tion de la dernière est compatible avec l'absence de ceux-ci qui, s'ils interviennent, n'interviennent alors que secondairement.

Au point de vue anatomo-pathologique, les septicémies phlébitiques de la face affectent deux formes : la forme phlébitique simple et la forme phlébo-phlegmoneuse. L'une et l'autre se définissent de soi-même : dans la première, l'inflammation se cantonne sur le canal veineux; dans la seconde, elle rayonne vers le tissu cellulaire ambiant. Cette septicémie bucco-faciale s'accompagne donc, ou non, de suppuration; et la suppuration, quand elle se forme, se développe en un phlegmon de siège et d'étendue variables. On peut, d'ailleurs, observer la coexistence des deux variétés cliniques sur le même sujet. Chez le malade dont je parlais précédemment, il y avait phlébo-phlegmon autour du plexus ptérygoïdien et phlébite simple de la veine ophtalmique.

De la clinique des septicémies phlébitiques de la face, je dirai peu de choses. Les symptômes généraux sont ceux des septicémies lympho-cervicales que j'ai déjà décrites; il est à noter que, d'ordinaire, leur évolution est moins rapide, Mais elles traduisent leur existence par l'éclosion d'accidents régionaux de première importance, ce qui s'explique par la participation aux phénomènes inflammatoires des veines orbitaires et des veines sinusiennes. Les douleurs, l'amaurose, les paralysies motrices, totales ou dissociées, du globe de l'œil, l'ex-ophtalmie, l'infiltration sous-conjonctivale, la stase et l'œdème papil-laires, le chemosis, l'hypertonie, l'agitation délirante, le coma, le stertor : ce sont là autant de symptômes qu'on observe concurremment ou séparément, et dont l'analyse sévère permet, non seulement de faire le diagnostic de la complication phlébitique, mais encore celui de la voie suivie par le processus infectieux.

Dans une récente communication à la société de stomatologie, j'ai montré tout le parti qu'on pouvait tirer, pour le diagnostic, du nombre, de la nature et de la succession des troubles oculo-optiques et des accidents encéphaliques.

V

DES SEPTICÉMIES GÉNÉRALES SANS DÉTERMINATION ANATOMIQUE.

La septicémie sans complications locales n'est pas rare à la suite des maladies de la bouche, mais jamais je ne lui ai vu le caractère suraigu et hypervirulent des infections lympho-phlegmoneuses. Je rappelle seulement les accidents qu'on observe à la suite des fractures de la mâchoire inférieure, des résections de cet os, des amputations de la langue, etc., ou bien encore cet état cachectique dans lequel tombent peu à peu les individus chez lesquels des caries multiples, des chicots infectés déterminent des suppurations de l'alvéole et des gencives (cachexie dentaire de Lejars). C'est même une chose que trop de personnes ignorent et à propos de laquelle il arrive souvent que le médecin ne donne pas de conseils assez sévères.

J'ai observé, cette année, un cas de pyohémie lente d'origine dentaire que je tiens à rappeler en quelques mots.

Dans le cours du mois de janvier dernier, je fus appelé, par mes confrères les D⁹ˢ Lataste et Latruffe, près d'un malade âgé de cinquante-neuf ans, atteint d'une névralgie sciatique très intense. Depuis deux mois, ce malade souffrait d'une « fluxion » qui n'était pas encore complètement guérie : une dent cariée, qui avait déterminé des accidents très douloureux de périostite alvéolo-dentaire, avait été enlevée, mais l'abcès s'était mal drainé par l'alvéole. Le gonflement et les douleurs avaient persisté et, sous l'influence de cette suppuration buccale qui durait depuis plusieurs semaines, le malade, du reste grandement préoccupé par des affaires d'intérêt, avait considérablement maigri. Il était pâle, fatigué, dormait mal, avait des petits accès de fièvre. Au milieu de cette situation qui s'aggravait de jour en jour, apparut un furoncle du poignet, régulièrement incisé, désinfecté et pansé par un de mes deux confrères, puis, un peu après, éclatèrent les symptômes d'une névralgie sciatique extrêmement douloureuse, laquelle, pendant quelques jours, donna le change sur la véritable maladie dont elle n'était qu'une manifestation.

Puis la température s'éleva de jour en jour ; des frissons survinrent, les membres inférieurs tombèrent dans un état parétique dont ils ne devaient plus sortir, l'état général s'aggrava sensiblement, l'adynamie fit de rapides progrès, et, enfin, une collection apparut dans la région lombaire : je fus appelé.

Un gros abcès fut ouvert : la sonde cannelée buta contre le neural dénudé de la dernière vertèbre lombaire (région pédiculaire, système apophysaire). Je drainai. L'examen du pus démontra qu'il renfermait des cultures pures de staphylocoque doré. Il y eut, après cette évacuation et sous l'influence d'un lavage répété du sang, assuré par le régime lacté et des injections massives de sérum, un peu d'amélioration dans l'état général. De son côté, la sciatique, qui était symptomatique de lésions pédiculo-vertébrales, diminua sensiblement. Nous pûmes alors suralimenter le malade. Mais d'autres collections purulentes apparurent. D'un genou, nous retirâmes du séro-pus qui n'était encore qu'une culture pure de staphylocoque. L'autre genou, puis une articulation tibio-tarsienne furent, à leur tour, frappés ; de nouveaux abcès se développèrent dans le dos, les fesses, la cuisse. Le malade, que la fièvre reprenait chaque soir, maigrit peu à peu, se cachectisa ; des escarres multiples se développèrent et, enfin, après six mois de souffrance et d'insomnie, le malheureux patient mourut dans un surprenant état de consomption, sans avoir, un seul jour, cessé de s'alimenter abondamment, et sans que les douleurs, qui siégeaient tout à la fois dans les lombes, les fesses, les deux membres inférieurs, particulièrement dans les genoux, eussent jamais fait trêve.

DISCUSSION

M. Bacqué. — J'ai eu l'occasion de voir à l'hôpital de Limoges une malade atteinte de septicémie générale d'origine buccale. Cette malade présentait les mêmes symptômes que ceux signalés par M. le professeur Sébileau.

Heureusement la suite a été moins grave et la malade a guéri. Il s'agissait d'une jeune fille de 20 ans, qui fit d'abord un abcès dentaire, puis quinze jours après un abcès cellulaire sous-cutané de la cuisse. En peu de temps, il y eut plus de quarante abcès tous situés dans le tissu cellulaire et occupant toutes les parties du corps. Ces abcès incisés et le pus examiné bactériologiquement on trouva des cultures de staphylocoques purs. L'infection buccale étant jugée la cause de l'infection générale, le docteur Donnet, chirurgien de l'hôpital, jugea qu'une large intervention devenait utile eu égard à l'état de la bouche.

Presque toutes les dents du maxillaire inférieur étaient complètement ébranlées, le pus fusait de toutes parts. Après chloroformisation, je fis l'extraction des dents et le docteur Donnet enleva toutes les parties nécrosées du maxillaire. A la suite de cette opération il y eut une amélioration très sensible et la malade put quitter rapidement l'hôpital, totalement guérie.

M. Tellier. — J'ai pu observer autrefois un cas rare que je rappelle à propos des faits signalés par M. Sébileau.

Un malade dans le coma apporté dans un service d'hôpital présentait un phlegmon péri-maxillaire d'origine dentaire. On pensa à des phénomènes de propagation veineuse du côté des sinus de la dure-mère. On n'eut pas l'occasion d'intervenir, il mourut une ou deux heures plus tard. A l'autopsie on trouva des signes de méningite tuberculeuse.

M. Testelin. — Je prie M. Sébileau de nous dire s'il compte des observations de pleurésie purulente qui seraient consécutives aux infections d'origine buccale.

Un de mes malades est mort en effet d'une pleurésie purulente survenue deux mois après l'apparition d'un adéno-phlegmon péri-maxillaire survenu au cours de l'évolution d'une dent de sagesse.

Le docteur Poncet, de Lyon opéra le malade qui deux mois plus tard fut pris d'une dyspnée violente alors que la guérison paraissait assurée et la mort survint trop brusquement pour permettre une intervention quelconque. On reconnut que cette mort était due à l'évolution d'une pleurésie purulente.

M. Sébileau. — L'observation que vient de nous rapporter en quelques mots notre confrère le docteur Tellier confirme les faits sur lesquels s'appuie ma communication. L'observation du docteur Bacque est un cas très net de septico-pyoémie à forme lente tout à fait comparable à celui que j'ai signalé.

L'observation du docteur Testelin (pleurésie purulente à la suite d'une périostite mandibulaire et d'un adéno-phlegmon du cou) peut, me semble-t-il, s'interpréter de deux manières : ou bien cette pleurésie purulente ne fut qu'un abcès pyoémique analogue à l'abcès lombaire de mon malade, ou bien (et c'est l'hypothèse que rend vraisemblable la mort subite d'un malade qui n'avait marqué jusque-là aucun symptôme du côté de l'appareil respiratoire) elle ne fut que la conséquence d'un phlegmon du cou vidé dans la cavité pleurale. Ce dernier accident est, en effet, connu. Au cas où il mériterait d'être ainsi interprété, le fait très intéressant rapporté par notre confrère le docteur Testelin ne serait plus de l'ordre de ceux sur lesquels j'ai essayé d'attirer l'attention du Congrès.

M. le Dr Pietkiewicz. — Je regrette infiniment que la situation des membres du bureau et en particulier celle du président par rapport aux orateurs ne m'ait permis d'entendre que de la façon la plus imparfaite la très intéressante communication de M. Sébileau sur les différentes formes de septicémie buccale, mais je n'ai qu'à faire appel aux souvenirs d'une communication antérieure à la Société de stomatologie pour savoir avec quel soin jaloux et en anatomiste passionné M. Sébileau a dû indiquer le processus de ces infections d'origine buccale. Et je rapellerai aussi à ce propos deux cas à terminaison fatale que j'ai observés au début de ma carrière d'étudiant, l'un à l'hôpital Saint-Antoine, l'autre à Necker. La première fois, il s'agissait d'un convalescent de fièvre typhoïde d'une vingtaine d'années, passé d'un service de médecine dans le service de chirurgie pour ce qu'on appelait alors des abcès métastatiques un peu partout, au creux poplité, au coude, etc. Un de ces abcès parut vouloir se développer à l'angle de la mâchoire inférieure du côté droit, mais il prit rapidement la marche phlegmoneuse et le malade mourut en quelques jours.

L'autopsie démontra qu'il s'agissait d'une phlébite des sinus intra-craniens ayant pour point de départ les tissus environnant la dent de sagesse encore incluse et en voie d'évolution.

Le deuxième malade était aussi un homme jeune, en proie à une attaque de rhumatisme articulaire aigu qui mourut rapidement d'accidents cérébraux, dans l'intervalle de deux visites, accidents dont l'autopsie démontra la même origine et le même processus que dans la première observation, tandis que le diagnostic porté était celui de méningite rhumatismale.

MALFORMATIONS BUCCALES DANS L'HÉRÉDO-SYPHILIS

par M. CHOMPRET.

Dentiste des hôpitaux

Parmi les malformations si nombreuses de l'organisme, et que l'on peut imputer à l'action dystrophiante de l'hérédo-syphilis, les malformations buccales tiennent une place importante et acquièrent la valeur de véritables stigmates.

Les stigmates dentaires permettent bien souvent de suspecter à première vue l'hérédo-syphilitique. Mais avant de nous étendre sur ce qui ne constitue qu'une partie, quoique la plus importante, du chapitre des malformations buccales dans l'hérédo-syphilis, nous accorderons quelques instants aux *lésions des tissus mous*.

Les lèvres, la langue et les joues seront intéressées à des degrés différents, et leurs lésions seront associées ou non aux *lésions du tissu osseux* qui nous arrêteront également quelque peu.

Enfin, prenant la dent à son origine, nous décrirons d'abord les troubles de l'*évolution folliculaire*; puis il sera logique de faire suivre cette étude de l'exposé des *troubles constitutionnels des dents*: ceux-ci, en effet, nous le verrons, seront le plus souvent, pour ne pas dire toujours, la conséquence de troubles d'évolution qui les expliqueront dans un rapport de cause à effet.

Tissus mous. — Il peut arriver qu'avant même tout examen approfondi d'un individu soupçonné ou non d'hérédo-syphilis, des malformations des *lèvres* et de l'orifice buccal attirent tout de suite l'attention.

C'est ainsi que l'orifice peut être réduit dans ses dimensions, sous l'influence probable d'une cicatrisation des fissures commissurales: cette atrésie est connue sous le nom d'ankylocheilie. Ce qui permet d'ailleurs cette hypothèse, c'est qu'il peut exister en même temps au niveau des lèvres, des *fissures* non encore cicatrisées; il est alors facile de prévoir que le travail de réparation de ces fissures amènera, s'il n'existe déjà, une atrésie de l'orifice buccal.

Le siège même de ces petites fissures est variable: elles sont ou bien commissurales, ou bien médianes à la lèvre inférieure, ou bien symétriques et paramédianes à la lèvre supérieure; dans ce dernier cas elles empêchent la lèvre supérieure de rejoindre la lèvre inférieure et donnent lieu à un facies dit « en soupirail », suivant le mot de Darier.

Ces fissures sont plus ou moins profondes, longues à cicatriser, et laissent des traces indélébiles. On peut les dire *grandes* quand elles vont de l'encoche à la division complète de la lèvre : c'est là un des stades du bec-de-lièvre. Les *petites* fissures sont de véritables rhagades.

Il existe parfois des pertes de substance plus ou moins grandes, consécutives à des lésions *gommeuses* ou *scléreuses* et sur lesquelles Fournier, Zeissl et Pellizzari ont attiré l'attention.

Ces lésions scléreuses ou gommeuses n'atteignent pas seulement les lèvres. La *langue* sera examinée avec le plus grand soin : en effet, sur cet organe, toutes les formes scléreuses ou gommeuses qui peuvent se voir dans la syphilis tertiaire donnent lieu aux malformations les plus variées : plus particulièrement la forme scléreuse est d'origine congénitale.

Notons les *plaques muqueuses*, et les *lésions ulcéreuses, lupoïdes* de la base de la langue, décrites par Liaras de Bordeaux en 1897.

Les lésions parasyphilitiques ont été étudiées par Fournier, et, pour montrer leur importance dans la région buccale, il suffit de dire qu'elles comprennent la *glossite exfoliatrice marginée*, la *leucoplasie buccale*, etc.

Sur les *joues*, on peut retrouver également les plaques muqueuses banales, mais de plus il existe une lésion non décrite, originale, caractérisée par une sorte d'épaississement linéaire de la muqueuse dans la région en rapport avec l'interligne articulaire dentaire : la muqueuse semble pincée par les dents; soulevée en dos d'âne, blanc grisâtre, elle fait tâche sur les parties avoisinantes; si ce n'était sa consistance fibreuse, on prendrait cette lésion pour une plaque muqueuse allongée; comme elle résiste à tout traitement on peut la considérer comme une véritable malformation.

Il nous a été donné de constater le même épaississement linéaire sur la muqueuse tapissant le vestibule gingivo-labial.

Tissu osseux. — En dehors de toute lésion des tissus mous, ou bien associées à elles, il existe fréquemment des malformations du squelette osseux de la bouche formé par les deux os maxillaires. Ces malformations vont donner à l'individu qui les porte un faciès souvent caractéristique, ou tout au moins apparaître comme des stigmates qui mettront sur la voie dans la recherche de l'hérédo-syphilis.

Le *maxillaire inférieur*, d'après Lannelongue, subira parfois une *hyperostose* des deux branches montantes; dans d'autres cas il y aura une *hypertrophie générale* donnant lieu à du prognathisme de l'arcade dentaire inférieure.

Enfin, il peut exister une *atrophie* générale du maxillaire inférieur, celle-ci coïncidant parfois avec l'atrophie de tous les os de la face et donnant un aspect caractéristique au malade, le front bombant au-dessus d'un petit visage vieillot, grimaçant.

Comme le maxillaire inférieur, le *maxillaire supérieur* peut être intéressé : ou bien il subit une *atrésie générale* faisant que toutes les dents de l'arcade supérieure mordent en dedans des dents de l'arcade inférieure; ou bien une *atrésie partielle* régulière ou irrégulière, symétrique ou non, la moitié du maxillaire supérieur pouvant être moins développée, et donnant lieu à une véritable asymétrie faciale.

Mais la syphilis paraît avoir une affinité pour l'os intermaxillaire, ainsi que nous l'avons fait remarquer en 1896, à la Société de dermatologie et de syphiligraphie. Selon que l'action dystrophiante de la maladie a été plus ou moins violente et a duré plus ou moins longtemps, nous aurons des lésions affectant toutes les formes du *bec-de-lièvre*, qu'il y ait eu arrêt de développement d'une ou de plusieurs divisions d'Albrecht, ou uniquement non-coalescence des bourgeons.

L'os incisif peut avoir subi un arrêt de développement et son peu de hauteur donner lieu à cette déformation de l'arcade supérieure qui fait que les incisives supérieures ne viennent plus rejoindre les incisives inférieures. Il en résulte que la mâchoire étant fermée, l'articulation des dents ne se fait normalement qu'à partir des canines; de plus il existe entre les incisives supérieures et les incisives inférieures un espace dans lequel peut venir se loger l'extrémité de la langue. J'appellerai cette malformation *occlusion en arc*, le bord tranchant des incisives et canines supérieures formant l'arc dont la corde est représentée par le bord tranchant des incisives et canines inférieures.

Si je me permets d'insister sur cette malformation, c'est qu'elle n'est pas celle qu'à décrite Jullien; pour cet auteur il s'agit d'un autre défaut de concordance des arcades et qui proviendrait de ce que l'arcade dentaire supérieure plus développée *déborderait* l'arcade dentaire inférieure, soit dans toute son étendue, soit uniquement dans la partie antérieure, comme dans le cas personnel que je présente au congrès.

Je ne ferai que citer ici une malformation très fréquente, et bien connue sous le nom de *voûte ogivale* : c'est, vous le savez, une déformation de la voûte palatine coïncidant fréquemment avec l'atrophie de l'os intermaxillaire.

Je crois que c'est le moment de noter comme lésion parasyphilitique la résorption pathologique des arcades dentaires comme d'abord sous le nom d' « affection singulière des arcades alvéolaires » et décrite comme telle par Léon Labbé en 1868, puis par Dolbeau. Fournier l'appela ensuite « mal perforant buccal ». C'est sous ce nom qu'elle a fait le sujet d'études nombreuses auxquelles se rattachent les noms de Letulle, d'Hudelo, de Boudet.

Il peut être intéressant de rapprocher de ces lésions un cas de disjonction de la symphyse mentonnière survenue chez un jeune hérédo-syphilitique de deux ans dont je veux brièvement rappeler l'histoire.

Jusqu'à l'âge de 1 an, le jeune X... se porte bien : élevé au sein, il se développait normalement quand son père, le docteur X..., s'aperçut un jour qu'un de ses doigts se déformait. D'après l'avis de nombreux confrères consultés, il s'agissait d'un cas de spina ventosa, et on le traita comme tel. L'amélioration ne se montrant pas, le docteur X... conduisit son fils au professeur Fournier. Un examen approfondi fit découvrir chez le jeune malade de l'épididymite, de la périostite de l'os frontal et enfin une dactylite, le tout d'origine syphilitique.

Notons en passant que le père et la mère de l'enfant n'ont jamais eu la syphilis, mais que les grands-pères des deux côtés sont des syphilitiques avérés : c'est donc un cas d'hérédité de seconde génération.

Sous l'influence du traitement spécifique tous les accidents disparurent rapidement : cependant il survint une stomatite mercurielle fort intense qui amena la chute d'une incisive médiane inférieure et disparut grâce à des soins hygiéniques locaux fort bien compris.

Six mois plus tard, des phénomènes inflammatoires survenant dans la région incisive inférieure, le professeur Fournier fut consulté de nouveau et m'adressa le jeune malade. A première vue on pouvait croire qu'il s'agissait d'une gingivite infectieuse quelconque, la muqueuse formant un léger bourrelet rougeâtre au collet des incisives inférieures et la pression faisant sourdre des alvéoles une sérosité purulente.

C'est à peine s'il restait un espace libre là où se trouvait jadis l'incisive centrale tombée : les dents voisines semblaient s'être rapprochées. Cette région était sensible et, en cherchant à délimiter la douleur, je m'aperçus d'une mobilité anormale vers la symphyse mentonnière. Il paraissait y avoir une fracture médiane et verticale du maxillaire inférieur ou du moins une disjonction de la symphyse mentonnière.

Cet accident était survenu spontanément, sans heurt, sans choc d'aucune sorte, et sans que le père ni les médecins consultés s'en fussent aperçus.

C'est, je crois, un cas unique dans la science, mais qui mérite d'être rapproché de la maladie de Pierrot, décrite comme une pseudo-paralysie des membres, provenant d'une fracture ou d'une disjonction entre l'épiphyse et la diaphyse des os des membres.

Évolution folliculaire. — Dans une cavité dont les tissus mous sont susceptibles de tant de malformations dystrophiques, dans des maxillaires qui vont si facilement se déformer, il n'est pas étonnant de voir *l'évolution folliculaire* se faire d'une façon anormale ou incomplète.

J'envisagerai successivement les troubles de la première, puis de la deuxième dentition. La *première dentition* peut même ne pas exister: il y a alors absence complète de dents; c'est ce que j'ai consigné dans un cas personnel cité dans la thèse d'Edmond Fournier.

Dans d'autres cas les dents apparaissent, mais avec un retard plus ou moins considérable, tantôt à 2 ans, tantôt à 4 ans dans un cas de Saint-Germain, à 12 ans même dans une observation de Lancereaux.

Si les dents se développent normalement il peut par contre se produire une usure plus rapide: les dents congénitales, souvent se ramollissent très vite, se carient et tombent.

Coleman cite des dents congénitales rabougries sans racines, flottantes dans une membrane muqueuse: ce serait pour lui l'exfoliation des chapeaux d'ivoire calcifiés des dents temporaires nécrosées.

Certaines dents de la première dentition peuvent manquer; par contre, dans quelques cas on en compte de surnuméraires.

Enfin je noterai, bien qu'elle soit rare, l'implantation vicieuse de ces dents.

Nous retrouvons les mêmes troubles dans l'évolution folliculaire des dents de la *deuxième dentition*. J'ai signalé dans un cas personnel l'absence complète de la deuxième dentition.

On peut croire quelquefois à cette absence alors qu'il ne s'agit souvent que d'un simple retard: il n'est pas rare en effet, de voir des hérédo-syphilitiques de 15 ans posséder encore nombre de dents de lait.

L'absence partielle des dents permanentes peut être *réelle* ou *apparente*. *Réelle*, elle résulte de l'atrophie du bulbe dentaire; *apparente*, la dent alors n'a pas émergé mais elle a évolué néanmoins: le bulbe s'est dévié, et la dent s'est développée vicieusement dans une direction quelconque, au sein ou en dehors du maxillaire. Il est intéressant de rechercher quelles sont par ordre de fréquence, les dents qui manquent: ce sont: l'incisive supérieure latérale gauche, l'incisive supérieure latérale droite, les canines, enfin les petites molaires. Il n'est pas rare de voir les dents manquer symétriquement, par exemple les incisives latérales supérieures.

Je crois devoir insister maintenant sur une malformation fort grave et que je fus le premier à signaler, c'est la *persistance des dents de lait*.

En effet il faut bien se pénétrer de l'idée que si la dent de lait persiste c'est qu'elle n'a pas été délogée par la dent de remplacement. En espèce, le vieil adage « Un clou chasse l'autre » trouve ici son application absolue. La preuve en est dans le fait suivant : si pour une raison ou pour une autre, on vient à enlever la dent de lait, il peut rester à sa place un vide permanent que ne vient jamais combler une dent de seconde dentition. Celle-ci a poussé ailleurs, si elle a poussé, ou a été atrophiée nativement dans son follicule. Donc ce n'est pas la dent temporaire qui par sa persistance, gêne l'évolution de la dent permanente.

Les dents de lait qui persistent sont par ordre de fréquence, les deuxièmes molaires temporaires, les premières molaires temporaires, les canines, les incisives.

Aussi bien les dents *surnuméraires* ne sont pas rares dans l'hérédo syphilis. Elles sont tantôt bien conformées, les incisives en particulier, et se trouvent placées régulièrement sur l'arcade ; tantôt ces dents présentent les types les plus variés, mais se rapprochent souvent de la forme conoïde et rappellent plus ou moins un grain de riz. C'est dans la région incisive que vous les verrez d'ordinaire, au niveau d'une division d'Albrecht, soit à la partie médiane, soit entre les incisives et les canines. Ne vous attendez pas à les trouver toujours sur l'arcade le plus souvent en effet elles sont en dedans ou en dehors.

J'ai pu encore observer des molaires naines rappelant la forme de certaines dents de sagesse et placées sur les côtés des premières et deuxièmes grosses molaires.

Mais quelles qu'elles soient, ces dents présentent très souvent une *implantation vicieuse*. C'est le fait ou bien seulement d'une *désorientation* des dents sur une arcade normalement disposée, les faces des dents n'étant plus tournées normalement ; ou bien d'une désorientation à laquelle se joignent toutes les déformations de la disposition régulière des dents sur l'arcade.

Enfin il y aura aussi antéflexion ou rétroflexion, et ces mille déviations qui forment parfois un véritable chaos que nous sommes appelés à débrouiller et qui réclament tout l'art du redressement.

Troubles constitutionnels. — Après avoir ainsi passé en revue les troubles de l'évolution folliculaire des dents, il me restera à considérer chez les hérédo-syphilitiques la dent en elle-même ; celle-ci présente toute une série de modifications, une variété de types très différents dont la complexité même rend nécessaire une description aussi précise que possible : je réunirai ces malformations dentaires sous le nom de *troubles constitutionnels* des dents. Celles-ci subissent dans la première comme dans la deuxième dentition l'action dystrophiante qui peut être imputée à l'hérédo-syphilis.

Dans la première dentition nous avons déjà parlé de l'*amorphisme* ; il nous suffira de citer sans le décrire le *microdontisme* généralisé. Mais les dents de la première dentition vont subir encore des dystrophies coronaires : c'est ainsi que vous pourrez relever des érosions en sillon qui siègent surtout sur les molaires et sur les incisives. Magitot avait nié ces érosions qui ne font plus de doute pour personne et dont j'apporte ici un certain nombre de modèles. Il vous sera facile d'admettre que ces dents soient vouées à une altération rapide ; ces dents sont vulnérables et il est fréquent de voir des enfants de 3 et 4 ans offrir une teinte noirâtre typique de toutes leurs dents ; de plus ces dents s'altèrent et sont rapidement exfoliées et expulsées. Gibert (du Havre, parle même d'un cas dans lequel « toutes les dents tombaient à peine sorties : les molaires seules avaient persisté, mais étaient déjà érodées et cariées ».

Toutes ces malformations deviennent plus nettes et plus caractéristiques, lors de la deuxième dentition. Alors l'*amorphisme* proprement dit existe dans toutes ses variétés. Les dents ne présentent plus aucune forme. Ce sont ou bien de véritables cailloux, ou des dents en tricorne décrites par Hutchinson, ou encore des dents dites « en corne, en cheville » etc.

Mais je m'empresse d'ajouter que l'amorphisme n'est pas toujours aussi absolu. Les dents sont seulement déviées plus ou moins du caractère ou du type auquel elles appartiennent. Elles sont tordues sur leur axe, effilées en dent de poisson, allongées en touche de piano, ou conoïdes en grain de riz, suivant toutes les comparaisons qui en ont été faites.

Pourtant chez certains sujets les dents ne s'écartent pas trop de leur type, mais elles subissent un gigantisme ou un microdontisme qui sera généralisé ou partiel.

Le *gigantisme* généralisé est fort rare, se localisant plutôt aux incisives supérieures, (j'en possède un cas personnel) ou à des molai res ayant des tubercules supplémentaires, ainsi que le rapporte Barasch, et que je l'ai consigné dans un cas personnel.

Le microdontisme peut être lui aussi généralisé mais porte plus souvent sur les incisives et les canines, ainsi qu'en témoignent une observation publiée avec Gaston et Barasch, et une autre observation personnelle.

S'il est localisé d'ailleurs, il est souvent symétrique : il siège surtout aux incisives supérieures latérales, aux incisives supérieures centrales, et aux incisives inférieures centrales. Dans ce cas les dents gardent la forme de leur type propre : elles sont naines mais non difformes.

Vous pourrez voir ici encore comme dans la première dentition, les dents subir des dystrophies coronaires : mais celles-ci sont plus nombreuses, et en réalité toutes les formes d'érosion de la couronne pourraient être décrites dans la deuxième dentition.

Suivant leur siège d'abord elles sont dites *coronaires* ou *cuspidiennes* : suivant leur nature elles seront en nappe, en sillons, punctiformes, en godets ou cupules.

Coronaires, elles vont siéger principalement sur la surface antérieure des incisives, et affecter souvent la forme dite en nappe, à surface rugueuse, rappelant les dessins d'un gâteau de miel. Nous y verrons aussi des érosions en sillons : ceux-ci peuvent être verticaux, ce qui à vrai dire reste fort rare ; au contraire les sillons horizontaux se rencontrent fréquemment : plus ou moins nombreux et profonds, ils sont dits alors « en escalier ». Ces sillons se voient également sur les canines et les petites molaires.

Les érosions coronaires *punctiformes* doivent leur nom à l'existence de points qui sont disposés plus ou moins régulièrement et en nombre variable.

Enfin je citerai encore les érosions en godets ou en cupules plus ou moins nombreuses.

Les érosions dites « cuspidiennes » se voient sur toutes les dents jusqu'aux deuxièmes grosses molaires qui très rarement sont atteintes. Sur les premières grosses molaires vous les verrez affecter la forme d'érosions en cratère : la partie coronaire qui avoisine le collet est normale et se trouve séparée tantôt par un bourrelet, tantôt par une rigole circulaire, de la portion supérieure hérissée d'éminences grenues, irrégulières, qui plus tard s'useront et laisseront une surface lisse, en « plateau ».

Sur les canines il semblerait parfois qu'une petite dent pointue, irrégulière, est enchâssée dans une dent dont le sommet aurait été étranglé par un nœud quelconque.

Nous insisterons enfin d'une façon toute spéciale sur les incisives : elles offrent à leur surface triturante toutes les malformations possibles elles sont amincies, déchiquetées, crénelées, en clou de girofle. Mais ces lésions sont banales : seule la dent dite « d'Hutchinson » dont on parle si souvent et qu'on voit si rarement mérite de nous arrêter ici.

J'ai déjà eu l'occasion d'en parler dans une communication que j'ai faite à la Société de stomatologie.

Les dents d'Hutchinson, sont des incisives supérieures centrales permanentes possédant une échancrure semi-lunaire du bord libre, la convexité regardant le collet de la dent. Parfois ces dents sont courtes, étroites, atrophiées, mais dans d'autres cas elles sont fortes, trapues, épaisses comme chez un jeune sujet que nous avons présenté à la Société de stomatologie. Le Pr Fournier leur attribue une forme en *tournevis*, c'est à dire que leur diamètre au collet serait plus grand qu'au niveau du bord libre. Ce caractère n'est pas constant car lorsqu'on a soin d'enlever le tartre qui avoisine la gencive, on trouve que bien souvent ces dents ont réellement une taille, un collet. On a dit aussi que les incisives d'Hutchinson étaient fréquemment déviées sur leur axe, et qu'elles affectaient une direction oblique convergente. Cette anomalie de direction peut certainement se présenter, mais nous ne l'avons constatée que par exception.

Presque toujours nous avons vu ces dents occuper une place normale dans la courbe régulière de l'arcade dentaire et lorsqu'elles étaient *désorientées* selon l'expression que nous avons donnée le premier, nous trouvions toujours d'autres anomalies soit que des dents voisines manquassent ou fussent atrophiées, ou qu'il y eût vice de position et de direction dans tout ou partie du système dentaire.

La dent d'Hutchinson ne nait pas telle que nous l'avons décrite plus haut avec son échancrure marginale semi-lunaire. Au moment de son éruption elle affecte la forme d'un ovoïde aplati, partagé en deux parties inégales et limitées par un sillon à convexité tournée vers le collet. On dirait que le pôle inférieur de la dent a été pris dans un cercle puissant au moment de son développement et que sous ce lien qui l'étreignait la portion incisive de la dent s'est trouvée privée de nourriture et atrophiée. Il est donc au dessous de ce sillon une sorte d'appendice, une masse d'émail plus ou moins grande, peu épaisse d'ordinaire, offrant l'aspect de végétations, de dentelures où on reconnait souvent les trois centres de développement de la dent.

D'autres fois et cela lorsque la lésion remonte à une époque plus lointaine, la masse appendiculaire est considérable et ressemble à une dent greffée au dessous d'une autre dent plus volumineuse dont le bord libre aurait été évidé en cuvette pour la recevoir.

C'est un exemple de ce genre que nous avons vu chez un malade du Pr Fournier et dont nous avons présenté le moulage à la Société de stomatologie.

Sous le travail de la mastication, cette région amincie peu résistante s'use bien vite et disparaît laissant à sa place une échancrure taillée aux dépens du bord antérieur de la dent.

C'est alors et seulement à ce moment là, qu'on a le type décrit sous le nom de dent d'Hutchinson.

Les cuspides latérales ainsi formées peuvent à leur tour s'user et la dent perdant son caractère, présentera plus tard un bord libre presque horizontal. Il sera alors très difficile de voir à première vue si l'on a affaire à une véritable dent d'Hutchinson.

Si l'on regarde le pôle inférieur de cette dent, on s'aperçoit qu'elle est légèrement évidée en cupule et que la dentine mise à nu, tranche par sa coloration brunâtre sur le blanc nacré de l'émail périphérique.

La dent d'Hutchinson est presque toujours recouverte de tartre jaune noirâtre, ce qui a pu faire croire que c'était là sa teinte normale : il n'en est rien, et cette dent débarrassée de toute cause extrinsèque de de coloration et nettoyée offrira le même aspect que les dents voisines normales.

La dent d'Hutchinson ne nous paraît pas offrir moins de résistance à la carie que la dent normale. Il semble au contraire qu'une sorte de bride cicatricielle protège la dent dès qu'elle a perdu son appendice dentelé atrophique, et qu'à partir de ce moment elle oppose aux microbes une barrière plus difficile à franchir. Elle s'use volontiers mais elle se carie difficilement.

La lésion décrite par Hutchinson se voit toujours en même temps sur les deux incisives centrales supérieures et elle nous a paru être toujours accompagnée d'autres malformations du système dentaire.

La *vulnérabilité dentaire* que nous signalions pour la première dentition est encore plus grande et les dents mal formées mal implantées sont rapidement la proie de la carie : il n'est pas rare de voir les hérédo-syphilitiques âgés de 20 à 50 ans, ne plus posséder dans la bouche que des chicots informes et infectés.

Cette vulnérabilité n'est chose facile à comprendre, que si l'on rapproche les lésions intimes produites par l'hérédo-syphilis dans le tissu dentaire des lésions que cette hérédité produit dans les tissus osseux (thèse de Berne 1885) dégénérescence gélatiniforme, décalcification, altération spongoïde.

Il me resterait à parler de la *coloration* des dents dans l'hérédo-syphilis que certains auteurs voudraient voir tantôt *vitreuses*, tantôt *opaques*, avec des teintes gris verdâtre. Mais notre pratique ne nous a jamais permis de faire de telles remarques.

Je n'ai fait ici qu'une étude clinique des lésions érosives des dents ne voulant voir que les malformations apparentes de l'émail sans m'occuper des transformations qui se produisent dans sa constitution intime comme dans celle de l'ivoire sous-jacent.

J'ai voulu simplement vous présenter un tableau aussi complet que possible de toutes les malformations buccales de l'hérédo-syphilis.

N'allez pas croire cependant que j'aie voulu rapporter uniquement à cette diathèse les lésions si nombreuses dont je vous ai parlé.

Depuis le temps déjà assez long où j'ai l'honneur de m'occuper à l'hôpital Saint-Louis des affections de la bouche, j'ai toujours combattu la tendance de certains syphiligraphes qui veulent voir partout la trace de la syphilis. Je ne suis d'ailleurs pas *plus royaliste que le roi* et avec Fournier je crois que toute cause de dénutrition venant de la mère, du fœtus ou de l'enfant pendant les premiers mois de son existence, peut amener un trouble dans la nutrition générale et produire les malformations que nous venons de passer en revue.

La tuberculose, l'alcoolisme, le rachitisme, les auto-intoxications gravidiques comme *l'albuminurie*, les traumatismes graves, les maladies infectieuses pourront être incriminées des mêmes méfaits.

Toutefois, la syphilis plus que toute autre maladie, frappant les jeunes organismes pendant la vie fœtale et les premiers mois de l'existence, nous devons lui rapporter la plus grande partie des malformations qui datent de cette époque.

DISCUSSION

M. Sébileau parle de l'indépendance des deux parties droite et gauche du maxillaire dans la série animale, particulièrement chez les enfants, et en tire des considérations sur l'étiologie non spécifique du malade de M. Chompret.

M. Chompret — Je ne considère pas comme un arrêt de développement ou une malformation la lésion que j'ai décrite. Chez mon jeune malade le maxillaire inférieur s'était soudé normalement vers le troisième ou le quatrième mois et ce n'est que dans les derniers jours que la disjonction s'est produite sous l'influence de l'infection syphilitique qui ailleurs produisit de la dactylite et de la périostite de l'os frontal.

C'est donc une sorte de fracture spontanée que l'on put constater dans ce cas.

M. Guiria s'étonne qu'en France, qu'à Paris, il n'existe pas de musée de stomatologie. Il émet le vœu que le Congrès de stomatologie prenne l'initiative de cette création.

M. Pietkiewicz. — Je crois me faire l'interprète de la section entière en donnant notre adhésion au vœu que vient d'émettre M. le professeur Guiria de voir se créer à Paris un musée de stomatologie.

M. Magitot possédait, en effet, une riche collection de moulages et d'anomalies, je ne sais ce qu'elle est devenue, mais notre collègue le docteur Jarre dont je regrette l'absence aujourd'hui, pourrait nous renseigner à cet égard. La plupart d'entre nous ont mis de côté aussi les cas les plus intéressants de leur pratique, ces éléments épars et connus seulement de leur propriétaire constitueraient déjà par leur réunion les éléments d'un musée du plus haut intérêt, éléments qui pourraient s'accroître de jour en jour si tous les médecins qui s'occupent de stomatologie voulaient apporter le concours de leur bonne volonté à l'œuvre commune.

La section de stomatologie du Congrès international de médecine, la Société de stomatologie de Paris, la Société médicale des dentistes des hôpitaux pourraient prendre l'initiative de cette création suggérée par M. le professeur Guiria que nous devons bien sincèrement remercier et faire un appel qui sera, je l'espère, entendu de tous aussi bien en France qu'à l'étranger.

MILIEU BUCCAL, SON ÉQUILIBRE BIOLOGIQUE. AFFECTIONS SPÉCIFIQUES ET POLYMICROBIENNES

par M. le docteur LEBEDINSKY.

de Paris.

MESSIEURS,

J'ai publié en 1898 un travail ayant comme titre « Les gingivo-stomatites et le polymicrobisme buccal ». Après quelques considérations sur le rôle important que joue la cavité buccale en pathologie générale, j'ai essayé surtout d'établir une classification scientifique des gingivo-stomatites. Ayant choisi comme base de ma classification la **pathogénie** et non l'étiologie, comme on l'avait fait auparavant, je suis arrivé à simplifier les nombreuses classifications des gingivo-stomatites et les classer en deux grouses : des gingivo-stomatites spécifiques ayant pour agents pathogènes des microbes spécifiques et des gingivo-stomatites septiques polymicrobiennes ayant pour agent pathogène le polymicrobisme buccal.

Je veux reprendre aujourd'hui la question sous une autre forme pour défendre ma façon de voir et montrer en même temps le rôle important que nous devons attribuer au polymicrobisme buccal par rapport à la pathologie générale.

Je commencerai par un aperçu général du milieu buccal et de son équilibre biologique, je finirai par les affections spécifiques et polymicrobiennes de la cavité buccale.

Milieu buccal. — Le milieu buccal est constitué par la *salive mixte*, par l'*appareil lymphoïde* qui fournit des quantités innombrables de leucocytes et par le *polymicrobisme buccal.*

La salive mixte est un produit mélangé des salives parotidienne, sous-maxillaire, sublinguale, de la salive des glandes intra-buccales et du mucus buccal.

La salive mixte est un liquide incolore, inodore, insipide, opalin, un peu filant. Sa réaction est franchement alcaline. Elle tient en suspension de nombreuses cellules épithéliales, des corpuscules muqueux qui ressemblent aux leucocytes. Ces corpuscules proviennent de l'appareil lymphoïde qui entoure l'orifice postérieur de la cavité buccale.

L'appareil lymphoïde est formé par des glandes à follicules clos (organes lymphoïdes, organes phagocytaires). Ces glandes sont disposées de telle façon qu'elles forment une véritable barrière lymphoïde qu'on appelle anneau lymphoïde de Waldeyer. Cet anneau lymphoïde est formé par les deux amygdales palatines, situées dans les loges amygdaliennes, par l'amygdale pharyngienne située dans le pharynx nasal entre les deux trompes d'Eustache et par l'amygdale linguale située derrière le foramen caecum du V lingual à la base de la langue. Outre ces quatre amygdales il existe une véritable nappe de follicules clos sur toute la cavité de l'arrière-gorge. Dans le derme sous-jacent à la muqueuse bucco-pharyngée, au-dessus de la couche épithéliale il existe un véritable lac lymphatique.

Cet appareil lymphoïde fournit à l'état physiologique des leucocytes nécessaires à la phagocytose, nécessaires à la défense de la cavité buccale. Cette leucocytose est plus ou moins intense selon les circonstances. Elle peut être activée par des substances ayant une action chimiotaxique positive, la leucocytose peut être diminuée ou arrêtée si les substances ont une action chimiotaxique négative.

Le polymicrobisme buccal. La cavité buccale, portion initiale du tube digestif, est une des cavités naturelles les plus riches en micro-organismes. Ces micro-organismes y sont introduits par les aliments, par les boissons et par l'air atmosphérique. La cavité buccale présente un lieu de prédilection pour les micro-organismes à cause du milieu favorable qu'ils y trouvent pour se développer : température 58°, humidité, colonisation facile dans les nombreux replis de la muqueuse buccale.

On divise généralement les micro-organismes de la bouche en *pathogènes* et *non pathogènes* ou saprophytes. Cette division me paraît arbitraire, étant donnée l'absence de limite d'action de ces deux variétés. Il y a, certes, une différence de virulence de ces micro-organismes il y a, certes, une différence de qualité de leurs toxines; mais ces différences ne peuvent exclure l'action pathogène de certains micro-organismes de la bouche considérés comme inoffensifs. Tous les micro-organismes de la bouche peuvent devenir pathogènes lorsqu'ils trouvent un terrain favorable pour exalter leur virulence, en l'absence de ce terrain favorable tous les micro-organismes existent sous forme de microbisme latent.

Les bactéries les plus fréquemment rencontrées dans la bouche sont :

> Le bacterium termo ;
> Le bacillus subtilis ;
> L'amylobacter ;
> Le vibrio rugula ;
> Les spirilles ;
> Le spirochète denticola ;
> Le bacillus tremulus ;
> Le leptothrix buccalis ;
> Les microbes de Vignal ;
> Les microbes de la carie dentaire de Miller ;
> Le pneumocoque ;
> Les staphylocoques ;
> Les streptocoques ;
> Le bacille de Klebs-Loeffler ;
> Le bacile de Koch, etc.. etc.

Le D' Filandro-Vincintini croit que tous les micro-organismes de la bouche ne sont que des différenciations d'une même forme de micro-organisme qu'il appelle *leptothrix racemosa*. Les recherches de M. Vincintini ont été contrôlées par Miller en Allemagne et Mumery en Angleterre. Ils ont fait des essais pour voir le leptothrix racemosa mais ils ont échoué.

De tout ce que je viens de dire il résulte que le milieu buccal est composé *de la salive mixte*, de *l'appareil lymphoïde* qui fournit des leucocytes et *des nombreux micro-organismes*.

Quels sont donc les rapports qui existent entre les différents éléments qui composent le milieu buccal ? Quelle est la cause de l'immunité de la cavité buccale contre l'action de ces nombreux micro-organismes ? y a-t-il des relations antagonistes entre le polymicrobisme buccal d'une part et la salive et l'appareil lymphoïde d'autre part ?

On a prétendu longtemps que l'immunité buccale est due à l'action bactéricide de la salive. C'est Sanarelli qui le premier avait fait des expériences à ce sujet. Ses expériences lui ont permis de conclure que la salive présente un terrain défavorable à certains micro-organismes, que la virulence de ces micro-organismes est détruite ou du moins diminuée. D'autres. avec Sanarelli attribuent l'action bactéricide de la salive aux différents sels qu'elle renferme et surtout au sulfocyanure de potassium. D'autres encore attribuent à la salive un rôle mécanique. La salive en diluant les détritus alimentaires empêche leur stagnation et les entraîne vers les voies digestives.

Les expériences rigoureuses de notre confrère et ami M. Hugensch-midt lui ont permis de réfuter le rôle bactéricide de la salive. Se pla-çant au point de vue de la pathologie générale M. Hugenschmidt fait jouer le rôle principal dans la protection de la cavité buccale à la fonc-tion phagocytaire. La salive normale grâce aux différents éléments qu'elle renferme aurait une action chimiotaxique positive. En excitant l'appareil lymphoïde la salive provoque une diapédèse intense qui varie suivant les conditions. Les leucocytes fournis par l'appareil lymphoïde englobent les micro-organismes pour empêcher leur action nocive.

Le milieu buccal est composé d'éléments antagonistes.

Il y a d'une part dans la cavité buccale de nombreux micro-orga-nismes qui sont prêts à pulluler, à produire des infections locales et des infections à distance. Il y a d'autre part dans la cavité buccale un appareil spécial, l'appareil lymphoïde, dont la fonction est perfection-née par l'action chimiotaxique positive de la salive. *L'action du poly-microbisme buccal est neutralisée par la réaction des leucocytes. Il existe donc à l'état physiologique un équilibre biologique dans le milieu buccal.*

Si on se rappelle que la vie n'est autre chose qu'une série *d'actions* et de *réactions* : *actions* produites sur nos tissus par des agents physi-ques et biologiques (microbiens) ; *réactions* de notre économie pro-duites par les microphages et macrophages, on comprendra facilement que le maintien de l'équilibre entre les *actions* et les *réactions* cons-tituera l'état physiologique ; l'absence de cet équilibre constituera l'état pathologique ou l'état apte à devenir pathologique (état de récep-tivité morbide).

La cavité buccale ou plutôt le milieu buccal subit les mêmes lois biologiques et pathologiques que l'organisme tout entier.

Les rapports pathologiques de la cavité buccale avec l'organisme entier et les mêmes rapports de l'organisme avec la cavité buccale présentent un enchaînement de faits difficile à expliquer sans connais-sances approfondies de la pathologie générale et du milieu buccal en particulier dans lequel se déroulent les différentes manifestations morbides.

L'équilibre biologique du milieu buccal est en rapport direct avec l'équilibre général de notre économie. Que la balance de l'équilibre général penche d'un côté, l'équilibre buccal en souffrira et cette absence d'équilibre se manifestera par différentes lésions.

Comment expliquer les manifestations pathologiques de la cavité buccale dans le diabète, dans l'albuminurie, dans l'arthritisme, dans les maladies infectieuses telles que la rougeole, la variole, la scarlatine, la fièvre typhoïde ? Comment expliquer les manifestations pathologiques de la cavité buccale dans les différentes intoxications, mercurielle, plombique et beaucoup d'autres si ce n'est par l'absence d'équilibre biologique du milieu buccal ? Dans ces différents états morbides les rapports réciproques des éléments qui composent le milieu buccal ne sont plus en harmonie. Il y a dans ces différents états morbides un affaiblissement de l'action phagocytaire des leucocytes, il y a un affaiblissement de la cellule elle-même. C'est cet affaiblissement qui renforce l'action des agents microbiens.

Le diabète qui est dû à l'absence d'équilibre entre l'apport du sucre et sa dépense engendre des lésions de la cavité buccale. L'intensité de ces lésions, il est vrai, n'est pas toujours en rapport direct avec l'intensité du diabète. D'autres causes entrent en ligne de compte pour expliquer l'intensité de ces lésions telles que le système dentaire avec son évolution et sa pathologie. Mais quels sont les rapports des manifestations buccales avec le diabète : par quel mécanisme le milieu buccal a-t-il perdu son équilibre biologique ?

La salive, comme je l'ai dit plus haut, joue un rôle capital dans la défense de la cavité buccale. Dans le diabète la sécrétion salivaire est diminuée. La diminution de la sécrétion salivaire entrave l'action mécanique de la salive. Les détritus alimentaires accumulés dans la bouche produisent des fermentations. Ces fermentations aboutissent à la formation d'acides lactique, butyrique, acétique. Ces acides en précipitant les sels de la salive sont les causes directes de la formation du tartre. Les mêmes acides attaquent la partie minérale dela dent et produisent des portes d'entrée pour les micro-organismes qui détruisent la partie organique de la dent. L'appareil lymphoïde, la salive étant altérée en quantité et en qualité, ne subit plus ou peu l'action chimiotaxique positive de la salive. Enfin la cellule elle-même est imprégnée de sucre, milieu très favorable pour les micro-organismes. Les expériences ont prouvé que les microorganismes exaltent leur virulence dans un milieu sucré et qu'un tissu imprégné de sucre résiste moins à l'action microbienne.

Le mal de Bright peut engendrer des lésions buccales qu'on appelle stomatite urémique.

M. Barrié dans un article consciencieux et fort documenté décrit deux variétés de stomatite urémique : la stomatite érythémato-pultacée et la stomatite ulcéreuse. M. Barrié attribue cette stomatite à l'élimination, en proportions insolites, des poisons urinaires, par les glandes bucco-salivaires, mais M. Barrié n'explique pas par quel mécanisme ces poisons urinaires produisent la stomatite, M. Barrié ne parle pas du tout du rôle des micro-organismes de la bouche. Les poisons urinaires, que cela soit l'urée ou le carbonate d'ammoniaque, la créatine ou la tyrosine, la xantine ou la taurine, la guanine ou l'acide oxalique, agissent de la même façon que le mercure, le plomb, l'arsenic, le cuivre et autres agents chimiques. Dans toutes ces intoxications l'organisme aux prises avec les causes morbides met en jeu les portes naturelles et exceptionnelles de sortie.

L'accumulation du sucre dans le sang dans le diabète, l'accumulation d'albumine dans le mal de Bright ; l'accumulation des urates dans l'arthritisme ; l'affaiblissement de la fonction éliminatrice des reins dans les intoxications hydrargyrique et saturnine créent des portes exceptionnelles d'élimination. La sécrétion surabondante des glandes bucco-salivaires compense la sécrétion irrégulière des reins pour éliminer les substances toxiques. Ces substances toxiques modifient le milieu buccal en irritant la muqueuse buccale, en affaiblissant l'action phagocytaire des leucocytes, ou en mettant la cellule dans un état de débilité, dans un état de réceptivité morbide, l'équilibre biologique du milieu buccal est rompu ; le polymicrobisme buccal se greffe sur la muqueuse affaiblie et produit des infections septiques dont l'intensité est toujours en rapport avec le terrain sur lequel le processus morbide évolue.

Toutes les maladies qui engendrent des infections buccales agissent de la même façon : elles produisent des perturbations dans l'équilibre général de notre économie. Ces perturbations se reflètent sur le milieu buccal à cause de nombreux micro-organismes qui y habitent à cause du système dentaire qui met la bouche dans un état d'infériorité.

Que cela soit l'affaiblissement phagocytaire des leucocytes (dans les maladies infectieuses), que cela soit l'altération de la salive en quantité et en qualité (dans les maladies par ralentissement de la nutrition et dans les intoxications), que cela soit l'affaiblissement de la cellule elle-même, le résultat est toujours le même ; les rapports des éléments qui composent le milieu buccal ne sont pas normaux : l'équilibre biologique n'existant plus, l'infection polymicrobienne s'établit pour produire la gingivo-stomatite septique.

Nous allons voir maintenant quelles sont les différentes manifestations buccales et leurs rapports avec le polymicrobisme buccal.

AFFECTIONS SPÉCIFIQUES ET POLYMICROBIENNES.

Les stomatites sont des inflammations de la muqueuse buccale qui, suivant leurs sièges, sont appelées gingivites, labialites, glossites, etc.

L'inflammation de la muqueuse buccale commençant presque toujours par les gencives, il serait préférable de leur donner le nom de gingivo-stomatite, pour indiquer l'origine de l'inflammation.

L'étude des stomatites n'a attiré l'attention du monde médical que depuis quelques années. On trouve bien des monographies sur différentes variétés des stomatites, mais elles étudient très vaguement la question. La stomatite ulcéreuse, qui attire encore maintenant la sagacité des stomatologistes, a été étudiée plus attentivement que les autres. Je n'ai qu'à citer l'étude magistrale de M. Bergeron (1859) sur la stomatite ulcéreuse des soldats. Bergeron en fait une maladie infectieuse, spécifique, contagieuse, épidémique et inoculable. Après Bergeron, on rencontre beaucoup d'autres monographies qui ne font que répéter ses conclusions, en y ajoutant toutefois de nouvelles observations.

Les nombreuses variétés de stomatites ont donné lieu à des quantités de classifications. Toutes ces classifications basées sur l'étiologie occasionnelle ou sur l'évolution de la stomatite ne peuvent pas être acceptées à l'heure actuelle. Me plaçant exclusivement au point de vue pathogénique je divise les gingivo-stomatites en deux groupes :

1) Gingivo-stomatite spécifique.

2) Gingivo-stomatite septique polymicrobienne.

I. — *J'appelle gingivo-stomatite spécifique une affection de la muqueuse buccale qui n'est qu'une manifestation d'une maladie générale et qui a le même agent pathogène spécifique,* CONNU OU INCONNU, *que la maladie générale qui lui a donné naissance.*

La syphilis, la tuberculose, la diphtérie, la fièvre aphteuse, la rougeole, la variole, la scarlatine peuvent avoir des manifestations du côté de la muqueuse buccale. On aura par conséquent des gingivo-stomatites syphilitiques, tuberculeuses, diphtéritiques, aphteuses, rubéoliques, scarlatineuses, varioliques.

Les gingivo-stomatites spécifiques seront donc aussi nombreuses que les maladies spécifiques qui leur ont donné naissance.

Le pyrexies méritent particulièrement notre attention au point de vue des lésions buccales qu'elles peuvent produire. Les fièvres éruptives peuvent produire les deux variétés de gingivo-stomatites : spécifique et septique.

La gingivo-stomatite spécifique des fièvres éruptives est une manifestation de ces pyrexies pendant la période d'éruption de la maladie (énanthème) tandis que la gingivo-stomatite septique est une complication, une infection secondaire qu'on constate généralement dans la période de convalescence des pyrexies.

La variole par exemple peut se manifester du côté de la cavité buccale par une éruption pustuleuse ; la scarlatine peut se manifester par une rougeur de la muqueuse buccale ; la muqueuse paraît framboisée, piquetée. Ces différentes manifestations ont probablement le même agent pathogène inconnu que les pyrexies elles-mêmes. Ce sont des gingivo-stomatites spécifiques.

Les fièvres éruptives jouent un rôle plus important dans la formation de la gingivo-stomatite septique, car notre économie épuisée par des luttes infructueuses contre les pyrexies présente un terrain favorable pour l'infection secondaire qui est dans le cas qui nous intéresse toujours polymicrobienne.

La gingivo-stomatite spécifique présente des caractères qui lui sont propres. La stomatite syphilitique ne ressemble en aucune façon à la stomatite tuberculeuse, comme cette dernière ne ressemble ni à la stomatite diphtéritique ni à la stomatite aphteuse.

Le chancre induré de la muqueuse buccale, cette exulcération sans rebords, à base toujours indurée et accompagnée d'une adénopathie contemporaine, ne ressemble ni au point de vue étiologique, ni au point de vue pathogénique à l'ulcère tuberculeux qui a des caractères propres à lui seul. L'ulcère tuberculeux avec les points jaunâtres qui l'entourent ne peut pas ressembler à l'ulcère gommeux dont le fond est bourbillonneux, dont la base est indurée et dont les bords sont taillés à pic. La langue hypertropiée, paquetée, ficelée, sillonnée, de la syphilis scléreuse (Langue de Clarke), ne ressemble en aucune façon à la langue cancéreuse. La diphtérie buccale produite par le bacille enchevêtré de Klebs-Loeffler ne ressemble en aucune façon à la stomatite aphteuse.

Ces différentes lésions buccales sont spécifiques, car elles sont produites par des agents spécifiques. Elles ne peuvent pas avoir des rapports avec la gingivo-stomatite septique.

II. — *J'appelle gingivo-stomatite septique toutes les infections, primitives ou secondaires, de la muqueuse buccale qui ont pour agent pathogène le polymicrobisme buccal.*

Les pyrexies, le diabète, le mal de Bright, la grossesse, les traumatismes, le tartre, le mercure, le plomb, le bromure de potassium ne produisent qu'une gingivo-stomatite septique dont l'agent pathogène est toujours le polymicrobisme buccal.

Si on veut classer les gingivo-stomatites au point de vue de leur étiologie on aura des gingivo-stomatites diabétiques, brightiques, gravidiques, traumatiques, tartariques, mercurielles, plombiques, bromo-potassiques, bismuthiques et beaucoup d'autres, en ajoutant la désinence « ique » à tel sel métallique ou à telle maladie ; mais au point de vue pathogénique nous aurons toujours la même gingivo-stomatite septique polymicrobienne.

Si au contraire on veut classer les gingivo-stomatites au point de vue de leur évolution on aura des gingivo-stomatites érythémateuses, érythémato-pultacées, ulcéreuses, ulcéro-membraneuses et gangréneuses. Mais au point de vue pathogénique nous aurons toujours la même gingivo-stomatite septique polymicrobienne.

Il ne me semble pas rationnel de faire différentes entités morbides d'une même maladie, suivant les étiologies occasionnelles ou suivant l'évolution pathologique de la même maladie, étant donné que l'agent pathogène est toujours le même — le polymicrobisme buccal.

Peu m'importe que la gingivo-stomatite soit due au plomb, au mercure, au bromure de potassium ou au nitrate d'argent ; peu m'importe qu'elle soit due à la rougeole, à l'état gravidique, à la scarlatine ou à l'éruption de la dent de sagesse ; peu m'importe qu'elle soit due au diabète ou aux traumatismes, au mal de Bright ou au dépôt de tartre. Tous ces agents aboutissent au même résultat : ils préparent un milieu favorable aux nombreux micro-organismes de la bouche en rompant l'équilibre biologique du milieu buccal. L'action microbienne ne rencontrant plus la réaction solide du milieu buccal, l'infection polymicrobienne s'établit pour produire la gingivo-stomatite septique.

Quelques auteurs cherchent à différencier les stomatites soit par le siège de la douleur, soit par la forme des ulcérations.

Admettons pour un moment ces raisonnements et supposons que les ulcérations soient verticales sur les gencives ou ovalaires sur les joues. Supposons que la gingivo-stomatite débute au niveau des grosses molaires, que la douleur siège au niveau de l'angle de la mâchoire. Je ne vois aucun changement au point de vue pathogénique, le polymicrobisme buccal n'en existe pas moins et ne joue pas moins le rôle le plus important dans l'éclosion de la gingivo-stomatite septique.

La gingivo-stomatite septique est polymorphe, comme le sont les nombreux micro-organismes de la bouche qui lui ont donné naissance. Elle est polymorphe au point de vue de son siège, car un locus minoris resistentiæ ne se rencontre pas toujours sur le même point de la muqueuse buccale ; elle est polymorphe au point de vue de son évolution, car les micro-organismes de la bouche ne possèdent pas toujours la même virulence et n'agissent pas par conséquent de la même façon : elle est polymorphe enfin suivant la résistance de notre économie.

Les traités classiques, pour donner un cachet spécifique à la stomatite mercurielle, répètent avec Ricord qu'elle commence du côté où dort le malade. Je m'appuie sur de nombreuses observations pour réfuter ces opinions.

Dort-on sur le côté droit ou sur le côté gauche, peu importe ; la stomatite commencera là où il y a des dents cariées ; elle commencera au niveau des dents recouvertes de tartre, au niveau des racines malades ; en un mot la stomatite commencera au niveau d'un locus minoris resistentiae.

Les vieillards édentés, les enfants qui n'ont pas de dents ne peuvent pas avoir la gingivo-stomatite mercurielle. Cela prouve que ce n'est pas le mercure qui est l'agent pathogène de la stomatite mercurielle. Le mercure n'a fait que rompre l'équilibre biologique du milieu buccal ; le polymicrobisme buccal ne rencontrant plus de résistance produit la gingivo-stomatite septique polymicrobienne.

La stomatite mercurielle doit disparaître comme entité morbide.

Le mercure doit figurer seulement dans l'étiologie de la gingivo-stomatite septique.

Beaucoup d'autres substances chimiques peuvent produire la gingivo-stomatite septique : je n'ai qu'à citer le plomb, l'arsenic, le bismuth, le phosphore.

Toutes ces substances ne font que rompre l'équilibre biologique du milieu buccal ; la réaction de ce milieu devient faible et ne peut plus neutraliser l'action microbienne.

Mais il s'agit d'expliquer de quelle manière ces substances chimiques arrivent à rompre l'équilibre biologique. Est-ce en agissant localement, en irritant la muqueuse, en produisant de la desquamation épithéliale et consécutivement des portes d'entrée pour les nombreux micro-organismes de la bouche? Est-ce en altérant la composition chimique de la salive, et la salive, chimiquement altérée, ne posséderait-elle plus son action chimiotaxique positive, ou est-ce l'action nocive des substances chimiques sur les leucocytes en affaiblissant leur énergie phagocytaire?

Quelle que soit l'action des substances chimiques ; que cette action soit facilitée ou non par la diminution de résistance de notre économie, le résultat est toujours le même : le milieu buccal ne possède plus son équilibre biologique et le polymicrobisme buccal produit la gingivo-stomatite septique

Les substances chimiques produisent rarement la gingivo-stomatite septique chez les gens qui ont la bouche dans un état d'hygiène parfaite.

La stomatite ulcéreuse (stomacace, chancre aquatique, légarite, gangrène scorbutique des gencives) que M. Bergeron a décrite en 1859 dans son remarquable travail « De la stomatite ulcéreuse des soldats » est une affection que la majorité des médecins, Bergeron le premier, considèrent comme spécifique, épidémique, contagieuse et infectieuse. Je ne peux pas admettre cette manière de voir et je rattache la stomatite ulcéreuse de Bergeron à ma variété de gingivo-stomatite septique; je dirai même qu'elle est le type de la gingivo-stomatite septique, qu'elle est la gingivo-stomatite septique en pleine évolution.

Voici la définition que M. Bergeron donne à la stomatite ulcéreuse des soldats.

« La stomatite ulcéreuse des soldats est une maladie spécifique, contagieuse et caractérisée anatomiquement par des ulcérations de forme et d'étendue variable, qui peuvent se développer sur tous les points de la muqueuse buccale, mais qui ont pour siège de prédilection les gencives et la face interne des joues, et qu'accompagnent une salivation abondante, une fétidité extrême de l'haleine et un engorgement plus ou moins prononcé des ganglions sous-maxillaires. »

D'après cette longue définition, on dirait qu'il s'agit d'une maladie spécifique à localisation buccale, comme la diphtérie par exemple avec sa localisation dans l'arrière-bouche, ou la fièvre typhoïde avec ses localisations sur les plaques de Peyer.

On a bien cherché le microbe spécifique de cette maladie. Bergeron lui-même, Pasteur, Netter, Fruhwald et tout récemment Bernheim ont bien trouvé des spirilles, des bacilles fusiformes et d'autres microbes qu'on rencontre à l'état normal dans la cavité buccale, mais ils n'ont pas trouvé l'agent spécifique de la stomatite ulcéreuse.

En cherchant dans l'ouvrage de M. Bergeron les causes de cette stomatite, je trouve que l'étiologie de la stomatite ulcéreuse des soldats présente, suivant M. Bergeron, des points obscurs, que des recherches ultérieures éclairciront sans doute, mais sur lesquels M. Bergeron ne peut pas se prononcer d'une manière absolue.

M. Bergeron a bien prévu, sans le savoir, la cause de la stomatite ulcéreuse. Je trouve dans son ouvrage un passage qui est très important pour expliquer la stomatite ulcéreuse.

M. Bergeron lui-même insiste et souligne ce passage.

« Une double épidémie de rougeole et de scarlatine avait précédé l'épidémie de stomatite, et, lorsque cette dernière a commencé, je comptais encore quelques scorbutiques dans mes salles. Un fait qui mérite d'être signalé, c'est que la fièvre typhoïde a suivi dans toutes ses phases la marche de la stomatite ulcéreuse, faisant comme elle des progrès très marqués pendant les mois d'août, septembre et octobre et *perdant* en même temps qu'elle le caractère épidémique dans les derniers jours de décembre. »

Plus loin je lis dans l'ouvrage de M. Bergeron.

« Ce n'est pas sans raisons que je suis rentré dans ces détails, je crois, en effet, qu'il est bon, dans toutes les relations d'épidémie, de faire connaître les maladies qui l'ont précédée ou accompagnée, aussi bien que celles qui l'ont immédiatement suivie, parce qu'il peut y avoir entre ces diverses affections et l'épidémie elle-même des rapports méconnus ou mal compris à une époque, et qui plus tard, mieux saisis ou mieux interprétés, éclaireraient peut-être d'un jour imprévu des questions de pathogénie restées longtemps obscures. »

Cet admirable passage plein de logique et de prescience ne nous suffit-il pas pour comprendre l'étiologie de cette fameuse stomatite ulcéreuse? Ne nous enseigne-t-il pas d'une façon très claire que cette stomatite est une complication d'une maladie infectieuse?

Ne nous enseigne-t-il pas que la rougeole et la scarlatine qui ont précédé l'épidémie de stomatite, que la fièvre typhoïde qui l'a accompagnée, en épuisant notre économie par des luttes infructueuses l'ont préparée pour les infections secondaires?

Ne nous enseigne-t-il pas que ces maladies ont rompu l'équilibre général de notre organisme et l'équilibre biologique du milieu buccal en particulier?

J'en conclus que la stomatite ulcéreuse de Bergeron n'était qu'une complication des pyrexies. Mais cette stomatite ulcéreuse n'est pas spécifique, elle est l'œuvre du polymicrobisme buccal, dont l'action n'est pas neutralisée par la réaction des leucocytes : elle appartient par conséquent à ma variété de gingivo-stomatite septique.

Dans une lettre particulière que M. Bergeron m'avait envoyée le 25 février 1899 en réponse à mon travail sur « les gingivo-stomatites et le polymicrobisme buccal », M. Bergeron insiste encore sur la spécificité de la stomatite ulcéreuse des soldats. Voici un passage de cette lettre :

« Sa lecture (il s'agit de mon travail) a été pour moi fort intéressante et très instructive, mais elle n'a pu ébranler mes convictions sur la nature spécifique et contagieuse de la stomatite ulcéreuse que j'ai observée chez les soldats et chez les enfants et que des médecins étrangers ont observée dans les armées danoise, portugaise et autres.

J'avais espéré trouver dans votre travail la découverte d'un microbe que ni Pasteur, ni mon ancien interne, Netter, ni moi n'avons trouvé dans les sécrétions fétides de nos malades, mais on n'a pas trouvé non plus le microbe de la syphilis, pas plus que celui de la scarlatine et d'autres maladies dont la spécificité est admise par tous. »

Ayant émis dans mon travail des doutes sur l'efficacité du chlorate de potasse dans le traitement de la stomatite ulcéreuse et l'ayant remplacé par des antiseptiques plus forts tels que le mercure, le thymol, M. Bergeron m'écrit :

« Vous ne paraissez pas aussi convaincu que moi de l'efficacité du chlorate de potasse dans le traitement de la stomatite ulcéreuse, mais je vous assure que les soldats auxquels je le prescrivais me prouvaient par leurs remerciements dès le lendemain du jour où ils l'avaient pris pour la première fois qu'ils étaient aussi reconnaissants qu'édifiés sur la valeur de ce médicament.

« Le chlorate de potasse, continue M. Bergeron, ne figurait pas dans la pharmacopée militaire lorsque j'ai pris le service médical de l'hôpital du Roule en 1854 ; c'est donc moi qui l'ai apporté et administré aussi longtemps qu'a duré mon service ; depuis il a pris place dans la pharmacopée militaire et c'est à lui qu'on doit de ne plus observer que très rarement la stomatite ulcéreuse et surtout l'absence d'épidémie, la maladie étant traitée et rapidement guérie à l'infirmerie des régiments, ce qui arrête d'emblée sa propagation.

« Excusez, je vous prie, mon cher confrère, continue M. Bergeron, l'entêtement d'un vieillard qui croit ses idées bonnes et qui attend pour renoncer qu'on lui démontre scientifiquement qu'il se trompe. »

En résumé M. Bergeron constate que la stomatite ulcéreuse des soldats uniquement spécifique a perdu son caractère épidémique grâce à l'emploi du chlorate de potasse.

Que M. Bergeron, devant la compétence duquel je m'incline, me pardonne si je n'accepte pas ses opinions. M. Bergeron a écrit son travail il y aura bientôt cinquante ans. A cette époque on ne connaissait pas le mécanisme des infections. La bactériologie était encore dans un état rudimentaire ; les infections secondaires, le rôle des associations microbiennes étaient presque inconnus ; l'hygiène générale et l'hygiène buccale étaient complètement négligées ; on connaissait fort peu la pathologie buccale en rapport avec le système dentaire ; on connaissait fort peu les relations pathologiques de la cavité buccale avec l'organisme tout entier. Les découvertes scientifiques des dernières années ont révolutionné la médecine ; on a découvert un nouveau monde, celui des infiniment petits, avec son évolution, ses actions et ses réactions spéciales. Des maladies considérées autrefois comme mortelles sont actuellement peu dangereuses. Des maladies considérées autrefois comme spécifiques ont perdu leur spécificité devant la nouvelle interprétation de leur pathogénie.

L'empirisme médical créé de toutes pièces a cédé sa place à la clinique et cette dernière est constamment contrôlée par des recherches microscopiques et bactériologiques.

Si M. Bergeron avait écrit son travail a l'heure actuelle il aurait certainement interprété la stomatite ulcéreuse d'une façon qui aurait correspondu mieux à l'état actuel de la science. Il aurait vu que la stomatite ulcéreuse des soldats était épidémique non par elle-même mais par les maladies épidémiques (rougeole, scarlatine, fièvre typhoïde) qui l'ont engendrée. Il aurait vu que le système dentaire avec son évolution et sa pathologie jouait un rôle capital dans la génèse de cette stomatite. Il aurait vu l'identité de sa stomatite avec la stomatite produite chez les soldats par l'éruption difficile de la dent de sagesse, et chez les enfants, produite par l'éruption difficile de la dent de six ans.

La dent de sagesse de l'adulte et la dent de six ans, qui par sa position anatomique et l'analogie des accidents qu'elle produit mérite le nom de *dent de sagesse des enfants*, jouent un rôle très important dans l'éclosion de la stomatite ulcéreuse. Ces dents, n'ayant pas assez de place, écrasent la muqueuse gingivale; la muqueuse gingivale écrasée et privée de nutrition se gangrène; il se forme une escarre qui tombe et laisse à sa place une petite ulcération qui est rapidement envahie par les nombreux micro-organismes de la bouche. Cette ulcération se propage vers la face interne de la joue et vers d'autres points de la muqueuse buccale. Elle progresse grâce à une véritable auto-inoculation.

En comparant la stomatite ulcéreuse spécifique de Bergeron avec la gingivo-stomatite septique produite par la dent de sagesse on est frappé par l'identité de ces deux affections. Dans les deux cas l'évolution se fait d'une façon si semblable que je ne peux pas m'empêcher de croire que bon nombre de malades de M. Bergeron ont été atteints de la gingivo-stomatite septique produite par l'éruption difficile de la dent de sagesse.

La stomatite ulcéreuse de Bergeron est produite par des causes multiples; il y a des causes locales telles que l'éruption difficile de la dent de sagesse, et des causes générales telles que les maladies infectieuses qui précèdent ou qui accompagnent la stomatite ulcéreuse.

Dans le premier cas la dent de sagesse rompt l'équilibre biologique du milieu buccal en créant un locus minoris resistentiae; dans le second cas l'équilibre biologique du milieu buccal est rompu parce que l'équilibre biologique de notre organisme entier avait été rompu antérieurement par des maladies infectieuses.

Les rapports des éléments qui composent le milieu buccal ne sont plus en harmonie; la réaction phagocytaire ne peut plus neutraliser l'action des micro-organismes de la bouche, d'où l'infection septique polymicrobienne.

La stomatite ulcéreuse de Bergeron ne peut pas être spécifique: elle est, je le répète, l'œuvre du polymicrobisme buccal et appartient à ma variété de gingivo-stomatite septique.

Je veux me résumer en deux mots pour finir ma communication.

La cavité buccale est habitée par des nombreux micro-organismes d'une part; elle possède, d'autre part, ses moyens de défense contre l'action de ces micro-organismes. Ces moyens de défense sont représentés par l'appareil lymphoïde, dont la fonction est perfectionnée par l'action chimiotaxique positive de la salive. L'action polymicrobienne est neutralisée par la réaction des leucocytes.

Il existe donc un équilibre biologique dans le milieu buccal.

Si l'équilibre biologique du milieu buccal est rompu par une cause quelconque, locale ou générale, l'action polymicrobienne dépassant la réaction des leucocytes, il se produit une infection de la cavité buccale que j'appelle gingivo-stomatite septique et qui est toujours l'œuvre du polymicrobisme buccal.

Je n'admets pas les différentes classifications des gingivo-stomatites faites jusqu'à présent, car les différents auteurs décrivent une même entité morbide sous différents noms en se basant sur l'étiologie occasionnelle ou sur l'évolution de la maladie.

Il n'existe, selon moi, que deux variétés de gingivo-stomatites : la gingivo-stomatite spécifique qui a pour agent pathogène un microbe spécifique et la gingivo-stomatite septique polymicrobienne qui a pour agent pathogène le polymicrobisme buccal.

DISCUSSION

M. Chompret (Paris). — Je m'étonne que M. Lebedinsky méprise ainsi toutes les classifications des gingivo-stomatites faites avant lui. Je me permettrai de lui faire remarquer que dans le même ordre d'idée que celle qui paraît avoir inspiré son travail M. Galippe, d'abord, et moi-même ensuite, avons réuni toutes les espèces de gingivites sous l'appellation commune de « *gingivites infectieuses* ».

Ce fut d'ailleurs le titre de notre thèse soutenue en 1894, quatre ans par conséquent avant son mémoire.

M. Lebedinsky. — Je réponds à M. Chompret, que tous ces faits sont signalés dans ma thèse.

J'ajoute que je voudrais poser une question à mon maître le professeur Sebileau, au sujet des microorganismes de la bouche.

Le professeur Sebileau fait dans sa communication la classification que l'on retrouve dans tous les traités de bactériologie. Il divise les microorganismes de la bouche en pathogènes et saprophytes. Cette division ne peut pas être admise. Les microbes dits pathogènes trouvés dans la cavité buccale, le sont-ils véritablement lorsqu'ils sont à l'état de microbisme latent? Les saprophytes sont-ils non pathogènes lorsqu'ils produisent des suppurations buccales ou péri-buccales comme l'ont constaté Verneuil et Clado?

Il me semble que la classification en pathogène et non pathogène n'est pas scientifique, car on ne connaît pas la limite d'action de ces deux variétés. Tous les microbes comme je l'ai dit dans ma communication peuvent devenir pathogènes lorsqu'ils trouvent un milieu favorable pour exalter leur virulence. En l'absence de milieu ils existent sous forme de microbisme latent.

M. Sebileau. — Je n'ai qu'une chose à répondre à la question que me pose mon confrère Lebedinsky. La voici : Dans ma communication je n'ai dit, en matière de bactériologie, que juste ce qu'il en fallait pour rendre intelligible le plan général et le développement du travail. Je suis d'ailleurs tellement en communion d'idées avec M. Lebedinski qu'il pourra lire dans mon mémoire une phrase où éclate très nettement la réserve qu'il y a lieu de faire pour l'avenir sur le rôle des bactéries dites à mon sens, non pathogènes. Au reste j'ignore d'autant moins l'influence des saprophytes que j'ai montré dans une communication sur les gangrènes graves de la bouche, le rôle joué dans la genèse de celles-ci par l'association avec le streptocoque de différentes anaérobies. Je suis donc tout à fait d'accord avec notre distingué confrère dont la communication m'a beaucoup intéressé.

MARDI 7 AOUT

Séance de l'après-midi.

1° Distribution des efforts mécaniques dans l'appareil masticateur. Eternod.

2° Démonstration avec pièces à l'appui de notre théorie bicuspidienne de l'appareil dentaire humain. Eternod.

3° Sur le traitement des cancers du plancher de la bouche. L. Favre.

4° Du mode de déhiscence des gencives au moment de l'irruption des dents, etc.... Paul Ferrier.

5° Les travaux à pont en prothèse dentaire. O. Amoedo.

6° Manifestations buccales consécutives à la grippe. Bacque.

Ouverture de la séance par M. le président Pietkiewicz qui cède la présidence au professeur Eternod, doyen la Faculté de médecine de Genève.

DISTRIBUTION DES EFFORTS MÉCANIQUES DANS L'APPAREIL MASTICATEUR

par M. le docteur A. C. F. ETERNOD.

Doyen de la Faculté de médecine, Genève (Suisse).

I

DE LA DISTRIBUTION DES EFFORTS MÉCANIQUES DANS L'APPAREIL MASTICATEUR.

Toutes les parties de l'organisme animal obéissent rigoureusement aux lois mathématiques de la statique, lois qui veulent que les efforts se distribuent toujours suivant des trajectoires de pression et de traction se coupant, à leur point d'intersection mutuelle, constamment à angle droit.

Ces trajectoires, ainsi que cela résulte des travaux de Meyer, de Culmann et de Julius Wolff, pour les os, de nous et de Grasset, notre élève, pour l'émail dentaire, de Collaud, également notre élève, pour le ligament alvéolo-dentaire, et de bien d'autres chercheurs qui se sont occupés ultérieurement de ces problèmes, sont rendues tangibles dans l'économie par les dispositifs anatomiques eux-mêmes : trabécules de la spongieuse des os, prismes de l'émail, fibres et faisceaux tendineux du ligament alvéolo-dentaire. Les matières qui les constituent se sont groupées fatalement suivant les lois de l'élasticité et de la distribution régulière des molécules.

Quand nous faisons usage de notre appareil masticateur, les efforts se distribuent, se disséminent de proche en proche, à partir de nos dents jusque dans les parties les plus lointaines de la face et du crâne; et cette dissémination est favorisée par les réactions mécaniques qu'opèrent, en sens inverse, les divers muscles masticateurs.

Au point de vue de la mécanique statique et dynamique, la tête nous apparaît, dans son ensemble, comme un tout merveilleusement balancé. Et, comme d'autre part, nous savons que les tissus et les parties anatomiques se modèlent, dans leur développement, précisément suivant les lignes d'efforts précitées, nous arrivons rapidement à comprendre alors avec netteté la raison exacte de chaque forme anatomique.

Il nous serait difficile, même par une aride description, sans le secours des pièces nombreuses *ad hoc*, des diagrammes, des croquis et des schémas dont nous disposions lors de notre exposé oral au Congrès, de faire comprendre ici tous les fins détails et toutes les nuances qui découlent, logiquement et comme dans un théorème, de cette idée maîtresse.

Aussi, devons-nous, quoique à regret, renoncer à donner le texte complet et circonstancié de notre communication, telle que nous l'avons prononcée et qui resterait d'ailleurs, vu le manque de planches explicatives, parfaitement incompréhensible au lecteur. Nous nous réservons donc de donner ultérieurement et à une autre occasion, dans un mémoire détaillé et appuyé sur des dessins exacts des pièces anatomiques, une explication complète des faits à l'appui de notre idée.

II

DÉMONSTRATIONS AVEC PIÈCES A L'APPUI DE NOTRE THÉORIE BICUSPIDIENNE DE L'APPAREIL DENTAIRE HUMAIN.

Les mêmes difficultés qui nous ont assailli dans notre précédente communication se retrouvent ici, et pour les mêmes raisons.

Nous nous voyons donc réduit à nous en référer en grande partie à nos publications antérieures sur le même objet; et, notamment, à notre travail intitulé : *Dérivation de la dent humaine aux dépens d'un type unique bicuspidien.* (*L'Odontologie* et la *Revue internationale d'odontologie*, du Dr P. Dubois, 1895, t. 2, p. 341-344.)

Nous nous bornons ici à donner un résumé succinct des thèses que nous soutenons :

1. La dentition de l'homme et de beaucoup d'autres organismes supérieurs, doit résulter, en principe, de la fusion intime de deux

rangées dentaires élémentaires et primitivement distinctes: l'une ventrale (antérieure) et l'autre dorsale (postérieure), en supposant, cela va sans dire, suivant la convention de Tomes, la parabole dentaire déroulée et ramenée à une ligne droite, transversale par rapport à l'axe du corps.

2). Toutes les dents humaines se laissent, par conséquent, ramener à des bicuspidées, isolées (prémolaires, canines, incisives) ou soudées par leurs faces proximales (molaires).

3). L'appareil dentaire humain est en involution sur toute la ligne :

a). Par la disparition d'un grand nombre de dents aux extrémités de la parabole dentaire.

b). Par la disparition d'un certain nombre de dents intermédiaires entre les incisives et les canines, entre les canines et les prémolaires, entre les prémolaires et les molaires.

c). Par la tendance à l'atrophie, à la fois totale et partielle de toutes les parties constituantes des dents ; et cela, aussi bien en s'éloignant de la ligne médiane qu'en allant de la partie ventrale vers la partie dorsale.

Il résulte de ceci que les faces triturantes sont toutes, sans exception et du plus au moins, dirigées obliquement de dedans en dehors et d'avant en arrière, à cause de l'atrophie générale de toutes les cuspides postérieures et distantes. Il en résulte également que, de deux dents d'un même groupe, la plus atrophique c'est en général la plus distante. Exemple : l'incisive médiane supérieure est plus volumineuse et mieux formée que la latérale.

d). Par l'infléchissement constant de l'axe de la couronne sur l'axe de la racine dentaire dans le sens distant et dorsal.

e). Par la fusion, toujours plus intime, des cavités pulpaires élémentaires et primitivement distinctes.

4). Le *locus minoris resistentiæ* est constamment : d'abord au sillon intercuspidien, c'est-à-dire situé entre la rangée antérieure et la rangée postérieure des cuspides primitives ; ensuite (pour les molaires) dans les sillons inter-proximaux, soit situé entre les cuspides internes et externes. Si l'on veut bien y regarder de près, c'est là, avant tout, que s'établit, pour ainsi dire, fatalement, la carie dentaire.

5). Tout cela découle du fait, que dans le développement embryonnaire, les cuspides primordiales s'accusent d'abord séparément et sous forme de chapeaux distincts, qui se fusionnent ultérieurement et seulement lorsque leur écartement normal et définitif est atteint.

6). La phylogénèse probable des dents humaines est corroborée par les données que fournissent les oatogénèses particulières des organismes de la série animale. Et, en effet, un grand nombre d'êtres présentent des rangées de dents élémentaires doubles (certains poissons) ou multiples (les requins, par exemple).

7). Dans l'état actuel de la question, et jusqu'à plus ample informé, il est prudent de ne pas confondre les trois tubercules, bien visibles dans les dents de l'homme, dans les dents en trèfle ou en fleurs de lys des requins, ainsi que dans les incisives des carnivores, qui arment en quelque sorte chaque cuspide élémentaire, avec des cuspides proprement dites et qui correspondraient chacune au sommet d'une dent primordiale. Il n'est, cependant après tout, pas impossible que lesdits tubercules ne soient l'expression de fusions beaucoup plus anciennes et, pour ainsi dire, presque complètement consommées : dans ce cas, il faudrait admettre un phénomène d'involution encore plus profond, et supposer, par conséquent, que la dent bicuspidée est elle-même un complexe résultant de la fusion de six unicuspidées primordiales, en deux groupes, à raison de trois unicuspidées pour chaque cuspide ventrale (antérieure) actuelle et de trois autres encore plus atrophiques, pour la cuspide dorsale (postérieure) actuelle. C'est une hypothèse qui mérite examen, mais que rien ne prouve encore suffisamment.

8). Telle qu'elle est formulée couramment, la *loi d'engrènement dentaire* dit qu'une dent d'un maxillaire a toujours pour antagoniste deux dents du maxillaire opposé. Il serait plus exact, selon nous, de dire tout simplement : La dent élémentaire (unicuspidée) d'une rangée correspond constamment à deux dents élémentaires (unicuspidées) antagonistes. Ceci a l'avantage de préciser l'engrènement, non seulement dans le sens latéral comme dans la formule ordinaire, mais aussi dans le sens antéro-postérieur, non moins important.

9). Tels sont, très rapidement énumérés, les principaux points de notre théorie bicuspidienne : les probabilités des fusions dentaires dans le sens latéral, comme dans le sens postérieur; les possibilités du dédoublement en dents élémentaires ou en portions de dents élémentaires (racines, couronnes dédoublées) chez des canines (bifidités), des incisives, des prémolaires, etc., toutes ces possibilités, disons-nous, peuvent se démontrer directement sur des pièces anatomiques; et nous en possédons, dans notre collection, une série qui ne laisse vraiment rien à désirer à cet égard.

DISCUSSION

M. Paul Ferrier (Paris). — A l'appui de la communication de M. le professeur Eternod, je dirai qu'il y a deux ans j'ai enlevé à une fillette, deux canines de lait qui possédaient chacune deux canaux. Cette année même, il m'est arrivé d'extraire à un même enfant deux petites molaires inférieures ayant chacune trois racines, une interne et deux externes.

M. Richer (Paris). — J'ai eu également occasion comme le docteur P. Ferrier, d'enlever deux prémolaires supérieures à trois racines. Je demande en même temps à M. Eternod si les molaires qui présentent un tubercule supplémentaire ne peuvent pas être considérées comme un degré de plus dans l'évolution des cuspides?

M. Lebedinsky. — La théorie bicuspidienne de l'appareil dentaire ne nous permettrait-elle pas d'expliquer l'existence des dents supplémentaires? Nous savons que les dents supplémentaires sont les canines et incisives. Lorsque nous examinons une mâchoire avec des dents supplémentaires nous voyons que les cuspides postérieures des grosses et petites molaires sont continuées par les couronnes des dents supplémentaires. Ces dents surnuméraires ne seraient-elles pas des cuspides postérieures qui ont évolué. C'est une simple remarque que je fais et je voudrais bien avoir l'opinion de notre confrère le professeur Eternod à ce sujet.

M. Pietkiewicz. — Avant de présenter à M. le professeur Eternod quelques observations ou plutôt un rappel des théories émises par les savants qui se sont occupés d'anatomie transcendante, je tiens à le remercier au nom de tous d'avoir bien voulu apporter à notre section les communications que nous venons d'entendre. Les bravos unanimes et répétés de tous ceux qui sont ici doivent lui prouver que tous nous avons su apprécier à leur juste valeur la haute portée scientifique et le but désintéressé des démonstrations qu'il vient de faire de façon si brillante et qu'il a su rendre si claires et si frappantes à l'aide des nombreuses pièces, des dessins, des schémas qu'il faisait passer sous nos yeux tandis qu'il nous tenait sous le charme de sa parole, si bien que nous ne savons encore ce qui nous a le plus séduit, ou le talent de l'orateur ou l'ingéniosité du savant.

La théorie bicuspidienne de l'appareil dentaire humain émise par M. Eternod peut du reste fort bien s'accorder avec la théorie conoïde qui faisait de la canine le type, la dent philosophique dans toute la série animale.

Je ne rappelle donc que pour mémoire et très brièvement les arguments invoqués par les partisans de la théorie conoïde et seulement les principaux.

L'anatomie comparée, l'embryogénie, l'observation clinique peuvent apporter des éléments à cette discussion. Au dernier degré de l'échelle animale le type conoïde existe seul en effet, et c'est par la soudure consécutive de plusieurs cônes que se font les dents composées à mesure que l'on s'élève jusqu'à l'homme. Chez ce dernier les molaires ne sont formées que par la fusion ultime de chapeaux primitivement distincts. Chacune des incisives elles-mêmes apparaît sous forme de petits cônes isolés rangés sur la même ligne horizontale dont le type primitif reste visible pendant un certain temps au moment et après leur éruption et constitue ces jolies dentelures de la dent vierge qui inquiètent souvent à tort les mères attentives à l'excès et que l'usure fait disparaître trop tôt. Ce sont ces cônes primitifs plus développés et visibles par conséquent plus longtemps chez certains carnivores qui donnent lieu à la dent de lys chez le chien par exemple. Le plus souvent aussi les dents surnuméraires que nous observons en une place quelconque de l'arcade dentaire appartiennent au type conoïde aussi bien que les anomalies de formes les plus fréquentes.

Enfin, nous voyons quelquefois chez une même personne toute une série de produits dentaires, quelques-uns même infiniment petits, dus à une évolution tardive des débris épithéliaux paradentaires et toutes ces productions anormales affectent le même type.

Mais comme je le disais en commençant, tous ces arguments n'infirment en rien les idées de M. le docteur Eternod et peuvent même être invoqués par lui en limitant, comme il le fait, sa théorie à l'étude de l'appareil dentaire humain.

Si je pouvais pour mettre tout le monde d'accord me permettre de donner une forme un peu banale à ces conclusions, je dirais que la théorie bicuspidienne est encore la théorie conoïde, mais revue, corrigée et augmentée par les recherches et les travaux du savant et bien sympathique doyen de la Faculté de médecine de Genève.

M. le docteur GAILLARD. — Messieurs, les deux opinions que vous venez d'entendre énoncer par nos collègues M. le docteur Eternod et le docteur Pietkiewicz ne me semblent nullement contradictoires ni même antipathiques.

Toutes les fois que dans la série dentaire nous rencontrons cette manifestation spéciale de la forme, nous disons que la dent présente des phénomènes de régression. Cette définition même implique que l'on admet, comme forme primitive, le type conoïde, reconnaissant pour origine un bulbe qui suivant sa localisation va nous donner la corne ou le poil.

Au point de vue de la physiologie générale, le bulbe n'est autre que la papille qui reste une, malgré son revêtement. C'est toujours l'organe du tact et combien délicat, vous le savez. Ces faits, établis depuis 1825 par Blainville dans son traité d'anatomie comparée où nous trouvons sa théorie des phanères, ont été confirmés par Kolliker, dans ses belles recherches sur la nature de l'émail.

L'origine primitive élucidée, différentes théories ont été proposées, tendant à expliquer la variété des formes; types différents en rapport avec le mode fonctionnel de l'organe. Dans toute la série animale la papille qui va donner naissance à la canine reste immuable dans sa forme évolutive, reproduisant d'une façon constante le type de l'unité dentaire. Pour les autres dents, la papille se lobulise, forme une série de tubercules, de saillies qui vont, suivant la région à laquelle elles appartiennent, caractériser les organes. Devant l'impossibilité d'expliquer anatomiquement ces différentes modifications, on a invoqué l'appropriation génératrice du bulbe à sa fonction.

Notre confrère, abandonnant la tradition et envisageant ce qui se passe dans les organismes inférieurs, admet deux rangées de papilles primitives qui se développant isolément, donneraient naissance à des conoïdes; mais qui se groupant suivant un ordre déterminé en constitueraient la forme caractéristique à chaque région, les canines seules feront exception à cette règle, de telle sorte que nous pourrions schématiquement pour chaque moitié d'arcade représenter ces bulbes disposés sur les deux branches d'un huit de chiffre ∞ transversalement placé, la canine correspondant au point d'intersection des deux lignes.

Pour notre confrère la formation de la dent en tant que configuration suivrait donc une marche inverse de celle admise; ce serait une agglomération de bulbes au lieu d'être un bourgeonnement et cette perfection du système dentaire que l'on rencontre chez les anthropoïdes ne serait qu'un phénomène tératologique, condensation des types primitifs que nous trouvons chez certains représentants inférieurs de la classe des vertébrés.

Certaines anomalies semblent donner raison à cette manière de voir. Souvent, en effet, nous rencontrons, surtout à l'arcade supérieure, de petits cônes symétriquement disposés en arrière des grandes incisives ; uniques, ils y occupent la ligne médiane. Dans tous ces cas, quant au nombre et à la forme, les dents situées en avant semblent normales, ce serait donc un de ces bulbes qui, non englobé dans le développement, aurait évolué seul ?

D'autres fois un seul de ces follicules évolue constituant le grain de riz que nous rencontrons souvent à la place des petites incisives ; la régression peut être unie ou bi-latérale, dans ces conditions la dent correspondante fait défaut. C'est ce que Magitot appelait du nanisme, expression impropre, puisque le fait d'être nain n'implique nullement une modification, mais simplement une miniature de la forme primitive.

D'autres fois, les capuchons des bulbes se sont bien réunis, mais les terminaisons radiculaires ont évolué séparément, constituant ces racines que l'on désigne sous le nom de surnuméraires ou adventives. Les couronnes par leurs formes, les aspérités qui les surmontent, semblent révéler la trace des bulbes qui auraient concouru à leur formation. De même les racines, par les sillons longitudinaux qu'elles présentent, ne semblent-elles pas porter l'empreinte des éléments qui les composent ? Les canaux eux-mêmes, par les différentes formes qu'ils affectent, suivant la série des dents que l'on envisage, en seraient encore une preuve.

Toutes ces manifestations vous les retrouverez d'autant mieux que vous examinerez des dents présentant des malformations dans leur forme, c'est-à-dire dans la réunion des éléments qui les composent.

Du reste, messieurs, un fait sur lequel je désire attirer votre attention, et qu'à mon avis on a trop négligé jusqu'à présent, c'est la forme et le nombre des racines.

Si vous examinez une série dentaire dans son ordre normal, vous serez frappé des modifications qui s'y produisent, lorsque partant du type canine vous passez à la région incisive ou à la région molaire. Dans cette dernière série surtout vous assistez à la dissociation des bulbes qui ont concouru à la formation de la couronne.

Dans nos contrées la dent de sept ans en est la plus frappante manifestation. La dent de douze ans présente déjà des phénomènes régressifs que la dent de sagesse accentue pour se terminer chez certains sujets en un odontoïde qui peut même ne pas apparaître.

Cette région envisagée de cette façon nous met sous les yeux toute la série des phénomènes : type unique canine, types associés incisives et petites molaires, types séparés grosses molaires. Si comme je viens de vous le dire nos molaires tendent à diminuer de volume, de nombre, pour disparaître même entièrement, il faut nous en consoler, en pensant que ces manifestations sont l'indice d'un état civilisé plus élevé.

Je ne veux pas, messieurs, abuser plus longtemps de votre patience sachant qu'une discussion ne saurait trancher une pareille question : un livre même n'y suffirait pas.

Je terminerai donc en disant qu'en ce qui me concerne je n'ai pu, jusqu'à ce jour, rencontrer dans ma pratique et n'ai vu signaler nulle part ce phénomène d'une bouche humaine présentant l'évolution distincte de deux rangées de follicules.

J'ai bien rencontré une bouche, mais à une seule rangée (j'en ai conservé le moulage), dans laquelle tous ces conoïdes, aussi bien du haut que du bas, présentaient une conformation parfaite tant au point de vue du développement général qu'au point de vue particulier de leur disposition sur les deux arcades ; un intervalle régulier espaçait chaque organe et les deux arcades à forme parabolique normale avaient entre elles leurs rapports normaux d'articulation.

Messieurs, encore un mot, dans un autre ordre d'idées, mais cependant amené par la discussion qui vient d'avoir lieu et où les termes les plus différents ont successivement été employés pour désigner le même organe dentaire, je vous demanderai la permission d'émettre un vœu que notre honorable président soumettra certainement à votre sanction à la fin du Congrès, c'est de décider de revenir à l'ancienne classification si simple et si compréhensible qui consistait à classer les dents suivant leur ordre fonctionnel, d'où trois régions : la région incisive, la région canine et la région molaire.

Laissant de côté la région canine, les deux autres groupes renferment chacun plusieurs dents de même forme, destinées aux mêmes usages bien qu'avec des volumes différents. La région incisive comprend des grandes et des petites incisives, la région molaire des grosses et des petites molaires. Je n'insiste pas sur les subdivisions.

Successivement vous venez d'entendre les expressions de bicuspides, prémolaires, pour désigner les petites molaires. Mais toute classification doit être homogène et si vous déterminez les petites molaires par le nombre de leurs cuspides, pourquoi n'en est-il pas de même des autres dents et ne faites-vous pas des tri, des tétra, des penta, des polycuspides, etc. ? Ce serait peut-être très original, mais certainement peu pratique. Pourquoi encore le nom de prémolaire ? Où faites-vous commencer le point de départ ? Mais la canine et les incisives sont aussi des prémolaires ; il serait même plus rationnel de désigner par le terme de post-incisive ces prémolaires qui à tous les points de vue sont de véritables molaires. Je passe sur beaucoup d'autres considérations qui pourraient encore être invoquées à l'appui de cette manière de voir.

Ainsi formulée la classification sera plus simple, plus logique, indiquant déjà par son étymologie le rôle fonctionnel, la situation même de l'organe dont on va parler. Et je crois qu'il n'y aurait pour nous aucun déshonneur, si faisant un retour en arrière nous reprenions la classification employée par Fauchard, Cuvier, Rousseau et tous les grands anatomistes.

M. Aguilhon de Sarran. — Je demande la parole pour dire qu'à la Société de chirurgie, j'ai dit que le périoste dentaire n'existait pas, mais est remplacé par un ligament. Cinq à six ans plus tard Malassez a étudié cette question que j'avais eu tort de ne point revendiquer. Robin, mon maître, ne voulait pas que ce fût un ligament parce qu'il avait dit que c'était le périoste. Magitot ne voulait pas accepter non plus le ligament. Aujourd'hui quoique ne m'en étant plus occupé je veux dire deux mots sur la forme du ligament, que Malassez n'a pas donnée.

La racine de la dent pénètre dans l'alvéole et y est adhérente par des millions de ligaments qui vont de l'alvéole s'insérer à distance sur la racine, qui peut tourner et même sortir un peu de l'alvéole. Si ces ligaments allaient directement de l'alvéole à la dent, cette dernière ne pourrait pas tourner.

M. Richer. — Je proteste personnellement contre l'accusation d'oubli que M. Aguilhon de Sarran lance contre ses contemporains ; car j'ai eu l'honneur de citer les travaux relatifs au ligament dentaire dans ma thèse inaugurale en 1870 : *De la périodontite expulsive et de son traitement.*

M. Pietkiewicz. — M. Aguilhon de Sarran a revendiqué à juste titre la priorité de cette démonstration anatomique que la membrane périradiculaire qui unit la dent à l'alvéole était un ligament et non un périoste et depuis ses travaux le terme d'arthrite a remplacé l'appellation impropre de périostite employé à tort en pathologie dentaire. Mais il faut cependant reconnaître que cette idée de considérer le mode d'union des dents au maxillaire comme une articulation est loin d'être moderne, que c'était l'opinion des anciens anatomistes qui lui avaient même donné le nom particulier de gomphose.

TRAITEMENT DES TUMEURS MALIGNES DU PLANCHER DE LA BOUCHE

par M. le docteur J. L. FAURE,

Professeur agrégé. Chirurgien des hôpitaux de Paris.

Je ne veux aborder qu'un point du traitement de ces tumeurs. Qu'elles se développent au-dessus des glandules salivaires ou de l'épithélium de la muqueuse, elles ont pour caractère commun d'envahir rapidement le plancher buccal, de s'étendre jusqu'à la partie inférieure de la langue qu'elles peuvent infiltrer et enfin d'adhérer à la face intérieure du maxillaire, d'où elles peuvent, en ébranlant les dents et en envahissant le bord alvéolaire, gagner le sillon gingivo labial.

Les indications opératoires sont pour moi des plus simples. Il faut les enlever tant que l'opération est anatomiquement possible, car nulle opération n'est trop grave, lorsqu'il s'agit de lutter contre le cancer. Il est donc tout indiqué dans ce cas d'enlever le plancher de la bouche entière et de faire sauter la partie du maxillaire malade, souvent toute sa partie horizontale. On enlève également la région sus-thyroïdienne, le tout aussi longuement que possible, et on laisse la brèche se réparer, quitte à faire ultérieurement une autoplastie secondaire.

Ces opérations, si elles donnent des garanties contre la récidive, ce qui est le but que nous devons avant tout chercher, donnent des résultats plastiques, souvent très mauvais. Je n'ai pas qualité pour parler de la prothèse, et tous ceux qui m'écoutent ici en savent sur ce point beaucoup plus que moi-même.

Je sais qu'on peut faire des appareils prothétiques, vraiment parfaits, et qui corrigent dans de grandes proportions les difformités résultant de l'opération.

Je crois cependant qu'on peut, dans certains cas, rendre cette prothèse plus facile et plus efficace en combinant son opération dans ce sens.

Je n'en veux pour preuve que l'observation suivante qui me paraît digne d'intérêt.

Il s'agit d'un malade que j'opérai le 15 février 1897, à l'hôpital Laënnec. Il présentait un cancer du plancher de la bouche, adhérant à la partie moyenne du maxillaire qu'il avait envahi en partie puisque les dents incisives et même les canines étaient ébranlées. Il présentait, en outre, des ganglions sus-hyoïdiens.

Pour atténuer la difformité et faciliter la prothèse ultérieure, je songeai à lui conserver un arc osseux taillé au-dessus du maxillaire, tout en enlevant sur celui-ci la portion d'os qui pouvait être suspectée. Je lui enlevai donc le bord alvéolaire tout entier, puis la table interne de l'os, de façon à ne lui laisser qu'un arc osseux de 1 centimètre environ de hauteur sur 3 ou 4 millimètres d'épaisseur. C'est là, je me hâte de le dire, une pratique qui n'est pas conforme aux règles de la chirurgie du cancer où il ne faut jamais faire d'économie et où l'opération a d'autant plus de chance d'être utile qu'elle est plus étendue. Quoiqu'il en soit, ce malade guérit parfaitement.

Il est mort en mai 1900, à l'hôpital Laënnec, d'une hémorragie cérébrale, sans trace de récidive, après une guérison de 40 mois

L'opération avait donc été suffisante.

Mon confrère et ami, le docteur Chompret, avait bien voulu se charger de faire un appareil prothétique. Si bien qu'à la suite de cette opération, le résultat fonctionnel et plastique fut en somme absolument parfait. Je ne veux pas donner ce procédé, ce dédoublement du maxillaire, comme devant être employé souvent, puisqu'il a le tort de pousser à l'économie. Je dis seulement que dans certains cas bien déterminés, il peut rendre de grands services au point de vue de la conservation de la forme et de l'application ultérieure d'un appareil prothétique. C'est à ce titre qu'il me paraît mériter votre attention.

DISCUSSION

M. Chompret. — J'ai eu l'occasion déjà de parler de ce même malade à propos de la prothèse de M. Martin, dentiste.

Le chirurgien doit intervenir d'abord afin de préparer le terrain pour permettre ensuite l'installation d'un appareil prothétique.

M. Lebedenski. — Je me demande si l'opération « économique » du professeur Faure est applicable dans tous les cas. Dans le cas de cancer du plancher de la bouche, le maxillaire est généralement infiltré considérablement. Or, M. Faure, en laissant une partie du maxillaire (table externe dans ce cas), pour éviter la déformation et faciliter l'application d'un appareil prothétique ne laisse-t-il pas la porte ouverte aux récidives? Dans le cas de M. Faure, le malade n'a pas eu heureusement de récidive, mais si cette dernière s'était produite, il eût été nécessaire de réopérer le malade, c'est-à-dire dans ce cas mettre la vie du malade en danger.

Il me semble que l'on ne doit pas faire d'opération en laissant des éléments, même minimes, pouvant occasionner à un moment quelconque le retour d'une récidive. Du reste, M. le professeur Faure dit qu'il ne faut jamais laisser quoi que ce soit, s'il y a doute sur une récidive possible.

M. Gaillard. — Bien qu'approuvant entièrement le procédé employé par M. le professeur Faure en ce qui nous concerne, puisqu'il va maintenir les parties à leur place normale et nous donner toute facilité pour une restauration prothétique, l'arc osseux conservé me semble cependant tellement fragile que je me demande s'il n'y aurait pas à redouter une fracture de cette portion amincie du maxillaire, sous l'action musculaire ; surtout lorsqu'un appareil de prothèse sera placé et que le malade sera à même de donner libre cours à l'action si puissante des muscles constricteurs. J'ajoute que M. Faure ne nous a pas indiqué si l'examen histologique de la tumeur avait été fait.

M. Nicolescu. — Si l'examen histologique a été fait et a été négatif, l'importance de la communication de M. le professeur Faure est plus considérable encore. Parce que (le procédé opératoire employé suivant les lois de Volmann mis à part), si la récidive ne survient pas après trois ans, la guérison est certaine. Ce qui fait que le cas de M. Faure doit être ajouté à la liste des guérisons si peu nombreuses des affections cancéreuses du plancher de la bouche.

M. Faure. — J'accorde plus d'importance à l'examen clinique qu'à l'examen anatomique de la tumeur. Les histologistes répondent quelquefois d'une façon fort différente à propos d'une même tumeur ; il vaut donc mieux s'en rapporter seulement à l'examen clinique.

DU MODE DE DÉHISCENCE DES GENCIVES AU MOMENT
DE L'ÉRUPTION DES DENTS ET DE SON ROLE
DANS LES DIVERSES INFLAMMATIONS CIRCUMDENTAIRES OSSEUSES
ET GANGLIONNAIRES

par M. le docteur Paul FERRIER

La fréquence des adénites, cervicales ou sous-maxillaires, pendant l'éruption dentaire, avant même que la gencive soit manifestement ouverte, nous a fait rechercher la manière dont la gencive se comporte au moment de l'évolution des dents qu'elle recouvre. Partant de ce principe qu'un certain nombre de muqueuses, anale, vulvaire, labiale, se déchirent très facilement, pour la moindre traction, nous avons recherché s'il n'en serait pas de même sur la muqueuse gingivale soulevée. Pendant plus d'un an, en nous servant tantôt de l'acide chromique, tantôt de la teinture d'iode, nous n'avions absolument rien vu, lorsque le docteur Durante nous engagea à nous servir de l'encre, comme on le fait pour les fractures du crâne. Voici le résultat obtenu : sur 5 observations où il s'agit de grosses molaires, soit de 6, soit de 12 ans, nous avons trouvé deux fois des fissures épithéliales, peu profondes, de direction antéro-postérieure, et accompagnées d'adénite. (On pourrait penser qu'il y a eu, le long de la molaire de lait voisine, une solution de continuité atteignant la couronne de la dent en éruption. Il n'en est rien : à part les fissures signalées, la gencive est absolument pleine.) Une fillette de 5 ans et demi avait, d'un côté, fissure et adénite, de l'autre elle n'avait ni fissure ni adénite.

En présence d'une adénite sous-maxillaire ou sterno-mastoïdienne, on pourra donc chercher, et trouver à peu près sûrement, la porte d'entrée : la gencive soulevée par la dent et trop distendue se fend par sa face épithéliale, et l'on comprend dès lors quelle peut être la conséquence d'une semblable ouverture, selon la réceptivité de l'individu, l'état de propreté de sa bouche et la virulence des cultures qui s'y font.

DISCUSSION

M. Pietkiewicz. — Je prie notre honoré collègue le Docteur Paul Ferrier de m'excuser si la lecture de son intéressante communication ne m'a pas tout à fait convaincu sinon au point de vue clinique, au moins au point de vue pathogénique. Je ne vois pas très bien ce traumatisme assez violent pour faire éclater la gencive et ne s'accompagnant d'aucun autre phénomène. Comme M. Paul Ferrier, je crois l'adénite consécutive à la fissure gingivale qui a servi de porte d'entrée et une de ses observations est très démonstrative à cet égard (celle de la petite fille de cinq ans et demi ayant ses deux premières molaires prêtes à faire éruption et n'ayant d'adénite que du côté où elle avait aussi une fissure, mais je me demande si, au lieu de faire intervenir ainsi un traumatisme interne, il ne serait pas plus simple d'évoquer les phénomènes de nutrition nouvelle de la muqueuse qui va disparaître et si cette desquamation épithéliale n'est pas l'indice et la conséquence du changement des conditions physiologiques antérieures sans compter les petits traumatismes qui s'exercent à chaque instant sur cette muqueuse amincie pendant la mastication par exemple, où elle est exposée à se trouver comprimée entre deux corps durs, la couronne de la dent en évolution et des aliments plus ou moins résistants ou des corps étrangers introduits dans sa bouche par l'enfant. Nous sommes d'accord sur la présence de ces fissures gingivales et leur rôle dans la production des adénites cervicales ou sous-maxillaires pendant l'éruption dentaire; nous ne différons d'avis que sur leur mode de production.

M. Jules Ferrier. — D'après ce que vient de nous dire mon frère, il faudrait admettre que la dent exerce sur la gencive, de dedans en dehors, une poussée telle qu'elle la fait éclater. Ne suffirait-il pas d'admettre, comme cela a eu lieu jusqu'à présent, que cette fente gingivale est le résultat d'un travail physiologique qui peu à peu, sous l'influence de la progression de la dent, amène la résorption de la gencive ?

M. Paul Ferrier. — C'est bien, en effet, l'élasticité des tissus sus-jacents qui est mise en jeu par le déplacement progressif de la dent; malgré la lenteur de l'effort, cette élasticité finit par s'épuiser et c'est la membrane la moins élastique, l'épithélium, qui se fend à peu près seul. Qu'il y ait résorption à la face profonde de la gencive, cela ne semble pas douteux, mais il ne me paraît pas juste d'attribuer à ces processus l'existence de solutions de continuité, qui ne se produisent au contraire que sur la face opposée, sans atteindre celle qui est contiguë à la couronne qui est en évolution.

M. Jules Ferrier. — Quelle que soit la façon dont on explique la production de cette fente gingivale, l'importance pour nous est la preuve de son existence, que nous donne mon frère. Cliniquement, l'existence d'une porte d'entrée aux agents infectieux s'imposait pour expliquer les phénomènes congestifs qui précèdent l'éruption des dents et qui ne pouvaient se rapporter qu'à l'infection. C'est ce qu'a exposé Cruet dans son « Traité d'hygiène et de thérapeutique dentaire », mais nous ne la connaissions pas, mon frère vient de nous la révéler.

M. Pietkiewicz. — Faut-il invoquer autre chose que des phénomènes de nutrition nouvelle ?

M. Paul Ferrier. — Il est possible qu'il y ait des phénomènes d'atrophie, une diminution de résistance ; cela regarde la face profonde de la gencive. Ce mode de déhiscence me paraît être le seul physiologique, parce qu'il est indépendant de tout traumatisme de la part des autres dents et que les tissus qui recouvrent la dent en évolution ont encore une épaisseur d'au moins un demi-centimètre. Au surplus, une fois la ou les fissures produites, la tension de la gencive cesse pour un certain temps et la fissure peut se cicatriser. Les mêmes phénomènes recommencent lorsque l'extensibilité de la gencive est de nouveau mise en jeu jusqu'à ce que la minceur de la paroi soit assez grande pour que la fissure devienne un pertuis allant jusqu'à la dent, mais, quel que soit le rôle de ces fissures dans la déhiscence complète de la gencive, ce n'est pas là-dessus, mais sur l'importance de la rupture épithéliale comme porte d'entrée microbienne, que j'ai voulu attirer l'attention.

M. Losada. — Je demande à M. Paul Ferrier comment il emploie l'encre ou l'acide chromique et à quel titre.

M. Paul Ferrier. — Je prépare deux boulettes d'ouate : une pour essuyer la gencive, une autre imbibée d'encre pour badigeonner la gencive. J'essuie ensuite et l'on aperçoit la fissure. J'ai vu une fillette présentant une petite molaire inférieure droite en voie d'éruption et j'ai constaté, sur le bord de la gencive depuis longtemps privée de la dent temporaire, et au niveau de sa partie externe, une surface circulaire complètement privée d'épithélium. Huit jours après, la pointe externe de la dent émergeait à ce niveau.

M. Bloch. — Je demande si l'on ne pourrait pas attribuer à un traumatisme la présence de l'érosion gingivale.

M. Paul Ferrier. — J'ai remarqué sur un enfant au niveau d'une molaire quatre fissures de directions différentes. Je l'ai constaté aussi sur des dents de six à douze ans en éruption sans que les dents antagonistes y reposent. Il n'y avait aucune trace de trituration de la gencive, les dents opposées correspondantes n'existant pas.

CONTRIBUTION A L'ÉTUDE DES TRAVAUX A PONT EN PROTHÈSE DENTAIRE [1]

par M. le docteur Oscar AMOËDO

Les plus anciens travaux d'art dentaire qui aient été retrouvés, et que l'on fait remonter à 3000 ans, consistent précisément dans des appareils de prothèse très ressemblants au *travail à pont* moderne (*bridge-work*).

Plus près de nos jours, au siècle dernier, on trouve, dans l'ouvrage de Dionis et G. de la Faye, la description d'un travail à pont.

Au commencement de ce siècle, nous retrouvons le travail à pont successivement décrit par : N. Dubois, 1804; J. B. Gariot, 1805; Jourdan et Maggiolo, 1807; Delabarre, 1820; Maury, 1828; Dr S. Fitch, 1829; William Imrie, 1834; J. Paterson Clark, 1836; Schange, 1841; Dr B. J. Bing, 1871; Dr W. G. H. Bonwill, 1873.

Jusque-là on peut dire qu'il y a eu des *cas de travail à pont* isolés et sans importance.

Les travaux à pont commencent réellement vers 1880, lorsque le Dr C. M. Richmond, de New-York, en introduisant des grandes modifications, les généralisa et leur fit une renommée.

En 1886, le Dr E. Parmly Brow apporte une innovation aux travaux à pont en or : elle consistait à faire un appareil en platine iridié, auquel on soudait les dents avec de l'or pur, et ensuite elles étaient recouvertes avec porcelaine. Ce procédé ne s'est généralisé que ces dernières années.

En 1887, le Dr W. F. Litch, dans son traité *The American System of Dentistry*, consacre un long chapitre aux travaux à pont.

La même année parut la première édition d'un ouvrage de 330 pages et 625 figures, du Dr G. Evans, exclusivement consacré aux couronnes et aux travaux à pont, dont il vient de faire paraître la sixième édition en 1900.

1. Cette communication était accompagnée de 10 planches murales, et de reproductions des travaux à pont.

De nos jours les travaux à pont se sont prodigieusement généralisés, de telle sorte qu'ils constituent même une spécialité dans l'art dentaire.

Définition.

L'on entend par travail à pont (*bridge-work*) en anglais tout appa-

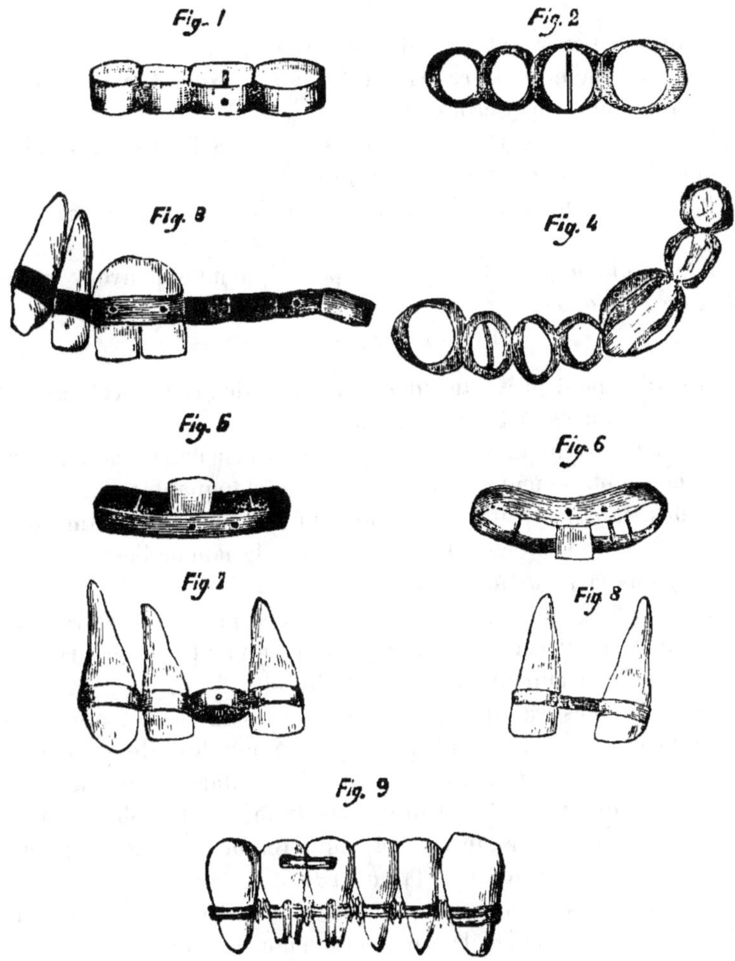

Premiers travaux à pont construits par les Etrusques et par les Phéniciens.

reil de prothèse, sans plaques, et dont l'architecture rappelle vaguement celle d'un pont, et destiné à fixer une ou plusieurs dents artificielles, sur des dents ou des racines naturelles. Les pièces du travail à pont se soutiennent exclusivement sur les dents ou les racines, sans toucher les gencives, alors que les pièces ordinaires de prothèse s'appuient au palais et sur les gencives, et les crochets sur les dents naturelles jouent un rôle secondaire. En outre les pièces ordinaires sont mobiles, tandis que le travail à pont, par règle générale, reste fixé à la bouche.

Nomenclature.

Le pont dentaire se compose des pièces suivantes :

1° Dents ou racines naturelles, où doivent se fixer les extrémités du pont, et que nous appellerons *piliers*.

2° Couronnes, dents à pivot, colliers ou barres fixés sur les piliers que nous désignerons par *pièces des piliers*.

3° Partie du pont comprise entre les piliers, et appelée *corps du pont*.

4° Dents qui composent le corps du pont, que nous pouvons appeler *dents intermédiaires*.

Avantages.

Le travail à pont présente sur les autres systèmes de prothèse dentaire des avantages fort considérables.

Et, d'abord, celui de ne pas avoir à se servir de la plaque, ce qui permet le remplacement des dents naturelles manquantes par d'autres artificielles, sans produire d'irritation sur les gencives, ni diminution de la cavité de la bouche, laissant ainsi à la langue l'espace nécessaire à la plus facile articulation des sons.

Sa durée est des fois supérieure à celle des pièces ordinaires, sans compter que ces dernières s'égarent fréquemment, ou se brisent si par hasard elles viennent à tomber sur le sol.

Quant à la mastication des aliments, le travail à pont offre aussi des avantages réels sur les plaques, pourvu que les piliers soient solides, et que l'articulation avec les molaires antagonistes soit bonne. Car, dans les mouvements produits par la mastication des aliments, le pont ne bouge pas, tandis que la plaque remue souvent, empêchant ainsi la parfaite trituration de la nourriture.

Il y a encore les crochets qui servent de soutien aux plaques, auxquels on doit quelquefois la carie, et même la chute des dents naturelles sur lesquelles ils s'appuient.

Mais le pont offre surtout, à celui qui s'en sert, un avantage d'une transcendance incalculable, sur les petites pièces de prothèse. Nous voulons parler d'un fait qui n'a pas encore été enregistré par les plus chauds partisans du travail à pont, c'est que jusqu'ici il n'a produit aucun cas de mort, et même la déglutition d'un pont n'a jamais été signalée. Malheureusement, on ne peut pas dire autant de ces petites pièces de prothèse apparemment inoffensives, qu'on porte si négligemment dans la bouche.

Les cas de plaques avalées racontés par la presse professionnelle ne se répètent que trop. Parfois la plaque a parcouru simplement le tube digestif, et est sortie sans autre inconvénient que la peur bien naturelle subie par le malade. Mais dans nombre de cas il a fallu en faire l'extraction en pratiquant l'œsophagotomie.

Enfin nous croyons devoir rappeler que dans un travail antérieur nous avons réuni jusqu'à 50 cas de mort, dus à la déglutition des pièces dentaires. Par contre le pont par lui-même ne présente aucun danger, et cela seul doit le faire préférer aux pièces dentaires ordinaires.

Indication.

Les progrès obtenus dans ces derniers temps dans les différentes branches de la science médicale ont prodigieusement favorisé le succès des travaux à pont, élargissant grandement le nombre de ses indications.

En première ligne, la bactériologie nous a enseigné les causes d'inflammation, des kystes, des abcès et des fistules dentaires, nous indiquant en même temps leur traitement et surtout la façon d'être *aseptique* et d'éviter les complications qu'aujourd'hui l'on s'explique seulement chez un dentiste ignorant.

Ces connaissances bactériologiques nous permettent d'utiliser maintenant comme piliers les racines avec fistules, et les dents à pulpes putréfiées, dans l'assurance qu'une fois bien désinfectées et stérilisées, elles ne causeront plus d'ennui au malade.

De son côté l'anatomie nous a fait connaître la résistance des dents et du ligament alvéolo-dentaire; le nombre des canaux radiculaires de chaque dent nous facilitant le moyen de déterminer les indications des ponts.

Le pont se trouve indiqué chez ceux qui ont l'habitude de se laver les dents régulièrement et plusieurs fois par jour. Un pont est indiqué chaque fois que les dents naturelles qui doivent servir de piliers sont solidement implantées dans leur alvéole et ne présentent aucune maladie du péricément, et encore lorsque ayant la pulpe morte les canaux radiculaires sont bien désinfectés, et ont au moins une troisième partie de leur extrémité remplie d'une substance antiseptique.

Quelquefois le pont se trouve indiqué sur les dents mobiles, non malades, du ligament, car il arrive fréquemment que le soutien réciproque des piliers contribue à les solidifier.

Se trouve indiqué un pont comprenant quatre incisives sur deux canines, aussi bien au maxillaire supérieur qu'à l'inférieur. Si les canines ont leurs couronnes saines, il est indiqué d'appliquer un collier à chacune d'elles et construire sur ces colliers le pont; mais si les canines ont perdu leurs couronnes, il est indiqué de se servir de dents à pivot. *Dans aucun cas il n'est indiqué de sectionner une couronne saine* afin d'établir un pont.

Le pont est indiqué entre la deuxième molaire et une canine, supérieure ou inférieure; le pont peut comprendre, dans ce cas : une grosse molaire, deux prémolaires et une incisive latérale.

Enfin, se trouve encore indiqué un pont comprenant la totalité de l'arcade, lorsque de chaque côté existent deux molaires et deux canines bien fermes.

L'indication du pont à extension est problématique lorsqu'il manque des molaires au fond de la bouche pour servir de piliers.

L'indication du pont fixe sur barres est aussi limitée; car il présente l'inconvénient de ne pas se maintenir longtemps, et d'exposer à la carie les dents sur lesquelles se fixent les barres.

Contre-indication.

Le travail à pont se trouve formellement contre-indiqué chez tout individu qui n'observe pas les règles élémentaires de l'hygiène de la bouche. Il ne faut pas donner crédit à la promesse qu'il observera ces règles à l'avenir. Car celui qui arrivé à l'âge adulte n'a point l'habitude de se brosser les dents régulièrement, il les brossera, tant qu'il se souviendra des recommandations du dentiste; mais il ne tardera pas à revenir à son état de négligence, et dans ces conditions le pont sera un danger pour le malade, et un attentat contre l'odorat de ceux qui l'approchent.

Le pont est contre-indiqué chez tout individu atteint de diathèse diabétique, chez le morphinomane, dans tous les cas de gingivite iguë ou chronique, et dans les cas de pyorrhée alvéolaire.

Le pont est contre-indiqué lorsque les dents antagonistes à celles qui manquent viennent en contact avec les gencives, car elles présentent ainsi un obstacle matériel à la pose du pont.

Il y a contre-indication de faire un pont lorsqu'il faudra faire la restauration des lignes normales des lèvres modifiées par l'atrophie des procès alvéolaires. Il n'y a que le pont mobile qui permet les gencives artificielles capables de restaurer ces défor-mations.

De même, sont contre-indiqués les ponts fixes qui n'ont pas été construits d'accord avec les règles enseignées par l'expérience et qui consistent à les rendre accessibles de tous côtés à la brosse à dents.

Il est formellement contre-indiqué de laisser sous le pont des racines infectées.

En résumé, l'application du pont fixe se trouve contre-indiquée, chaque fois que l'entretien permanent de la bouche dans un état d'hygiène irréprochable est douteux.

Matériaux employés dans la construction du pont dentaire.

Comme le pont doit rester constamment dans la bouche, les maté-riaux employés dans sa fabrication doivent avoir des qualités spéciales d'inaltérabilité et de durée.

Les métaux inoxydables, et non sulfurables, doivent être les seuls employés. Ainsi l'on doit proscrire : l'argent, le cuivre, le laiton, le maillechort, le plomb, le métal Victoria, et l'or de moins de 20 carats ; employant seulement : l'or de 20 à 24 carats, le platine, le platine-iridié et, dans des cas exceptionnels, l'étain pur.

La soudure doit se faire avec de l'or, d'au moins 18 carats.

Il faut se servir d'or :

1° De 24 carats avec l'épaisseur du n° 28 au 50 — mesure améri-caine — pour la construction des colliers et de leurs couvercles.

2° De 23 carats, pour les pièces requérant moins de malléabilité.

5° De 22 carats, — n° 28 au 50 — dans la construction des cou-ronnes.

4° De 20 carats, dans la confection du corps du pont.

L'or des monnaies a généralement 10 pour 100 de cuivre : il ne doit donc pas être utilisé, car dans la construction du pont, la propor-tion du cuivre ne doit pas dépasser 5 pour 100.

Voici l'alliage pour obtenir les différents carats :

Carats	*Or fin*	*Alliage*
24	1000	
23	958	42
22	917	83
20	853	167
18	750	250

On peut combiner l'or avec le platine ou le platine iridié, obtenant ainsi un métal beaucoup plus résistant au feu. Et, pour cela, il faut prendre deux plaques, l'une en or, l'autre en platine, cette dernière plus mince ; après les avoir fait recuire ensemble on les passe dans un cylindre, et l'on a de cette façon une étroite union entre les deux métaux.

Le platine pur s'emploie pour recouvrir les colliers sur les racines, et dans tous les cas où il sera nécessaire de présenter une grande résistance au feu.

Le platine iridié est plus rigide que le platine pur ; son emploi est indiqué pour les piliers des ponts à extension, et dans tous les cas où l'on a besoin de beaucoup de résistance mécanique.

Le platine uni à l'or est plus flexible que l'un ou l'autre de ces métaux isolés. Cet alliage s'emploie pour les piliers à ressort, ainsi que pour les crochets flexibles dans les ponts mobiles.

Voici quelques formules pour les soudures :

$$
\begin{aligned}
&\text{Zinc} \ldots \ldots \ldots \quad 1 \text{ gr. } 1/2. \\
&\text{Or pur} \ldots \ldots \ldots \quad 20 \, — \\
&\text{Soudure d'argent.} \ldots \quad 5 \, —
\end{aligned}
$$

Cet alliage donne une soudure de 20 carats.

Le docteur Richmond se sert des rognures des couronnes en or de 22 carats, pour faire la soudure, en y ajoutant un cinquième de fil de laiton coupé en petits morceaux et employant une grande quantité de borax.

Le docteur W. H. Dorrance donne le procédé suivant pour faire les soudures :

$$
\begin{aligned}
&\text{Argent pur.} \ldots \ldots \ldots \quad 1 \text{ part.} \\
&\text{Zinc pur.} \ldots \ldots \ldots \quad 2 \, — \\
&\text{Cuivre pur.} \ldots \ldots \ldots \quad 5 \, —
\end{aligned}
$$

On fond l'argent et le cuivre dans un creuset, et lorsqu'ils sont en ébullition on ajoute rapidement le zinc coupé en petits morceaux, on remue un peu avec un crayon de graphite (charbon) et l'on jette le tout dans une lingotière ou dans une cuve d'eau.

20 grammes d'or pur et 4 grammes de cet alliage donnent une soudure de 20 carats ; modifiant la proportion de l'alliage il est aisé d'obtenir une soudure avec le nombre de carats que l'on désire.

Les soudures devront être de trois degrés de fusion 22-20-18, de sorte que lorsqu'il faille souder successivement les différentes pièces du pont, cela puisse se faire sans risquer de fondre la précédente soudure. Il faut par conséquent commencer avec la soudure moins fusible (22), ensuite prendre celle de 20, et finir avec celle de 18.

Le caoutchouc, le celluloïd, les dents d'hippopotame, les dents humaines et d'autres substances plus ou moins altérables, doivent être repoussées dans la confection du pont fixe.

En outre des métaux déjà indiqués, la porcelaine est la seule substance utilement employée. C'est ainsi que nous nous servons de dents exclusivement en porcelaine. Nous

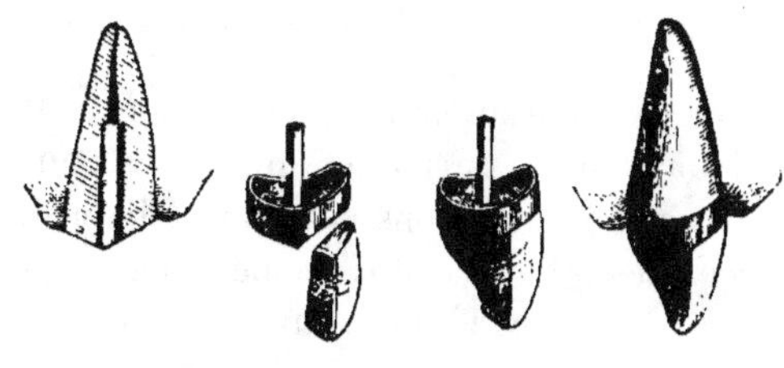

Fig. 1.

donnons la préférence aux dents de fabrication anglaise sur les

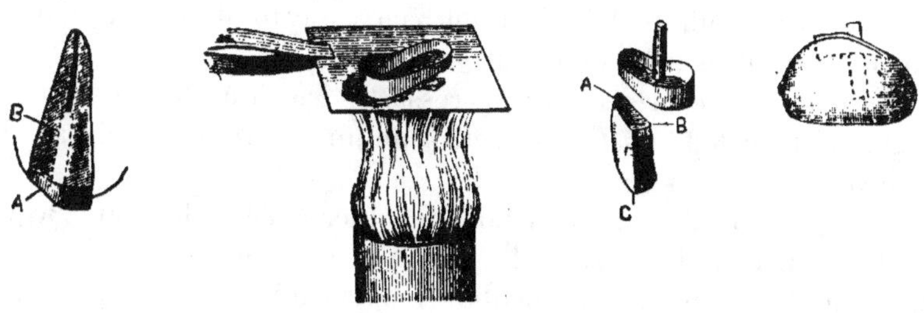

Fig. 2.

américaines, parce que le grain de la texture dans les premières est plus fin, ce qui permet de les polir, une fois ajustées.

La porcelaine sert aussi à faire le corps du pont.

Les fours électriques et à gaz, adoptés ces dernières années dans notre profession, ont beaucoup contribué à généraliser les ponts en porcelaine.

Le plâtre devra être exclusivement employé dans les empreintes, et de préférence celui de la maison Ash et Fils de Londres.

Les moules peuvent se faire avec du plâtre ordinaire ; mais celui des soudures doit se préparer avec du sable ou avec du marbre calciné, en poudre. Il faut y ajouter de l'amiante en fibres.

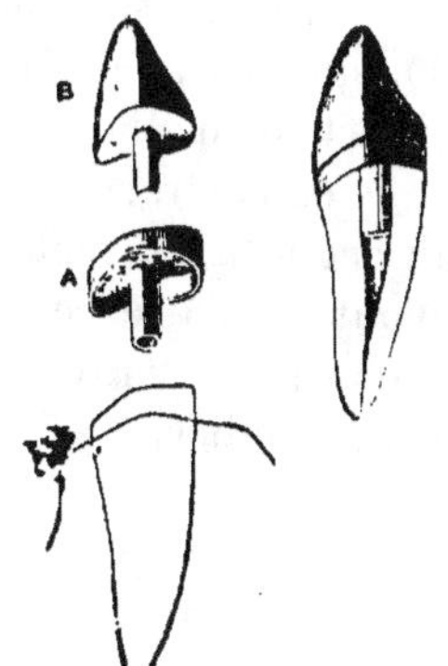

Fig. 3. — Dent Richmond à gaine pour les travaux à ponts amovibles.

Afin qu'il durcisse vite, mettre dans l'eau 3 pour 100 de sulfate de potasse.

Construction du pont dentaire.

Nous supposons le traitement thérapeutique des racines terminé, et la bouche dans de bonnes conditions pour recevoir le pont.

Nous commencerons par décrire la façon de construire les différentes pièces des piliers, ordinairement en usage : couronne de Richmond ; couronne en or ; colliers sur les canines ; barres, etc.

Couronne Richmond.

Cette couronne s'applique seulement aux dents de devant.

Le canal radiculaire doit s'agrandir en essayant de le faire parallèlement aux autres pièces du pont.

La racine se prépare en laissant ressortir 2 ou 3 millimètres du côté lingual ; du côté labial elle sera diminuée presque à niveau des gencives.

Avec de l'or de 24 carats on fait un collier ajusté à la racine, lequel une fois soudé est placé sur celle-ci et avec une rondelle de carborundum, montée dans le tour dentaire, on réduit le collier jusqu'à le mettre au niveau de la racine.

Le collier se place alors, par son côté libre, sur une lame de platine et l'on procède à la soudure. On rogne alors tout autour le collier, on le replace sur la racine, on perfore le centre, et on ajuste une tige ronde de platine, la faisant entrer au fond du canal. S'il est possible de retirer le collier avec la tige, conservant la relation qu'ils avaient sur la racine, la soudure de ces pièces peut se faire directement. Mais s'il en était autrement, il faut fixer la tige au collier avec de la cire, et les placer dans du plâtre avant de les souder. Le collier et la tige se replacent à ce moment sur la racine, et l'on prend un moule en plâtre, comprenant l'articulation avec les dents antagonistes. Il ne reste alors qu'à choisir une dent en porcelaine, l'ajuster et la souder au collier.

Couronne en or.

Si la molaire, qui doit recevoir la couronne, est saine, il faut égaliser les parois pour faciliter l'application de la couronne et établir un parallélisme avec les autres pièces du pont.

L'épaisseur de l'or de la couronne sera diminuée sur la face triturante. On ajuste un collier d'or à la couronne, on le sort de la bouche et on le soude ; on le replace sur la molaire, on place un morceau de cire sur la dent et l'on fait mordre le malade. De cette façon on a l'articulation de la dent antagoniste. On fait deux moules avec le métal Melotte, on estampe la face triturante que l'on soude sur le collier.

Colliers sur les canines.

Comme préliminaire, nous aurons à diminuer les faces médiane et distale jusqu'à ce qu'elles soient presque parallèles.

On fait ensuite avec de l'or pur un collier plus étroit du côté labial que du côté lingual où l'on soude une feuille mince de platine, on le replace sur la canine, et on ajuste la feuille de platine avec un brunissoir, sur la face linguale, médiane et distale ; on la retire soigneusement et la plaçant dans du plâtre à souder on renforce le platine avec la soudure.

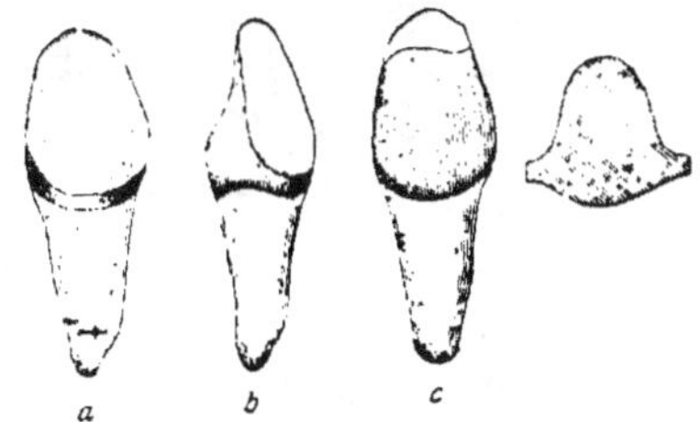

Fig. 5 bis.

On fait aussi ces colliers en ajustant une bague en or de 22 carats à la canine, comme s'il s'agissait de faire une couronne entière en or. On soude cette bague et l'on taille sur la face labiale toute la partie d'or apparente, laissant seulement une étroite bande d'or du côté de la gencive. Du côté lingual on fait deux ou trois entailles verticales de façon à pouvoir ajuster ce côté contre la canine, que l'on soude ensuite.

Dents intermédiaires.

Les dents molaires intermédiaires se préparent avec des molaires spéciales, en porcelaine, qui représentent uniquement la face buccale.

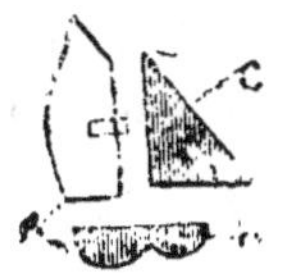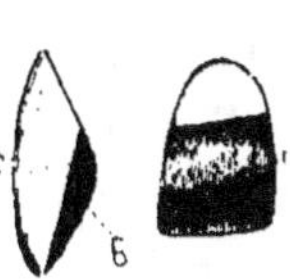

On les moule sur le bord triturant et on les recouvre de platine du côté lingual.

D'autre part, on fait la face triturante avec de l'or à 24 carats et l'on

Fig. 7.

remplit les creux des tubercules avec de l'or à 22 carats fondu sur une lampe.

Ces deux pièces ainsi préparées se placent dans du plâtre, et nous les soudons avec de la soudure de 20 carats, jusqu'à remplir l'espace triangulaire laissé entre elles.

Ces molaires ont alors une forme triangulaire dont le sommet touche les gencives et la base est représentée par la face triturante de telle sorte que le corps du pont s'amincit sur les faces linguale et buccale, et en arrivant à la gencive il ne la touche que sur un côté très

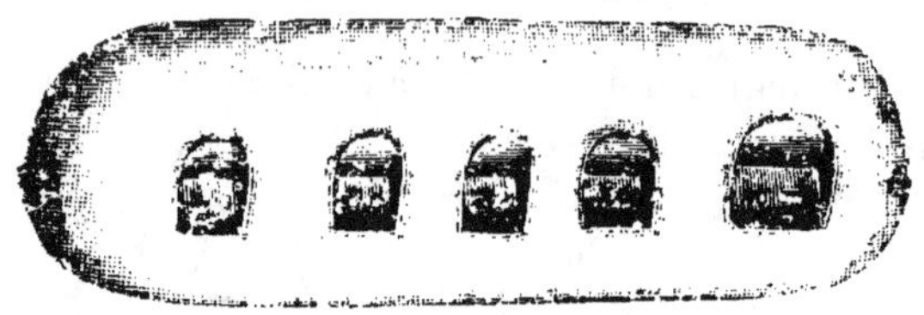

Fig. 5.

mince. Cela se fait afin de faciliter l'accès de la brosse à dents dans tous les côtés.

Les incisives se préparent en les recouvrant du côté lingual avec du platine ou avec de l'or.

Le platine donne aux dents en porcelaine une teinte bleuâtre, tandis que l'or pur leur donne un beau teint jaune, d'où il ressort un ensemble d'aspect très joli.

Donc, une fois recouvertes, nous ajoutons de la soudure jusqu'à

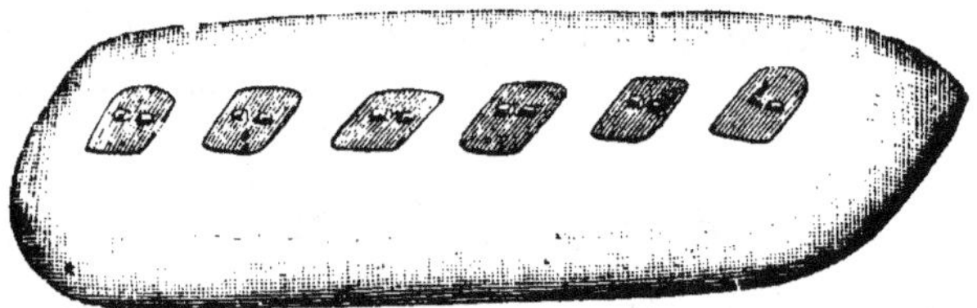

Fig. 6.

leur donner une face linguale convexe dans toutes ses parties. Et après les avoir nettoyées avec de l'acide sulfurique ou muriatique, nous n'aurons plus qu'à les limer grossièrement.

Construction d'un pont.

Supposons un pont de la mâchoire inférieure, étendu de la canine à la deuxième molaire, y compris les deux prémolaires et la première molaire.

Sur la canine nous fixons un collier et sur la molaire une couronne d'or, construits selon nos indications. Nous prenons une empreinte avec du plâtre, et nous plaçons dessus le collier et la couronne d'or. Ensuite nous faisons un moule avec le plâtre à souder. L'empreinte des dents inférieures peut être prise avec du godiva. Les deux moules se placent dans l'articulateur.

Après avoir préparé les trois dents intermédiaires de la façon que nous avons indiquée, nous les fixons avec de la cire, nous les sortons de l'articulateur, nous recouvrons les dents avec du plâtre à souder, et alors nous pouvons souder ensemble

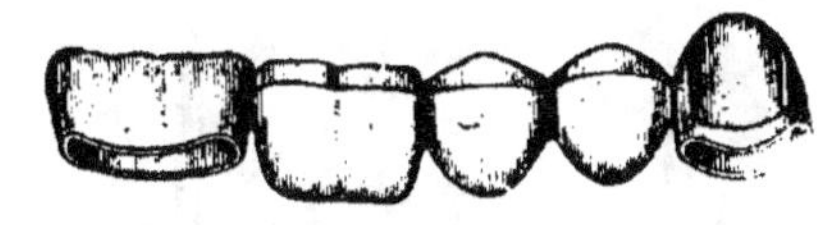

Fig. 7.

toutes les pièces du pont. Ensuite, et après l'avoir poli, nous le plaçons dans la bouche.

Le pont qui se soutient sur les racines par des dents à pivot se fait de la même façon que l'antérieur, avec la différence qu'avant de prendre l'empreinte il faut placer sur les racines les dents Richmond.

Pont avec dents à tube.

Les ponts ainsi fabriqués offrent quelques avantages sur ceux qui sont faits avec d'autres dents.

Le premier avantage, et il est grand, consiste dans l'absence d'or visible sur les molaires; puis, il est aisé de souder tout le pont sans avoir à souder les dents.

Voici la façon de les faire : supposons un pont de la deuxième molaire inférieure à la racine de la canine du même côté de l'arcade.

Nous faisons une couronne d'or à la molaire, et à la racine de la canine un collier couvert et traversé par une tige qui, d'un côté, pénètre dans le canal, et de l'autre ressort pour recevoir une dent à tube. Une fois ces pièces dans la bouche nous prenons l'empreinte. Il faut enlever après, sur le moule, une couche de plâtre de l'épaisseur d'une carte de visite, tout le long entre la racine et la molaire.

Nous moulons sur la gencive une lame de platine, ou ce qui est mieux de platine-iridié, et nous la soudons par les extrémités à la couronne en or et au collier.

On essaye dans la bouche et si l'épreuve est bonne nous prenons une nouvelle empreinte ainsi que l'articulation des dents supérieures. Les moulages terminés, nous les plaçons dans un articulateur.

Nous adaptons alors les dents nécessaires, nous marquons l'endroit où doit rentrer la tige de chaque dent, nous soudons ces tiges, et avec du soufre chaud nous procédons à coller les dents à tube.

Ce pont présente aussi des facilités pour le réparer, car si par exemple une molaire vient à se casser on peut la remplacer sans être contraint de retirer le pont de la bouche.

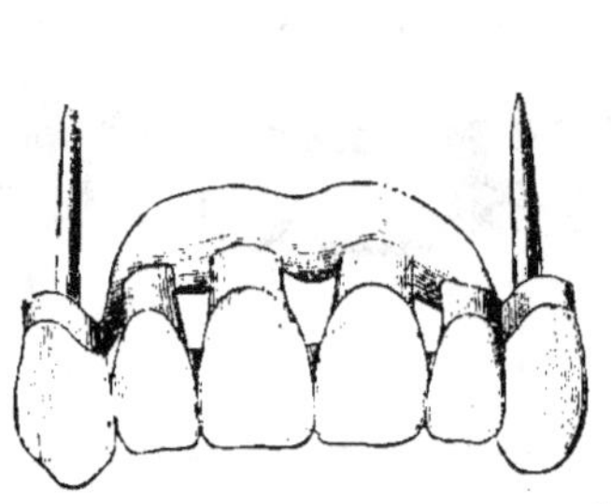
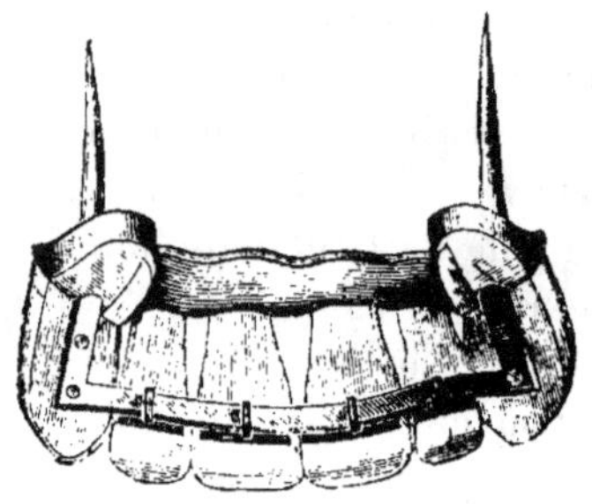

Fig. 8.

Il leur a cependant été trouvé un défaut, c'est qu'ils sont difficiles à nettoyer, surtout le côté du pont qui touche à la gencive.

Le docteur Spaulding en a heureusement apporté quelques modifications. En effet, au lieu de se servir d'une seule planche pour y fixer toutes les dents, il prépare une capsule en or pour chaque dent avec la forme triangulaire dont nous avons parlé. Ces capsules se réunissent ensuite entre elles, c'est alors seulement qu'on leur soude les tiges auxquelles on fixe avec du soufre ou du ciment les dents à tube.

De cette façon le pont remplit les conditions d'hygiène de ceux que nous avons précédemment décrits.

Pont de porcelaine

Ces ponts peuvent avoir leur point d'appui sur les couronnes de platine, les dents à pivot ou les barres fixées aux dents naturelles.

Supposons un pont, de la deuxième molaire à la première bicuspide supérieure. Nous faisons une couronne de platine à la molaire, la soudant avec de l'or pur, et nous procédons de même avec la prémolaire : mais on prépare celle-ci en enfonçant un

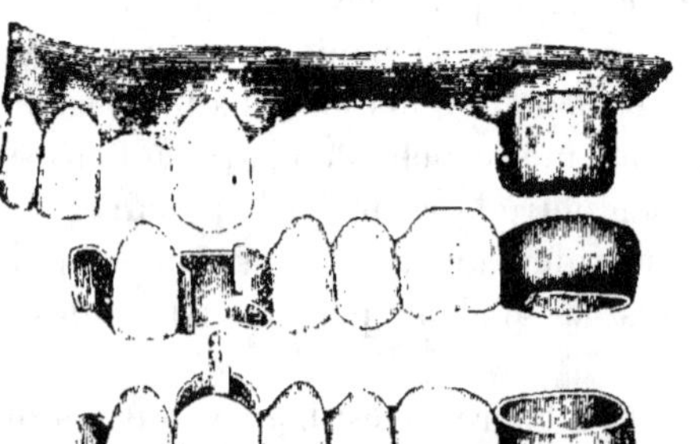

Fig. 9.

peu la face buccale et en lui soudant quelques fils de platine, afin de pouvoir l'émailler de ce côté. Ces deux pièces dans la bouche, nous prenons une empreinte avec du plâtre ; nous plaçons les couronnes dans l'empreinte et nous faisons le moule.

Le moule doit subir la préparation indiquée pour les dents à tube, après quoi nous adaptons une bande de platine-iridié que nous soudons aux couronnes avec de l'or fin.

L'épreuve faite, il faut prendre une nouvelle empreinte et les placer dans un articulateur avec les dents antagonistes. A la hauteur des épingles des dents nous appliquons une barre transversale que nous soudons aux couronnes, puis les dents se fixent à la barre en repliant sur elle les épingles des dents. Tous les vides se remplissent de porcelaine et le tout est soumis au feu ; généralement pour le finir il suffit de le passer trois fois au feu.

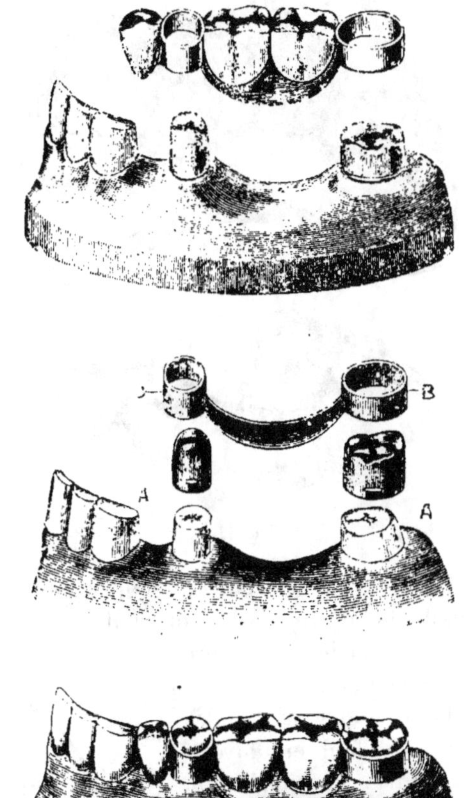

Fig. 10.

Ponts mobiles

Ils doivent être fabriqués de façon qu'il soit possible de les retirer de la bouche, pour les nettoyer ou réparer une cassure quelconque. Il y a un nombre considérable de procédés employés pour leur confection, et il serait trop long de vouloir les indiquer.

Empreintes au plâtre

Il y a des praticiens qui préfèrent obtenir à la fois l'empreinte des deux arcades dentaires, en plaçant le plâtre dans la bouche et y faisant mordre. Ce procédé réussit dans quelques cas, mais en général les empreintes viennent incomplètes et défectueuses.

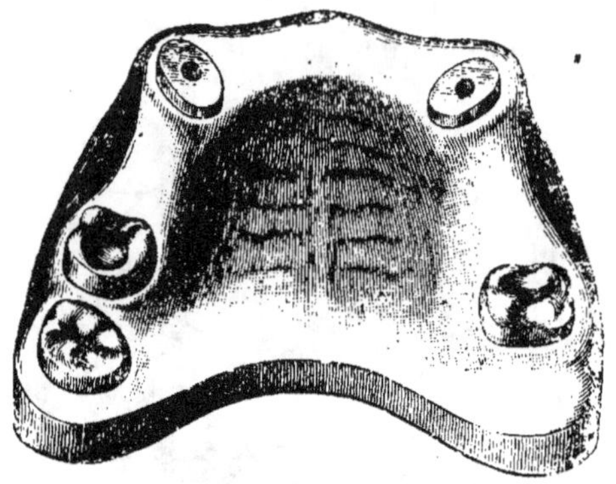

Quant à nous, nous aimons mieux prendre séparément chaque empreinte ; celle du côté du pont d'abord, puis celle du côté des dents antagonistes. Car de cette façon on peut plus facilement sortir le plâtre de la bouche, et en outre les moules sont plus sûrs et complets.

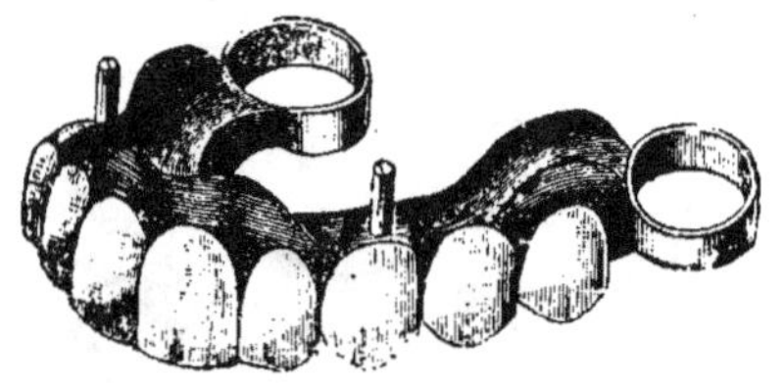

Fig. 11.

Soudure du pont

Les moules qui portent les pièces des piliers, et dans lesquelles il faut souder le pont, doivent se faire avec du plâtre, mélangé de poudre de marbre calciné, en parties égales. Lorsqu'il faudra souder des petits ponts ou des dents intermédiaires, on peut les recouvrir avec du plâtre mélangé de deux parties de marbre calciné en poudre.

Pour souder des grandes pièces, il faut employer : du plâtre, du marbre et du sable blanc ordinaire, par parties égales.

Le sable s'oppose à la contraction de la pâte soumise longuement à l'action d'un feu vif.

L'on peut ajouter des fibres d'amiante et ligotter extérieurement le bloc de

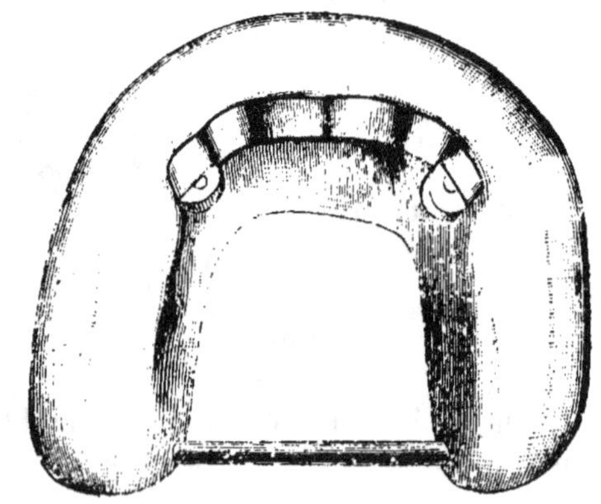

Fig. 12.

plâtre avec un fil de fer, afin d'empêcher l'apparition de fentes dans le plâtre.

La cire, qui sert pour unir les différentes parties du pont, peut s'enlever en versant dessus de l'eau bouillante ou en la laissant fondre dans le feu. Ce dernier procédé présente l'inconvénient de laisser dans la pièce des petits corps étrangers, ce qui empêche d'obtenir une soudure parfaite et sans porosités.

La pièce une fois bien débarrassée de cire, l'on remplit les interstices avec de l'or pur et de petits morceaux d'or ou de platine.

Le borax peut s'employer de deux façons : en frottant un morceau de borax trempé dans l'eau sur de l'ardoise, l'on obtient ainsi une espèce de crème ; ou bien encore en vitrifiant le borax au feu, et procédant ensuite à sa pulvérisation.

La crème de borax doit être préférée, car elle maintient la soudure contre la pièce.

La soudure doit seulement s'appliquer lorsque tous les interstices sont pleins, et alors on recouvre avec une bonne quantité de borax.

La pièce devra être chauffée lentement, sur le gaz ou bien sur du charbon végétal, ayant soin cependant de l'allumer au moment de mettre la pièce au feu. Cette précaution a pour objet d'éviter

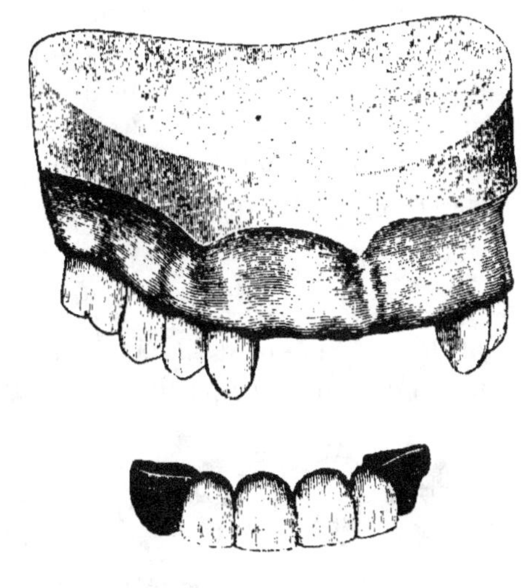

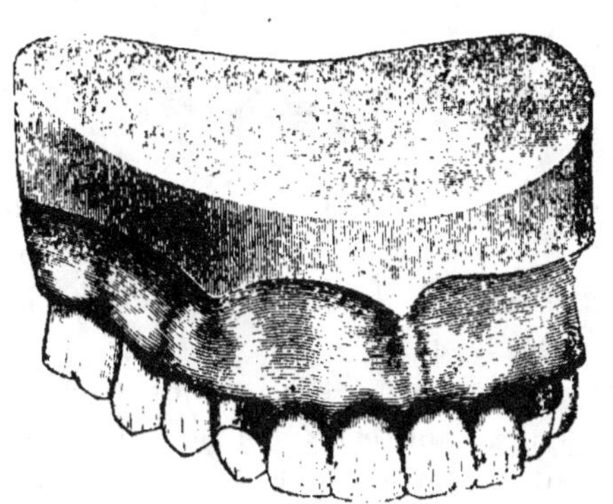

Fig. 15. — Pont allant d'une canine à l'autre et portant quatre incisives.

que la dilatation soudaine des métaux ne casse les dents. Pour souder, on peut employer un morceau de charbon végétal assez grand 15 × 10 cm. que l'on creuse d'un côté, et l'on recouvre le restant avec du plâtre.

Lorsque la pièce est rouge, elle est placée sur le charbon, et avec un chalumeau à gaz et air l'on envoie la flamme sous le plâtre, en augmentant progressivement l'action du feu, jusqu'à ce que la soudure soit fondue, sans que toutefois la flamme l'ait touchée directement. Ainsi, tous les intervalles se remplissent de soudure.

Généralement il faut ajouter plusieurs fois de la soudure, jusqu'à ce que le corps du pont se remplisse entièrement. Une fois la soudure terminée, laissez refroidir lentement afin d'éviter la cassure des dents par suite de la rapide contraction du métal.

Au moment de couvrir les dents pour souder, il faut prendre soin qu'aucune partie ne reste à découvert, s'exposant au contact du borax, car la contraction de celui-ci plus rapide que celle de la porcelaine briserait la dent.

Fixation du pont.

Avant de fixer un pont, il faut faire plusieurs épreuves afin que l'adaptation de toutes les parties soit parfaite, et surtout que l'articulation avec les dents antagonistes soit correcte. S'il est possible, comme épreuve, il faudrait laisser le pont dans la bouche quelques jours avant de le fixer définitivement.

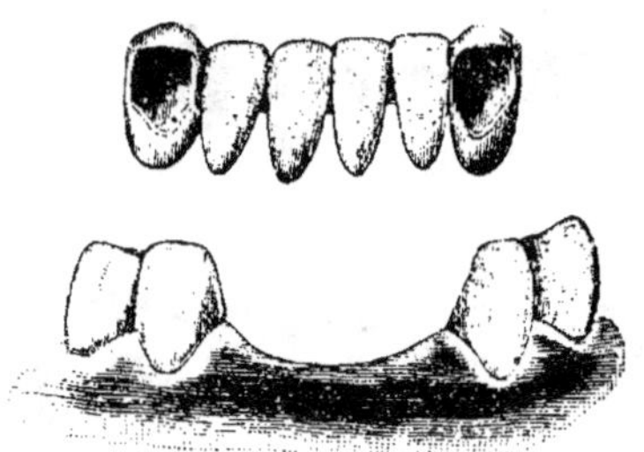

Fig. 14. — Pont portant quatre incisives inférieures.

Les dents-piliers doivent se nettoyer extérieurement avec des capsules de caoutchouc, montées au tour et recouvertes de pierre ponce en poudre. S'il y a des racines il faut soigneusement les nettoyer et les sécher avant de mettre les pivots.

On doit imperméabiliser contre les infiltrations toutes les surfaces des dents recouvertes par les ponts, en se servant d'une solution concentrée de nitrate d'argent, que l'on neutralise avec une solution de chlorure de sodium.

Pour coller le pont, deux substances peuvent être utilisées au choix: la gutta-percha, ou le ciment. Cependant chaque substance a son indication. La gutta-percha présente le grand avantage de s'amollir à la chaleur, ce qui permet de sortir facilement le pont de la bouche; elle doit s'employer surtout pour les dents à pivot et aussi pour les couronnes en or lorsque la couronne naturelle est saine. Mais la gutta-percha a l'inconvénient de céder sous la force de la mastication et de permettre quelque mouvement au pont.

La gutta-percha, pour fixer les ponts, doit se dissoudre dans le chloroforme, obtenant ainsi une sorte de crème appelée *chloro-percha* que l'on rend antiseptique en y ajoutant un peu de thymol cristallisé.

Le ciment (l'oxyphosphate de zinc ou oxychlorure de zinc) doit se

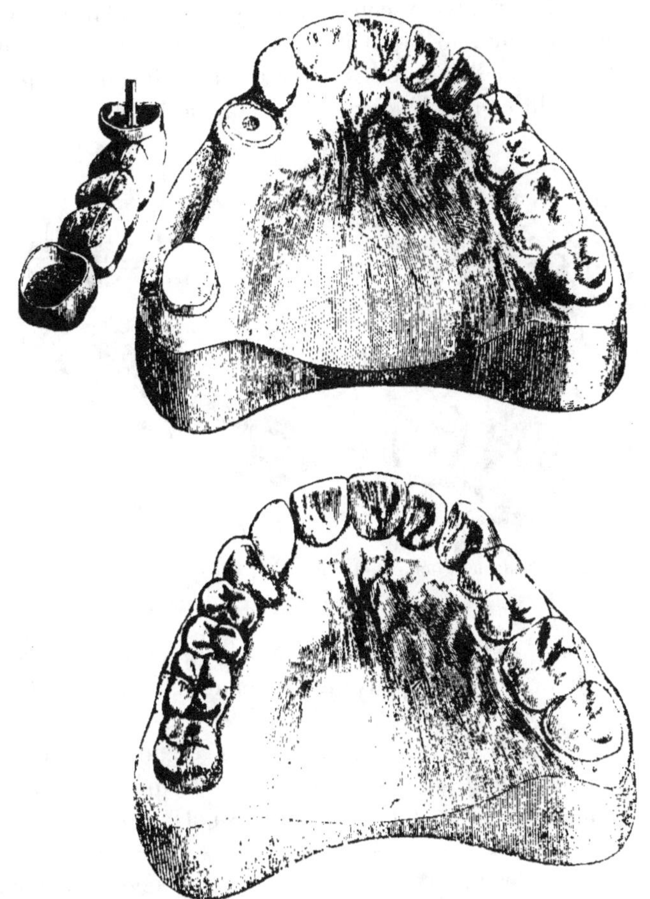

Fig. 15. — Pont portant une molaire et deux pré-molaires, fixé sur une couronne or et une dent de Richmond. Nous ne conseillons pas de tailler autant les molaires naturelles, comme c'est indiqué ici.

mélanger jusqu'à ce que l'on obtienne la consistance de la crème. Il doit durcir lentement afin de pouvoir placer le pont.

Il faut ajouter au ciment un peu d'iodoforme en poudre au moment du mélange, pour le rendre imputrescible. Il faut enlever ensuite avec un instrument fin les parcelles de ciment qui auraient pu se glisser sous les gencives.

Toutes les fois qu'il sera aisé de le faire, il faut combiner le chloro-percha et le ciment.

Voici la méthode que nous employons avec d'excellents résultats : sur les tiges et à l'intérieur des couronnes d'or ou de platine nous mettons du chloro-percha, de façon à former une mince couche de gutta-percha sur l'or, en laissant évaporer le chloroforme. Le pont ainsi préparé nous le fixons définitivement dans la bouche avec du

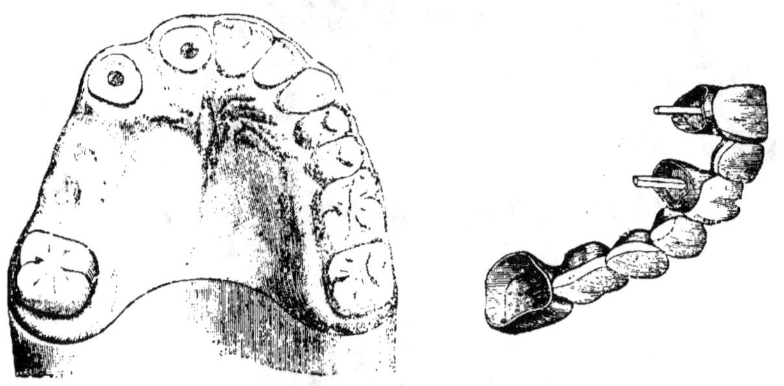

Fig. 16. — Pont sur deux dents de Richmond et une couronne or.

ciment. De cette façon, et si le besoin se fait sentir, nous chauffons les pièces des piliers, et nous pouvons facilement les retirer de la bouche.

Lorsque le pont est terminé, il peut arriver qu'au moment de l'essayer dans la bouche il paraisse à première vue qu'il y a eu un dérangement quelconque au moment de le souder, et qu'il sera impossible de le faire rentrer à sa place; mais avec un peu de patience et en faisant des mouvements de bascule ou même en pliant un peu les couronnes, on parvient à l'introduire.

Une fois à sa place, les couronnes ainsi déformées recouvrent leur forme primitive.

Réparation du pont.

Les inconvénients que présente la réparation du pont fixe, lorsqu'une dent vient à se casser, sont la source des critiques les plus fondées soulevées contre les travaux en question. Cependant, nombreux sont les instruments inventés et les procédés en usage pour réparer les dents cassées sans retirer le pont de la bouche.

S'il s'agit d'une dent de devant, le plus simple est de couper les deux épingles, qui restent toujours soudées sur le pont. On fait une perforation à leur place, pour avoir deux trous où nous adapterons une dent pareille à celle qui est cassée, en passant les épingles par les deux trous. Nous pouvons ainsi coller la dent avec du ciment, et avec une pince retourner les épingles, du côté lingual.

Dans d'autres cas il faut sortir le pont de la bouche pour le réparer.

Pour retirer de la bouche une couronne d'or, il est de beaucoup préférable de sectionner la couronne du côté gingival à la surface triturante, en se servant d'un instrument spécial de la maison White, qui ressemble beaucoup à ceux dont on se sert pour ouvrir les boîtes à conserves. Avec la pointe d'un instrument *ad hoc*, on sépare les bords de la section, et la couronne se détache facilement.

Les dents à pivot sont assez difficiles à retirer

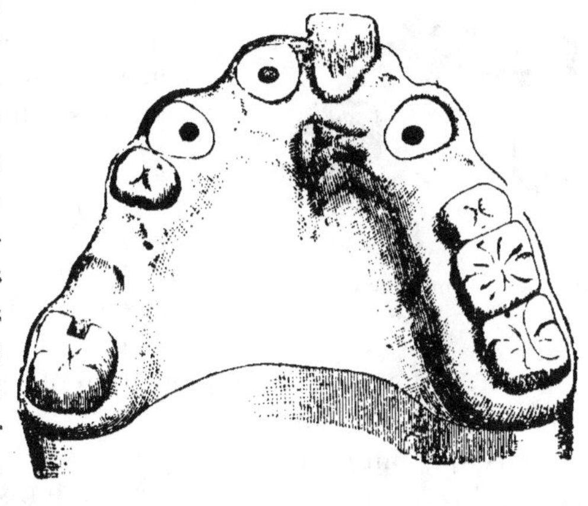

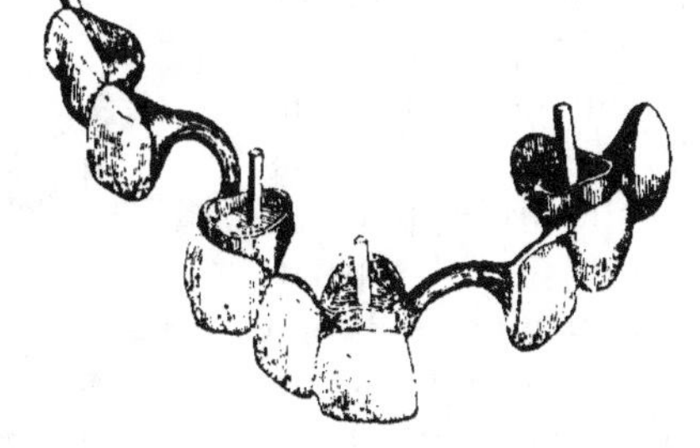

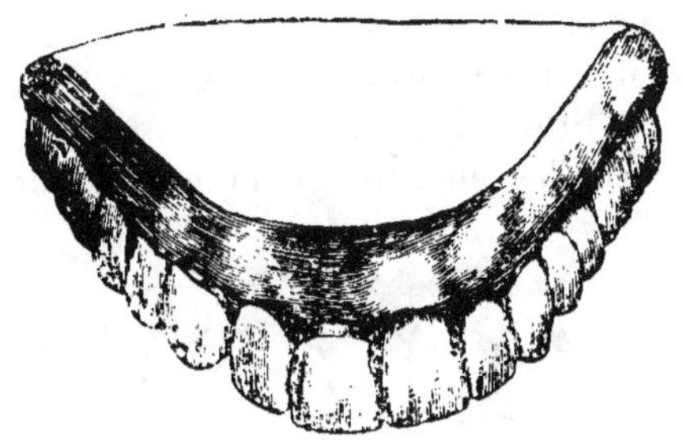

Fig. 17. — Pont du Dr G. L. Williams.

lorsqu'elles ont été collées avec du ciment; mais avec un peu de calme, et faisant un mouvement de bascule, on obtient tout de même leur extraction.

Les colliers sur les canines sont aussi faciles à sectionner et à retirer de la bouche.

Quand on a les pièces hors de la bouche, on adapte les dents nécessaires et la soudure se fait comme la première fois, mais en soudant en même temps les sections faites aux pièces des piliers.

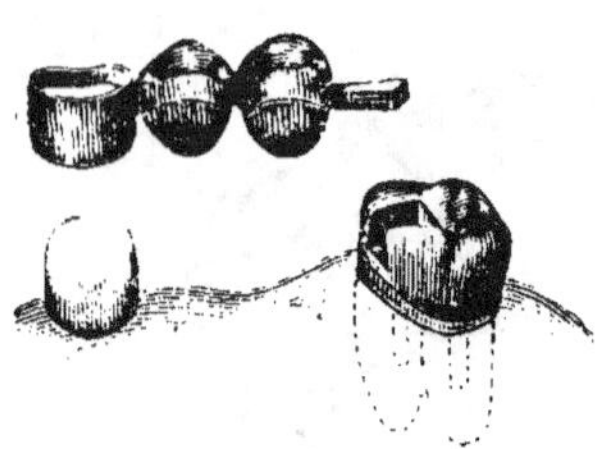

Fig. 18. — Pont à barre, pénétrant dans une cavité.

Hygiène de la bouche.

Après les recommandations que nous avons faites à ceux-là mêmes qui possèdent leurs dents naturelles, relativement au nettoyage parfait et continu de la bouche, il nous semble inutile d'insister auprès de ceux qui ont un pont, pour qu'ils aient un plus grand soin encore, en matière d'hygiène.

Le pont doit être construit de façon que les crins de la brosse puissent enlever toutes les particules alimentaires. Il faut parfaitement nettoyer autour des dents qui servent de soutien au pont, car autrement la gencive s'irrite, et la mastication devient difficile. Pour bien nettoyer les endroits où la brosse n'arrive pas, il faut se servir d'un

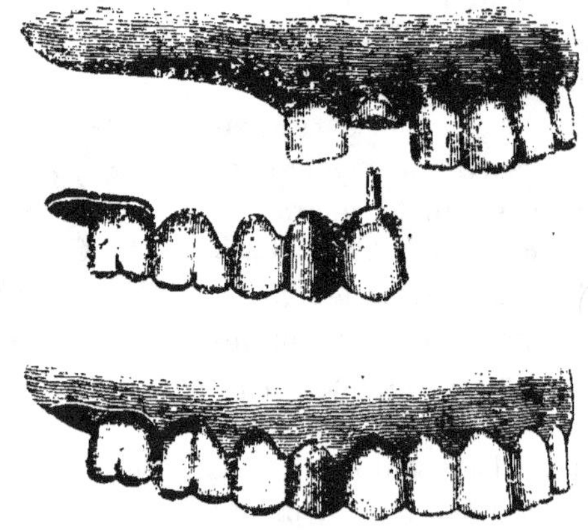

Fig. 19. — Pont d'extension, soutenu du côté des molaires par une selle sur la gencive.

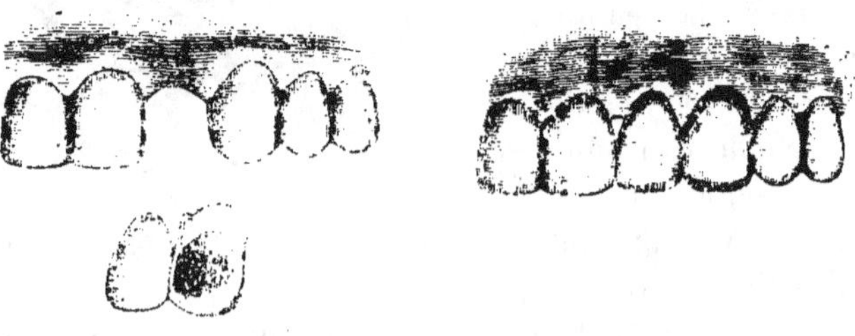

Fig. 20. — Travail à pont avec un collier sur la canine, portant une incisive latérale.

il de soie que l'on fait passer entre le pont et la gencive, nettoyant ainsi tous les interstices. Le savon est une des substances les meilleure pour bien nettoyer un pont.

Il ne faut jamais se coucher sans bien laver la bouche, car les

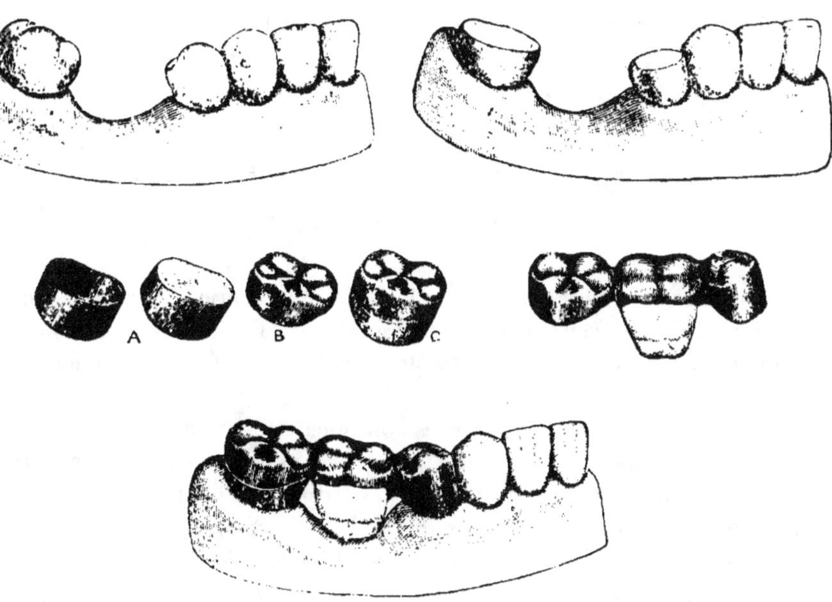

Fig. 21. — Pont du Dr Willis pour vaincre la différence de parallélisme entre deux molaires.

bactéries profitent du repos du sommeil pour faire fermenter les parcelles de nourriture restées dans la bouche.

La brosse à dents doit être petite, de façon qu'elle aille dans tous les recoins de la bouche.

DISCUSSION

M. Pitsch. — J'ai vu un travail à pont exécuté par M. Bing pour remplacer à la mâchoire inférieure la seconde petite molaire et la dent de six ans.

On avait coiffé la 1re prémolaire et la dent de douze ans ; ces deux couronnes étaient réunies par une simple bande de métal présentant des aspérités pour favoriser la mastication. Ces aspérités paraissaient avoir été obtenues en soudant à la plaque des clous d'or traversant ladite plaque. Le nettoyage est des plus faciles puisque les aliments ne peuvent séjourner sous le tout.

M. Soubirana. — Je pensais que M. Amoëdo devait nous décrire tout d'abord ce qu'est une couronne et la manière de la construire, car c'est la base du travail à pont.

M. Gires. — Je crois que M. Amoëdo n'a pas voulu nous exposer un travail original, car il ne nous a fait qu'un exposé assez vague — (parce qu'il est trop court pour un sujet excessivement vaste)— de tout ce qui est connu et écrit partout.

Je ne veux pas, en disant cela, critiquer la communication. Je veux seulement faire remarquer que nous n'ignorons pas ce que c'est qu'un pont.

MANIFESTATIONS BUCCALES CONSÉCUTIVES A LA GRIPPE

par M. le docteur BACQUE

J'ai eu l'occasion d'observer, à la suite d'épidémies de grippe, deux variétés de manifestations buccales que je crois intéressant de faire connaître. Ce sont : la polyarthrite alvéolo-dentaire et les stomatites aphteuses.

Vous connaissez les nombreuses complications qui accompagnent et suivent la grippe et vous savez que les divers appareils peuvent être affectés : complications pulmonaires, cardiaques, pour ne parler que des plus communes. Au mois de mai 1899, Sameh Bey, dans les *Archives orientales de médecine et de chirurgie*, signalait des manifestations oculaires consécutives à la grippe. Depuis, Hayem faisait connaître la gastrite grippale des dyspeptiques et Desnos, à la Société médico-chirurgicale, citait plusieurs cas de grippe urinaire, uréthrites, prostates, etc. Il n'est donc pas étonnant que la bouche et les dents soient affectées.

Je vous soumets neuf observations dont cinq ont été prises en avril 1899 et les quatre autres en janvier 1900.

Observation I. — M. B.... 56 ans. Père et mère rhumatisants. A 30 ans, crise de rhumatisme aigu généralisé.

Au mois de mars 1899, grippe légère accompagnée de rhumatisme au genou gauche. Lorsque les douleurs rhumatismales eurent disparu, toutes les dents devinrent douloureuses. La muqueuse buccale était rouge surtout au collet des dents, la mastication presque impossible. Cet état aigu dura quatre ou cinq jours, après quoi la polyarthrite alvéolo-dentaire disparut du côté droit, persista du côté gauche et finit par se localiser sur la première prémolaire supérieure gauche atteinte de carie pénétrante. J'ordonnai des lavages à l'hydrate de chloral au $\frac{1}{100}$ et des cachets de sulfate de quinine de 0 gr. 50. Au bout de quelques jours, toute douleur avait disparu et les fonctions étaient rétablies.

Obs. II. — Mme de la B..., 60 ans, très rhumatisante, a été traitée autrefois pour une pyorrhée alvéolaire.

Forte grippe pendant le mois de mars 1899. Pendant la convalescence, il survint de la polyarthrite alvéolo-dentaire aux deux maxillaires. Mastication très pénible pendant plusieurs jours. J'ordonne du sulfate de quinine et des lavages fréquents à l'hydrate de chloral. Après quelques jours de traitement le côté gauche fut guéri, mais l'affection se localisa sur le côté droit haut et bas où elle persista près de trois semaines, bien qu'il n'y eût pas de dents cariées. En outre de la polyarthrite, il se produisit de la pyorrhée au niveau de l'incisive centrale supérieure droite. Quelques cautérisations au galvano-cautère selon la méthode de Cruet eurent vite raison de la suppuration.

Obs. III. — M. D..., 64 ans, très rhumatisant. A diverses époques a eu des crises de rhumatisme aigu. Grippe intense en décembre 1899. Pendant la convalescence, crise hépatique légère accompagnée de polyarthrite alvéolo-dentaire très douloureuse. Au bout de quelques jours, la douleur se localise sur la première molaire supérieure gauche qui a été aurifiée par mon père, il y a plus de dix ans. Les douleurs sont telles que le patient réclame avec instance l'extraction de sa dent. Je m'y refuse, estimant que l'extraction n'apporterait qu'un faible soulagement et qu'une fois la crise passée cette dent pourrait être d'excellent service. En effet, au bout de quelques jours, les douleurs disparurent complètement.

Mais il y a une suite à cette observation, suite que je veux vous dire. Au mois de juin, M. D... part pour Vichy où il va tous les ans. Trois jours après son arrivée, il est pris d'une nouvelle crise de polyarthrite, crise qui évolue comme celle que j'avais traitée. Comme précédemment la douleur se localise au bout de quelques jours sur la même première molaire supérieure gauche. M. D... fit arrecher sa dent et ne fut pas guéri pour cela. Ses douleurs persistèrent pendant quinze jours aussi intenses qu'auparavant. Comme je l'avais pressenti, l'extraction était inutile, elle n'apporta aucun soulagement et priva M. D... d'une dent qui lui aurait encore rendu de bons services.

Obs. IV. — Louis B..., 56 ans. Rhumatisme articulaire aigu à 16 ans. Au mois de décembre 1899, grippe d'une durée de trois semaines. A la fin de la grippe, crise de rhumatisme articulaire généralisé accompagnée de polyarthrite alvéolo-dentaire. Sous l'influence du traitement anti-rhumatismal, la polyarthrite céda au bout de dix jours.

Obs. V. — Carmen D..., 9 ans. Dentition en bon état. Grippe légère au mois de mars 1899. Pendant la convalescence, il se produisit une stomatite aphteuse très bénigne disséminée sur toute la muqueuse buccale.

Comme traitement je prescris des lavages à l'eau boriquée chaude et l'application du collutoire suivant sur les aphtes.

<pre>
Chlorhydrate de cocaïne . . . . .   0 gr. 10
Borate de soude . . . .   4 —
Glycérine . . . .   10 —
</pre>

Au bout de huit jours, la muqueuse avait repris son aspect normal.

Obs. VI. — Mme S..., 28 ans. Bonne santé habituelle, dentition satisfaisante. Carie pénétrante de l'incisive latérale supérieure gauche. Forte grippe en décembre 1899. Au moment de la convalescence, éruption d'aphtes confluents limitée au côté gauche de la voûte palatine et surtout marquée au voisinage de l'apex de la dent cariée. Collutoire boraté et lavages à l'eau boriquée chaude. Durée de l'éruption : trois semaines.

Obs. VII. — Mlle L..... bonne santé habituelle. Dentition satisfaisante. Carie pénétrante de l'incisive latérale supérieure gauche. Forte grippe en mars 1899. Pendant la convalescence, il se produisit une éruption aphteuse identique à celle de l'observation précédente. Localisation à la moitié gauche de la muqueuse palatine et surtout près de l'apex de la dent cariée. Même traitement et guérison au bout de vingt jours.

Obs. VIII. — M⁽ᵐᵉ⁾ A..., 26 ans, dyspeptique. Dentition en très bon état. Forte grippe avec complications bronchiques en décembre 1899. Dans les premiers jours de janvier 1900 poussée d'aphtes limitée au côté gauche de la muqueuse palatine et de la largeur d'une pièce de deux francs. Même traitement que précédemment et guérison au bout de dix jours.

Obs. IX. — Marie L...., 14 ans. Dentition en très bon état. Forte grippe en janvier 1900. Pendant la convalescence, stomatite aphteuse très intense occupant toute la muqueuse buccale et les amygdales. Même traitement et guérison au bout de trois semaines.

Comme vous le voyez par la lecture de ces observations, les complications buccales de la grippe se présentent sous deux formes différentes : polyarthrite alvéolo-dentaire et stomatites aphteuses.

Les cas de polyarthrite se sont produits exclusivement chez des rhumatisants avérés qui avaient déjà eu une ou plusieurs atteintes de rhumatisme aigu. Il n'est donc pas étonnant que l'infection grippale ait été accompagnée ou suivie de phénomènes morbides résultant de l'état général. La grippe a réveillé le rhumatisme comme elle cause les affections pulmonaires ou cardiaques chez les sujets dont les poumons ou le cœur sont en mauvais état. Il est à noter que toutes les dents sont affectées, celles qui sont saines comme celles qui sont cariées, mais sur ces dernières l'arthrite se localise et persiste plus longtemps que sur les dents saines.

Cinq observations ont trait à des stomatites aphteuses survenues à la fin de la grippe. L'intensité de l'éruption parait être en rapport avec l'intensité de la grippe. Dans deux cas, les aphtes se sont localisés sur la muqueuse palatine du côté où se trouvait une dent atteinte de carie pénétrante. Je ne crois pas qu'il faille attribuer cette localisation à la présence des dents cariées, car l'observation VIII relate une poussée d'aphtes également unilatérale, bien que la denture fût intacte. Sur cinq cas, deux malades avaient des dents cariées et trois une denture en bon état. Les aphtes ne sont donc pas provoqués par la carie des dents, mais chez les malades qui avaient des dents cariées, l'éruption fut plus intense dans le voisinage de la dent malade.

Polyarthrite ou stomatites aphteuses ne sont que les manifestations d'une infection générale.

Conclusions.

I. — La grippe s'accompagne souvent de manifestations buccales analogues aux complications pulmonaires, cardiaques, oculaires, etc.

II. — Ces manifestations sont causées par l'infection générale de l'organisme.

III. — Les bouches saines sont aussi bien atteintes que celles dont les dents sont cariées.

IV. — L'intensité et la durée des manifestations buccales de la grippe sont en rapport avec l'intensité et la durée de la grippe.

DISCUSSION

1° M. Lebedinsky. — Le Dr Bacque décrit comme complication de la grippe la stomatite aphteuse; mais il me paraît être dans l'erreur. La grippe comme maladie générale et infectieuse peut engendrer des infections secondaires dans la cavité buccale. Il est très fréquent de constater une inflammation de la muqueuse plus ou moins intense suivant la gravité de la maladie qui l'a engendrée. M. Bacque est encore dans l'erreur s'il pense que la stomatite aphteuse est polymicrobienne comme le sont les stomatites ulcéreuse et gangréneuse. La stomatite aphteuse est une maladie spécifique, infectieuse et épidémique; elle nous est transmise par les bovidés et ovidés chez lesquels elle porte le nom de Cocote ou mal de Sabot. C'est le lait des bovidés qui sert de véhicule pour le contage. C'est en trayant les vaches que l'on crève les vésicules qui siègent sur la surface du pis du trayon et que le liquide contenu dans les vésicules s'écoule et vient se mélanger au lait qui, livré à la consommation, soit sous forme de beurre ou fromage, vient contaminer les malades. Plusieurs médecins ont expérimenté le liquide des vésicules en l'inoculant à eux-mêmes.

La stomatite aphteuse est une manifestation de la fièvre aphteuse: les aphtes peuvent siéger non seulement dans la bouche mais aussi sur d'autres parties du corps (épaule, bras, doigts, oreilles).

On a l'habitude d'appeler aphtes toutes les éruptions vésiculeuses de la cavité buccale. Est-ce un bouton d'herpès ou d'impétigo ou est-ce un soulèvement de l'épithélium de la muqueuse ou une légère desquamation épithéliale? le malade vous dit toujours qu'il a des aphtes dans la bouche.

Je crois que l'éruption vésiculeuse que le Dr Bacque avait constatée dans la grippe n'était pas du tout la stomatite aphteuse, mais une infection secondaire septique polymicrobienne que l'on constate fréquemment dans les maladies infectieuses et comme je l'ai dit, à titre d'infection secondaire.

2° M. Romier. — Le Dr Bacque dans sa communication ne considère pas la stomatite aphteuse comme une complication ordinaire de la grippe ainsi que veut le lui faire dire le Dr Lebedinsky. La stomatite aphteuse est en effet pour lui comme pour nous une maladie spécifique commune à l'espèce bovine, et si je prends la parole c'est pour indiquer ce qu'il faut penser des observations que vient de nous rapporter notre ami Bacque et pour répondre à la question du confrère Lebedinsky. Il y a deux ans et demi, en effet, sévissait, sur les montagnes du Plateau central, une épidémie de fièvre aphteuse qui a fait périr un assez grand nombre de vaches. J'ai pu constater un grand nombre de ces cas sur les montagnes du Puy-de-Dôme et sur le Plomb du Cantal au mois d'août 1898. Depuis, la maladie s'est répandue sur les contreforts des montagnes et de là s'est étendue dans la plaine. Au printemps dernier elle envahissait le Berry et actuellement le Poitou se contamine; le Limousin n'a pas été épargné non plus.

Je crois donc trouver ainsi l'explication demandée par le confrère Lebedinsky et tenir en même temps la clef des phénomènes observés à Limoges par notre ami Bacque. Une épidémie de fièvre aphteuse sévissant sur les vaches d'Auvergne qui descendant l'hiver ont communiqué leur maladie aux bovidés de la plaine. Le lait contaminé a été donné à des malades atteints de grippe et soumis au régime lacté. Ceux-ci restaient au lit en ne prenant aucun des soins journaliers et habituels de la bouche; or, fatigués et déprimés par la maladie, ils se trouvaient dans un état de receptivité qu'il nous est facile de comprendre et sur lequel il est inutile d'insister ici.

3° M. Paul Ferrier. — M. le Dr Bacque nous a entretenus de manifestations aphteuses dans la bouche de gens convalescents ou malades de grippe. Il se peut qu'il y ait dans ces cas une apparition plus fréquente de cette affection, due à ce que les sujets sont en état de moindre résistance. Je tiendrai à rappeler que ces lésions que l'on appelle des aphtes lorsqu'ils siègent sur la muqueuse gingivale ou linguale et de l'herpès labial lorsqu'ils se présentent sur la muqueuse labiale et la peau voisine, que ces lésions, dis-je, sont de même nature infectieuse. Elles sont dues au niveau des lèvres, aux tiraillements pratiqués sur les commissures et à l'inoculation dans les fissures qui se produisent si facilement à cet endroit : au niveau de la langue ou du vestibule de la bouche, à une solution de continuité de l'épithélium qui permet une inoculation semblable le plus souvent au niveau des plaques de tartre. Si le nom diffère, la lésion me parait identique et l'aspect n'en diffère que parce que chacune des parties atteintes superficiellement réagit d'une façon différente des autres. Or toutes les lésions peuvent apparaître chez toutes les personnes dont la bouche n'est pas propre. C'est ainsi que, dans une clinique dentaire, des patients revenaient quelquefois avec de l'herpès labial et accusaient la malpropreté des instruments, tandis que la véritable cause était le mauvais entretien de leur bouche. On s'en aperçoit bien lorsqu'on a affaire à des gens qui se soignent et auxquels on fait en plus avec une solution antiseptique laver la bouche avant d'y mettre les doigts.

4° M. Jules Ferrier. — J'ai demandé la parole d'abord pour dissiper une confusion qui s'est établie dès le commencement de cette discussion, ensuite pour dire un mot à propos de la communication qui vient d'être faite.

Si j'ai bien compris, M. Bacque nous a signalé comme complication de la grippe une affection vésiculaire de la muqueuse buccale qu'il a dénommée, comme tout le monde, stomatite aphteuse; mais il n'a pas entendu nous parler de la fièvre aphteuse, comme le croit M. Lebedinsky; or, les deux orateurs ne parlant pas de la même chose peuvent donc difficilement arriver à s'entendre.

Cette affection vésiculaire que, faute de mieux, j'appellerai comme M. Bacque « stomatite aphteuse » quoique cette appellation prête, comme on l'a vu, à la confusion, n'est pas, je crois, spéciale à la grippe. Mon attention a été attirée sur elle tout particulièrement dans ces dernières années et je l'ai toujours observée à la suite de troubles gastro-intestinaux, soit que ceux-ci résultent de l'ingestion d'aliments suspects, soit qu'ils proviennent de la susceptibilité muqueuse des sujets et de leur aptitude à fabriquer des toxines avec certaines substances qui, chez d'autres sujets, ne provoquent aucun accident.

J'ai pu observer des faits de ce genre chez un de mes enfants : c'est vous dire que mon observation a pu être prise très rigoureusement et d'une façon suivie.

Durant ces six ou sept dernières années l'enfant dont il s'agit, arthritique, à la suite de l'ingestion de certains aliments, était invariablement pris d'une toux sèche d'abord, accompagnée d'une éruption herpétique buccale d'intensité variable, puis de bronchite à grand orchestre ensuite, le tout sans élévation appréciable de température.

Mon attention, éveillée par ces constatations, me fit rechercher et trouver des cas analogues dans ma clientèle et toujours je retrouvai, comme point de départ, un trouble gastro-intestinal.

Parmi les aliments susceptibles d'amener ces désordres, je dois une mention particulière au foie de porc et même à la viande de porc pour deux raisons; d'abord parce qu'ils ont été contestés comme pouvant déterminer ces accidents, ensuite parce que l'éruption qu'ils déterminent, le foie surtout, est particulièrement intense.

La communication de M. Bacque vient elle-même à l'appui de l'origine que j'assigne à la stomatite aphteuse: nous savons maintenant et l'appendicite est là malheureusement pour le prouver, combien sont fréquentes les localisations de la grippe sur l'intestin. Naturellement un intestin ainsi atteint est un excellent laboratoire à toxines et ne manque pas à produire les accidents signalés par M. Bacque.

MERCREDI 8 AOUT

Séance du matin.

M. Giuria (de Gênes). — Rapport : de l'Intervention thérapeutique dans les anomalies de position et de direction des dents.

M. Eug. Talbot (de Chicago). — Rapport : The intervention of therapeusis in anomalies of position and direction of the teeth.

M. Calais (de Hambourg)[1]. — Des néoplasies dans les pulpes de défenses d'éléphant.

M. Jarre. — Traitement des maladies inflammatoires et ulcéreuses de la muqueuse buccale chez l'homme, par l'acide chromique.

M. Paul Ferrier. — Rapports de minéralisation entre les dents et le squelette. L'odontocie comme moyen de reconnaître l'ostéocie (légèreté des dents et des os).

M. Gires. — Fistules d'origine dentaire.

DE L'INTERVENTION THÉRAPEUTIQUE DANS LES ANOMALIES DE POSITION ET DE DIRECTION DES DENTS

par M. le professeur-docteur Pier Michele GIURIA,

Chargé de l'enseignement de l'odontologie à l'Université de Gênes.

Afin de répondre plus explicitement à la thèse énoncée, je crois devoir la diviser en trois parties :

I. Notions préliminaires ; II. Intervention dans les anomalies des maxillaires, qui donnent lieu à des anomalies de position et de direction des dents ; III. Intervention dans les anomalies de position et de direction de quelques dents.

Tout d'abord, dans la première partie, je me suis proposé de ne donner que les notions que j'aurais dû rappeler en exposant le traitement de chacune des anomalies en question.

I

Notions préliminaires.

La prophylaxie est d'une grande importance pour prévenir les anomalies de position des dents, en tâchant spécialement d'éviter :

1 M. Calais a présenté au Congrès des pièces extrêmement intéressantes qui ont fait regretter vivement qu'elles ne fussent point accompagnées d'un travail écrit.

1. L'extraction précoce ou tardive des dents temporaires.

2. Le développement insuffisant ou la perte précoce des molaires permanentes.

3. La continuelle respiration par la bouche en conséquence de proliférations nasales ou rétronasales ou des amygdales hypertrophiques.

4. Les mauvaises habitudes des enfants (sucement des doigts ou seulement du pouce, pression avec la langue, etc.)

Cependant lorsque l'anomalie a déjà eu lieu, on recourt à l'orthodontie, qu'on pratique exclusivement sur les dents permanentes: l'âge le plus favorable pour entreprendre un travail de redressement est entre douze et seize ans. Avant douze ans manquent encore plusieurs dents permanentes et il y a encore quelques dents de lait, après seize ans il y a bien toutes ou presque toutes les dents permanentes, mais les modifications dans l'arcade dentaire sont moins faciles.

En outre le tissu osseux devient moins flexible et les redressements se font plus lentement et quelquefois on court le risque que les dents sur lesquelles on exerce la pression menacent de tomber.

En tout cas il ne faut pas oublier qu'une dent mobilisée par un appareil mécanique, si le changement de position est considérable, ne durera pas autant que si la dent n'avait subi aucune manœuvre.

Du reste, ce ne sont là que des considérations générales, et tout le monde sait que l'éruption des dents varie aussi selon les conditions individuelles, moi-même j'ai pu le constater et la littérature renferme des observations de redressements à trente ans et au-dessus sans inconvénient.

Quand l'espace manque, on y pourvoit soit par l'expansion et l'élargissement des arcades dentaires, soit par l'extraction de quelque dent (la 6e ou la 4e). Pour construire un appareil adapté à ce but, il faut se faire une idée exacte, en examinant l'articulation du cas spécial sur les modèles en plâtre. Certes ce n'est pas chose facile que de classifier les anomalies en question à l'égard du type orthopédique qui y correspond, mais je crois qu'on exagère en soutenant qu'en orthodontie, il ne se présente jamais deux cas égaux ou à peu près égaux.

Le meilleur appareil de réduction des dents, c'est précisément celui qui par sa simplicité est le plus facilement toléré et peut plus aisément être enlevé, nettoyé et replacé, sans subir aucun dommage. Or l'appareil le plus simple, celui qui correspond au plus grand nombre de cas, me paraît celui qui est constitué d'une plaque de caoutchouc, laquelle fonctionne à l'aide : 1) de pivots coniques en bois ou en vulcanite, qui poussent en place les dents déviées; 2) de fils métalliques (en or de 16 carats), en demi-jonc, appliqués à la face labiale des dents, destinés spécialement à exercer une contre-pression. Naturellement les pivots doivent être renouvelés tous les jours jusquà complète guérison.

L'appareil du docteur Georges Gaillard va très bien pour redresser les dents, mais il a l'inconvénient de devoir être construit en or ou en platine, et par conséquent dans la plupart des cas, quand il s'agit de clients pauvres, on ne peut l'employer.

Le thème proposé, étant éminemment pratique et devant être développé de la manière la plus courte possible, je ne peux m'occuper de la littérature ou de formuler des jugements comparatifs.

De la même manière que le chirurgien a de la prédilection pour les instruments qu'il manie le plus souvent, tout stomatologiste donne la préférence aux procédés mécaniques, qui lui sont le plus familiers et par lesquels il a acquis le plus d'expérience (Usus te plura docebit).

Parfois, après avoir fait la correction des dents, il faut les maintenir en place avec *l'appareil dit de rétention*, lequel comprend une plaque de caoutchouc qui renferme un fil métallique (Victoria) en demi-jonc, lequel parcourt en un seul morceau toute la face labiale des dents qu'on doit fixer.

Ce fil sert de limite pour les dents qu'on doit mobiliser, savoir pour celles qui sont poussées contre le fil qui représente la face labiale de l'arcade dentaire normale.

II

Intervention dans les anomalies maxillaires
qui donnent lieu à des anomalies de position et de direction des dents.

Parmi les anomalies des maxillaires, nous trouvons le prognathisme l'opisthognathisme, le progénisme, l'orthogénisme, l'opisthogénisme et le mordex apertus.

1. *Prognathisme* : Les couronnes des dents antérieures sont dirigées obliquement en avant et se rencontrent à angle obtus.

a) P. physiologique : Les dents antérieures avancent en dehors mais le rapport des arcades dentaires entre elles est normal.

On peut intervenir, soit pour corriger la difformité externe résultant de la saillie en avant des lèvres, soit pour éloigner le danger du développement d'un P. pathologique, après la perte éventuelle des molaires. Il suffit parfois à cet effet d'arracher une ou deux dents (6e ou 4e), autrement on recourt à l'orthodontie, en redressant d'abord les dents antéro-inférieures par une pression agissant sur leur face labiale, et lorsqu'elles sont à peu près verticales, on ramène aussi en position verticale les antéro-supérieures. Dans quelques cas de P. physiologique, j'ai pu obtenir exactement le but avec une plaque palatine en caoutchouc, laquelle à l'aide d'un fil d'or en demi-jonc embrassait des deux côtés la face labiale des dents antérieures et faisait pression sur cette face vers le bord libre.

La plaque doit naturellement être un peu éloignée de la surface palatine des dents en question, afin que le redressement puisse s'effectuer. Avec cet appareil, tandis que les dents antéro-supérieures sont poussées en arrière, elles poussent contemporanément en arrière les correspondantes inférieures dans les mouvements de fermeture de mâchoires. Quand les dents antérieures supérieures et inférieures sont portées à l'orthognathisme, il faut que le patient porte, pendant un certain temps, la plaque de maintien.

b) P. pathologique : Les dents antéro-supérieures font saillie en avant et ne rencontrent pas d'une manière normale les inférieures; pour l'odonto-technique il faut considérer quatre types principaux de P. pathologique :

Maxillaire en V : Les dents ne sont pas disposées comme d'ordinaire en forme d'arc, mais bien sur deux lignes presque droites, qui se rencontrent en avant à angle aigu. Ici il faut un appareil ayant une double fonction, savoir d'élargir l'arcade dentaire et de tirer en arrière les incisives. A cet effet, on obtient l'expansion de l'arcade dentaire supérieure sur la troisième et sur la quatrième dent au moyen de *l'appareil Coffin*, en ajoutant deux fils métalliques, qui font pression sur la face labiale des incisives. Après qu'on a obtenu la correction de l'anomalie, la plaque de rétention est indispensable.

Maxillaire contracté ou *maxillaire à selle* : L'arcade dentaire supérieure est déprimée des deux côtés en rapport avec les secondes bicuspidées.

Traitement par l'expansion de l'arcade dentaire d'ordinaire sur les cinquièmes dents. (*Mutatis mutandis.*) L'appareil Coffin sus-mentionné peut être employé pour corriger cette anomalie.

Développement excessif du maxillaire par lequel l'arcade dentaire d'ordinaire supérieure est beaucoup plus proéminente que l'inférieure.

On prépare le raccourcissement de l'arcade par l'avulsion d'une dent de chaque côté (4ᵉ ou 6ᵉ).

Si l'on extrait la quatrième on procède ensuite comme dans le traitement du P. physiologique. Si au contraire on extrait la sixième, on peut employer l'appareil de Sternfeld, c'est-à-dire qu'après avoir fait la séparation entre la 4ᵉ et la 5ᵉ, et ensuite entre la 3ᵉ et la 4ᵉ, afin d'y placer un fil métallique, on prépare une plaque palatine qui emboîte les molaires et le fil métallique est fixé dans la coiffe de façon qu'il accroche, par son extrémité externe, la 4ᵉ.

Lorsque la plaque est mise en place, les espaces obtenus par l'extraction des sixièmes ne doivent pas être occupés par le caoutchouc.

La plaque commence à fonctionner en faisant reculer au moyen du crochet interne la 5ᵉ dent et, à mesure que celle-ci recule, le crochet externe refoule la 4ᵉ.

Afin de rendre la plaque plus fixe, et pour éviter qu'il ne glisse en bas on insère (inclus) dans les deux coiffes de caoutchouc un fil d'or, qui par une extrémité libre serre dans le voisinage des collets la face labiale des dents antérieures. Il est vrai que, quand on extrait la 4ᵉ, la simple pression des lèvres pourrait suffire pour faire reculer les dents antérieures, mais on ne peut assurer le même résultat, lorsqu'on extrait la sixième. De quelque façon que l'on procède, le traitement terminé, il faut surveiller le patient afin que la persistance de quelque mauvaise habitude, par exemple la pression de la lèvre inférieure entre les dents supérieures et inférieures, ne compromette pas le résultat du procédé.

1. *Développement insuffisant ou perte précoce des premières molaires permanentes.*

Avec la réduction du Prognathisme doit procéder de pair ce qu'on appelle élévation de l'articulation en rapport avec les bicuspidées en emboîtant avec une plaque palatine les sixièmes et en laissant à découvert les 4ᵉ et les 5ᵉ dents. La rétraction des dents antéro-supérieures s'accomplit au moyen de fils métalliques fixés dans la plaque, qui agissent comme des ressorts.

2. *Opisthognathisme.* L'arcade dentaire supérieure reste en arrière, tandis que l'inférieure est normale. Cette anomalie est rare. Dans le but de refouler en dehors les dents antéro-supérieures on emboîte, au moyen d'une plaque palatine, les molaires (grosses et petites), et avec des pivots de vulcanite fixés dans les parties de la plaque qui

s'appuient sur les dents antérieures on pousse peu à peu en avant ces
dernières.

Quelques-uns, au contraire, conseillent le plan incliné construit
sur une plaque qu'on applique aux dents inférieures.

3. *Progénisme* : Les dents antéro-inférieures font saillie en avant
sur les supérieures.

a) P. léger. L'anomalie offre beaucoup de ressemblance, dans son
aspect extérieur, avec l'opisthognatisme et le traitement en est identique.

b) P. grave est celui dans lequel les dents antéro-inférieures dépas-
sent de beaucoup les supérieures.

Le traitement consiste dans la rétraction des dents antéro-inférieures par le moyen de fils d'or fixés dans la plaque de caoutchouc,
cependant si l'espace manquait il faudrait préalablement extraire une
dent de chaque côté (6e ou 4e).

4. *Orthogénisme*, c'est-à-dire lorsque les dents antérieures se rencontrent par leur extrémité tranchante, c'est le plus souvent physiologique, mais par le frottement continuel des bords incisifs les dents
sont usées d'une manière précoce, et pour arrêter ce dommage il
peut devenir nécessaire de pousser en avant les dents antéro-supérieures de la façon sus-indiquée (Voir Opisthognathisme).

5 *Opisthogénisme* : Quand les dents antéro-inférieures sont placées
trop en arrière par développement insuffisant de la mandibule.

Traitement. — Pousser en avant les dents antéro-inférieures au
moyen de pivots de vulcanite fixés dans une plaque de caoutchouc, et
si cela ne suffit pas, pousser en arrière les dents antéro-supérieures
(voir Prognathisme physiologique) éventuellement après l'avulsion
d'une molaire de chaque côté.

6. *Mordex apertus.* Les arcades dentaires se rencontrent seulement
sur les molaires. Cette anomalie se présente sous deux degrés :

a) léger : On le traite en limant ou en arrachant les molaires.

b) grave : Les arcades dentaires sont antérieurement à la distance
de 10 millimètres et plus. Si l'on veut intervenir dans cette anomalie
on essaye de diminuer l'angle de la mandibule en emboîtant les dernières molaires supérieures et inférieures, avec une plaque de
caoutchouc fonctionnant en forme de coin entre les molaires mêmes,
et avec un bandage au menton on exerce sur la mandibule une pression continuelle. Je passe sous silence, par brièveté, les anomalies

combinées, c'est-à-dire le progénisme avec l'opisthognathisme, l'opi-
thogénisme avec le prognathisme, ainsi que l'articulation en zig-zag,
l'articulation croisée, etc. Ces déviations peuvent rentrer, pour le traitement, dans quelques-uns des types sus-mentionnés.

III

*Intervention dans les anomalies de position et de
direction de quelques dents seulement.*

Je me propose ici d'insister sur le traitement des sous-variétés de ces
anomalies et spécialement de celles qui ont plus de rapport avec la
pratique.

Parmi celles-ci les principales sont : les rétro et les antéversions
des incisives, des canines et des bicuspidées. Il est à propos de répéter
ici que, avant de se disposer à une correction, il faut observer si
l'arcade dentaire offre un espace suffisant et dans le cas contraire on
y pourvoit soit par l'expansion du maxillaire, soit par l'extraction de
quelque dent gâtée ou qui présente le plus de tendance à se gâter.

Je donne la précédence aux incisives, parce qu'elles sont fréquemment anomales et le patient réclamant plus souvent l'intervention
pour elles que pour les autres dents, le stomatalogiste a maintes fois
occasion de pratiquer l'orthodontie des incisives.

1. *Incisives en rétroversion.* Cette anomalie est une des plus fréquentes; le traitement s'accomplit au moyen de pivots de vulcanite ou
de bois appliqués dans une plaque de caoutchouc, et tandis que ceux-ci
poussent en avant les dents anomales un fil de métal (Victoria) en
demi-jonc, fixé dans la plaque, appuie sur la face labiale des dents
antérieures, précisément pour empêcher que celles qui sont dans une
position normale soient portées en avant.

La rétention est nécessaire pour les incisives inférieures, mais pour
les supérieures on y recourt seulement lorsqu'elles n'atteignent pas
la surface labiale des correspondantes inférieures.

Parfois la rétroversion d'une incisive supérieure se corrige d'une
manière prompte et facile par l'application du ressort de Siegfried.

Dans les rétroversions des incisives inférieures, l'augmentation
d'espace à la suite du développement de la mandibule, de l'expansion
artificielle ou de l'avulsion de quelque dent, suffit souvent pour produire un état régulier : les dents ayant la tendance à prendre la place
normale, à ce résultat contribue la langue qui exerce une pression
continuelle sur les dents placées trop en dedans. D'autre part, on

comprend que le passage spontané à l'état normal n'est pas en général important dans la rétroversion des incisives inférieures.

2. *Incisives en antéversion*. Le traitement consiste à exercer une pression sur la face labiale des dents anomales, moyennant des fils métalliques fixés sur des plaques en caoutchouc. Ici non seulement la plaque de maintien est indispensable, mais elle doit être portée pendant longtemps.

3. *Incisives en rotation sur leur axe longitudinal.*
La méthode la plus simple et la plus prompte pour leur correction consiste en une plaque de caoutchouc, qui agit sur le bord lingual à l'aide d'un pivot en vulcanite et sur le bord labial au moyen d'un fil métallique (en or de 16 carats) fixé dans la plaque. Bien souvent cette anomalie ne se présente pas toute seule, mais les dents en question sont ou en rétro ou en antéversion et dans ce cas on peut, avec le même appareil légèrement modifié, pourvoir aussi à la seconde déviation.

Quand il n'y a que la rotation sur l'axe, deux procédés encore s'offrent à notre choix : la luxation lente et la luxation brusque. Dans la première il est difficile de maintenir la réduction et la récidive s'opère spontanément.

La luxation brusque se fait à l'aide d'un davier droit, dont on garnit les mors avec de la soie plate cirée, destinée à protéger les dents contre le contact immédiat de l'acier.

La dent est alors saisie au niveau de la gencive et on lui imprime lentement un mouvement dans le sens de la correction.

Quelques-uns pour accomplir la rotation des dents ou pour les pousser en avant ou en arrière font usage de fils en acier (cordes de piano) fixés par une extrémité dans une plaque de caoutchouc. Mais ces fils ne sont pas cependant sans inconvénients.

4. *Canines en antéversion*. Il faut gagner de l'espace et le conserver; ensuite, quand la chose est possible, faire tomber sur la face externe de la dent anomale un fil d'or en demi-jonc, dont l'extrémité postérieure est fixée dans une plaque de caoutchouc, tandis que l'autre extrémité fonctionne comme ressort. Les canines doivent être conservées soit pour des raisons d'esthétique, soit pour la résistance et la durée dont elles sont susceptibles. Leur extraction n'est admise que dans le cas où elles sont profondément cariées.

5. *Canines et bicuspidées en rotation sur leur axe*. On applique sur

ces dents une coiffe ou un anneau d'or auquel on soude des crochets pour y fixer des anneaux élastiques. Cette correction est difficile parce que les couronnes se prêtent moins bien comme point d'appui et les racines offrent une grande résistance.

D'autre part les patients ne réclament presque jamais l'intervention de l'artiste, parce que cette anomalie blesse moins l'esthétique que celle des incisives.

6. *Bicuspidées déviées.* Quoiqu'on recoure rarement au stomatologiste pour corriger cette anomalie, on devrait cependant réclamer cette intervention, ne fût-ce que pour des raisons hygiéniques et prophylactiques. Le traitement se fait par l'extraction de la dent éruptée hors de la rangée ou de la dent voisine gâtée et dans ce dernier cas, ou bien la dent déviée va d'elle-même à sa place, ou on l'y pousse au moyen d'un fil métallique fixé par une extrémité sur une plaque de caoutchouc.

Je dois déclarer, en terminant, que je n'ai pas eu l'intention de m'occuper de toutes les anomalies de position ou de direction des dents; en effet j'ai précisément laissé de côté celles pour lesquelles l'odonto-technique n'intervient pas directement, telles que la transposition, l'inversion, l'émergence, ou l'allongement des dents, etc.

THE INTERVENTION OF THERAPEUSIS IN ANOMALIES OF POSITION AND DIRECTION OF THE TEETH

by Eugene S. TALBOT, M. D., D. D. S.

Chicago, Ills.

The modern conception of therapeutic intervention in any condition of morbid or abnormal type includes both the prophylaxis as well as the therapy and surgery of the condition. The prophylaxis in its broadest sense includes the prophylaxis of the fœtus during the periods of stress of intra-uterine gestation. It also includes the prophylaxis of the child from birth during the periods of stress which are practically marked by the dentitions. Under this conception hygiene of the infant after birth and of the mother during gestation must be taken into account. As I have repeatedly shown, environment may play a large part in the creation or decrease of tendencies to maxillary and dental irregularities. Two great principles have to be recognized, the law of economy of growth, whereby in consequence of the dirturbance of the balanced struggle for existence between organs and cells of the body, one organ or cell gains at the expense of others. As Von Baer has shown there are potentialities of organs which have been lost by a given race reappearing in consequence of the destruction of the balanced struggle just described through the operation of the law of economy of growth. As the jaws and alveolar structures are derived in part from the dermal bones which are a variable structure and not wholly from the chrondocranium which is comparatively a permanent structure. They are necessarily most liable to be affected by irregular balance of the struggle for existence just described under the law of economy of growth.

Prophylaxis hence here belongs to general hygiene.

Anomalies of position and direction of the teeth may be divided into two classes : 1st. those due to constitutional causes : 2nd. those due to local causes. Those of constitutional origin are the result of excessive or arrested development of the jaws. Those due to local causes are where the jaw is normal in size but erupting teeth antagonize adjoining teeth on those or opposite jaws causing the anomaly. In dealing with constitutional causes, excessive and arrested development must be born in mind. Evolution of the face has much to do with these deformities. Evolution shows that in early primitive races there was marked prognathism. There was room for 52 well developed teeth. The facial angle is changing rapidly. To-day some nationalities notably the Scandinavian and Anglo-Saxon are largely orthognathous. The faces of other nationalities are in the transitory stage. Another predisposing factor in constitutional causes is the embryologic evolution which may become involved at the periods of stress by checks due to defects in nutrition. The first period of stress being at the 4 1 2 month of fœtal life. Nutrition of the body, therefore, is the great factor in normal development. Each cell of the brain has two functions to perform, sensation and development. If these cells are not present or do not perform their functions in a normal way, defect in structure must ensue. It is easily seen why the idiot and other individuals with brain defects so frequently have deformed jaws and teeth. In these jaws there is not room for 52 teeth. Teeth are developed by one process and the jaws another. The influences which produce excessive and arrested development of the jaws do not (except in extreme cases arising from syphilis, etc.), affect the teeth. Hence the teeth do not grow large or small in harmony with the jaws. The teeth, therefore, do not grow smaller when the jaw becomes arrested. To harmonize the size of the teeth and jaws, some of the teeth are disappearing. In my practice 46 per 100 of third molars, 14 per 100 laterals and occasionally the second and third molars are missing.

Children born of syphilitic, scrofulous or tubercular parents, of half starved and ill treated mothers or mothers suffering from effects of fright as illustrated by the deformities of the jaws and teeth in children born after the siege of Paris, rickety, anaemic or scorbutic children or children with auto-intoxication are liable to excessive and arrested development of the jaws.

Malnutrition acting directly upon the nerves controlling growth as upon tissues especially at the periods of stress are the immediate cause of arrest of development. These periods of stress occur at the development of the teeth in utero and at the time of their eruption.

The first set of teeth is always normally developed. The second set comprises those in which there is inharmony between the long diameter of the teeth and the circumference of the arrested jaw. The extent of the deformity is not observed until the cuspid erupts. Given and arrested jaw, the teeth must make their way as best they can. Owing to ther order of eruption, two forms of deformities usually are produced, the V and saddle arches. The anomalies are purely mechanical in their formation therefore, no two are exactly alike. These shapes are natural in their arrangement. From an evolution-ary standpoint they are both atavistic. The V-shape reverts to the reptilian type. The saddle arch to the lower mammals.

In the gorilla, the nearest approach to man in dentition, there is a very distinct approach to the saddle arch. In the chimpanzee it remains. The orang-outang exhibits less of this tendency. The arch of some of the cebidae very nearly approaches man. It all depends upon the extent of the prognathism. When that is reduced the arch appears rectangular and arrangement of the teeth is lost. Most carnivors exhibit a distinct approach to the saddle shape. Some felines have a shortening of the jaw, partly obliterating the tendency, but in most canidae it is quite marked.

These are facts which cannot be overlooked, since, from the very nature of the development and eruption of the teeth, they cannot take any other form. The arrangement of the crowns of the cuspid (canine) in the jaw before eruption is such that no matter what the local condition of the jaw or teeth may be, the V-shaped or saddle-shaped dental arch must be produced.

In no symptoms is degeneracy so evident as in the stigmata resultant on hypertrophy or excessive development of the alveolar process. This occurs at all ages, but more particularly at the period of development of the permanent set of teeth. The entire alveolar process may become involved or only a portion.

Hypertrophy of the alveolar process is the result of irritation incident upon eruption and the shedding of the temporary teeth and the eruption of the permanent teeth.

Laryngologists, rhinologists and neurologists claim that certain vaults are deformities; in reality the alveolar process is hypertrophied. The jaws, as a whole, owing to an unstable and illbalanced nervous system are liable to become excessively developped, as well as arrested in development. Excessive development of the superior maxilla is evinced by a fulness of the upper lip. In these cases the upper maxilla is too large for the lower, and stands out beyond it. The lower may be quite normal. When there is simply a want of proportion between the two jaws, it is due to the diminutive or excessive size of one while the other is normal. The criterion in these cases must be the facial angle. The upper jaw is usually in harmony with the skeleton, while the lower jaw depends for its size largely upon function, its size being the result of accident rather than the result of general proportions.

When the upper jaw is normal, or smaller than the lower, the extent of the posterior portion is determined by the occlusion of the first permanent molar, which keeps the alveolar processes in permanent relation to each other at this point and allows freedom of development in front. If the occlusion be not normal, the upper jaw and alveolar process will develop laterally as well as anteriorly. The teeth of the anterior columns may either stand vertically or they may be turned in toward the lower incisors. The latter defect is produced by the action of the lips. When the cuspids are in their normal position the upper incisors form a larger arch than the lower, and this permits of their being turned inward; but when the cuspids have moved so far forward that they are not normally interlocked with the lower teeth, the incisors are too crowded to permit this. While the jaws are growing smaller the teeth tend to cause reversion to the original form. Arrest of development of the superior maxilla is always associated with marked depression at the alae of the nose, producing the appearance of having been hollowed out from a point at the floor of the orbit to the grinding surface of the lower teeth.

Arrest of the lower jaw is common among degenerates. This consists of a shortening of the body of the jaw. Sometimes it is arrested to such an extent that there is apparently no chin.

Nearly all degenerates have either one deformity or the other. Arrest and excessive development of the jaws are the result of an unbalanced nervous system. This in turn is the result of imperfect nutrition. Anomalies of position and direction of the teeth and decay are natural results of the evolution of man and belong to the classes of incurable diseases. Deformities of the jaws, irregularities of the teeth and decay are increasing very rapidly. To such an extent is this the case that they have occasioned a national alarm. In some countries steps are being taken by the state to ascertain the cause. Therapeutic intervention from the prophylactic standpoint seems therefore impracticable.

One of the strongest factors producing checks upon the jaws and teeth is heredity. The quaint old « Anatomist of Melancholy »[1], Burton, seems but to paraphrase modern curers of degeneracy when at the end of his chapter on the inheritance of defects, he remarks concerning this fetichistic notion : « So many several ways are we plagued and published for our father's defaults: in so much that as Fernelius truly saith : « It is the greatest part of our felicity to be well born and it were happy for human kind if only such parents are as sound of body and mind should be suffered to marry. » An husbandman will sow none but the best and choicest seed upon his land, he will not rear a bull or an horse, except he be right shapen in all parts, or permit him to cover a mare, except he be well assured of his breed : we make choice of the best rams for our sheep, rear the neatest kine, and keep the best dogs. *Quanto id diligentius in procreandis liberis observrandum.* And how careful, then, should we be in begetting our children. In former times some countries have been so chary in this behalf, so stern, that if a child were crooked or deformed in body or mind, they made away with him : so did the Indians of old by the relation of Curtius, and many other well governed commonwealths according to the discipline of those times. « Heretofore in Scotland », saith Hect Boethius, « if any were visited with the falling sickness, madness, gout, leprosy or any such dangerous disease which was likely to be propagated from the father to the son, he instantly was gelded : a woman kept from all company of men ; and if by chance having some such disease she were found to be with

<hr>

1. Anatomy of Melancholy, sixth edition, 1652 part i., sec ii., mem i., sub. sec. vi.

child. she with her brood were buried alive : « and this was done for the common good, lest the whole nation should be injured or corrupted. A severe doom, you will say, and not to be used among Christians yet more to be looked into than it is. For now by our too much facility of this kind, in giving was for all to marry that will, too much liberty and indulgence in tolerating all sorts, there is a vast confusion of hereditary diseases no family secure, no man almost free from some grievous infirmity or other, when no choice is had, but still the eldest must marry, as so many stallions of the race; or if rich, they be fools or dizzards, lame or maimed, unable, intemperate, dissolute, exhaust through riot, as he said he must be wise and able by inheritance. It comes to pass that our generation is corrupt, we have many weak persons both in mind and body, many feral diseases raging among us, crazed families : our fathers bad, and we are like to be worse. »

Instruction as to the significance of marriage should be the first thing to be considered in therapeutic intervention. People without taint, healthy, and robust should marry. Pregnant women should have the best hygiene treatment. Plenty of nourishment and without care or worry. Children should be well cared for with plenty of fresh air and outdoor exercise and good nourishing food. The children's diseases should be excluded. These have marked affect upon the nutrition of the child at the periods of stress. The first set of teeth erupt normally because the jaw is growing. The crowns of the second teeth are pushing their way into place causing expansion of the jaw. Therapeutic intervention is not required. The development of the jaw between the periods of the eruption of the first teeth and those of the second is so uncertain that in every case the stomatologist should direct the movement to prevent local anomalies. Greater deformities may thus be avoided. The great law of economy of growth whereby in the struggle for existence between the cells or organs, one organ or cell gains at the expense of others must be well understood. All therapeutic or surgical treatment must be based upon that law. Thus owing to faulty nutrition and an unbalanced nervous system, one jaw may be normally developed, the other excessively or arrested. Again one jaw may be arrested and the other excessively developed. Many mistakes have been made in therapeutic intervention by doing just the opposite of what should have been done. Having ascertained the true condition and relation of one jaw to the other one of three things must be accomplished : 1st. the arrested jaw with crowded teeth must be enlarged so that when the teeth are brought into line, they

will articulate with the teeth on the normal or excessively developed
jaw : 2nd. the excessively developed jaw must be reduced so that
the teeth will articulate with the normal or arrested jaw ; 3rd. one
jaw must be enlarged and the other reduced to bring the teeth in
harmony of occlusion. The facial angle and expression must in
many cases decide these questions. Excessive development and
arrested lower jaws are the must difficult surgery with which we have
to contend. Here we have the body as well as the alveolar process to
consider. The difficulty lies in producing sufficient pressure to
cause absorption or lengthening. Over four decades ago, the late
W. W. Allport, of Chicago, suggested the removal of two V-shaped pieces
of the jaw from either side at the bicuspid region in those cases of
excessive development of the rami or body of the jaw. He consulted
a number of surgeons in regard to the desirability of such an operation. They all agreed that (with their then knowledge of physiology
and pathology) it was not expedient for two reasons : 1st. union of the
blood vessels and nerves would not take place thus ascausing death
of the pulps of the teeth and, 2nd. there would be serious difficulty
in holding the parts firmly until union had taken place. It is claimed
the operation was successfully performed in Saint Louis without destruction of the pulps of the teeth about two years ago. Dr. Norman
W. Kingsley, some years ago, claimed to have overcome the deformity
of arrest of development of the inferior maxilla by an operation which
he called « jumping the bite ». This operation has never been
demonstrated beyond doubt. The only successfull methods of therapeutic intervention of anomalies of position and direction of the teeth
at the present time lies entirely in the correction of the teeth them-
selves. This is brought about by pressure upon the teeth producing
absorption of the avleolar process. Absorption of the alveolar
process, as well as of bone, is an inflammatory process. The alveolar
process is a transitory structure. Its absorption, therefore, will take
place upon the slightest provocation. All the mechanical forces
may be used to produce pressure but the screw is the only safe
method. The screw follows up and holds firm, the tissues being moved
and thus reduces the amount of inflammation to a minimum. Only
in rare instances should teeth be moved in persons who have obtained
their growth. In such cases especially when appliances other than
screws are used, the alveolar process is seldom restored. In the past
two years, I have been moving the teeth of dogs in different ways
and noting the results. Appliances were placed upon the teeth and
moved with screws. Screws, sixty threads to the inch were used.

These screws were turned 1/240 of an inch each day, 1/120 of an inch each day and 1/60 of an inch each day for 14 days. The dogs were killed and the tissues examined under the microscope. The usual method and precaution were used. Four forms of absorption were observed. Owing to pressure the blood streams in the vessels in the alveolar process is increased and dilatation of the capillaries is produced. The vessels become crowded with blood corpuscles, these accumulate along the walls of the blood vessels to which the apparently adhere. Irritation is set up in the connective tissue and the spaces are filled with inflammatory exsudate. Absorption commences around the blood vessels. It continues until it meets the same process from another Haversian canal. This form of absorption is called halisteresis. Running through the alveolar process are other blood vessels which are smaller than those in the Haversian canals. These vessels have no particular form or shape and they run in all directions regardless of the lamellae. These vessels are called vessels of von Ebner. Inflammation due to pressure upon the teeth also takes place in these blood vessels with absorption. This process is called Volkmann's perforating canal absorption, osteoclast or lacunar absorption may be seen in many places. There is also a natural process of absorption which always takes place in animals and man called osteomalacia or senile absorption. It is this absorption which we must guard against in the too rapid movement of the teeth, in the use of appliances other than screws and also late in life. In osteomalacia or senile absorption, the alveolar process is never restored. This form of absorption is so frequently observed at and after the age of 30 years due to auto-intoxication, the result of disease and pregnancy. Dentists often call it pyorrhoea alveolaris and supposes it to be due to the too frequent use of the tooth brush. It frequently happens that the bone is so dense or so much pressure is required to produce absorption that a fixed point in the mouth to resist pressure cannot be obtained. Then appliances must be attached outside the mouth upon the head. This is not only unsightly but painful. To overcome this difficulty, I have adopted a method which has been very successful for the past two decades. This method consists of cutting away the alveolar process in the direction of the moving tooth. A line of alveolar process is left about the tooth to hold the peridental membrane in tact. Screws are thus applied in the mouth Absorption once set up the tooth is rapidly moved into place.

DISCUSSION

M. Guiria, sur la prière de M. le Président, va au tableau et explique son système.

La base de sa communication est surtout de faire remarquer la simplicité des anomalies, qui peuvent toutes se réduire à deux types : antéversion ou rétroversion, avec quelques modifications de détail; de même, les appareils peuvent être très simples. M. Guiria résume au tableau son procédé qui consiste en un appareil formé d'une plaque en caoutchouc avec des coins pour réduire la rétroversion, ou des ressorts pour réduire l'antéversion.

Les modifications de détail sont décrites dans son mémoire.

M. Paul Ferrier (de Paris). — J'ai souvent appliqué une simple gouttière de caoutchouc sur les dents inférieures; dans deux cas, j'ai pu mettre des tiges de laminaire qui ont repoussé les incisives inférieures en arrière, sans toucher aux incisives supérieures.

M. Quixet. — Je demanderai à M. Guiria combien il lui faut de temps pour redresser une dent en rotation de 1/8, d'un 1/4 ou de 1/5.

Pour moi, je préfère le redressement brusque; ce procédé me semble le plus avantageux. Le manuel opératoire est simple, facile; la dent est saisie dans les mords du davier à la base de la racine, et l'on opère le redressement lentement, jusqu'à ce que l'organe ait pris sa place normale.

Pas de complication à redouter, à peine une gouttelette de sang pendant l'opération, une légère gingivite, parfois un peu de périostite, et, au bout du 5ᵉ jour, la dent est à peu près fixe.

On combat l'inflammation par l'eau glacée, le chlorate de potasse; l'on évite de mastiquer sur l'organe.

Il y a torsion et non rupture du nerf, donc pas de mortification de la pulpe.

Rapidité et simplicité, telles sont les caractéristiques du procédé; il n'y a pas besoin d'un premier appareil pour faire le redressement, et ensuite d'un second pour le maintenir.

M. Gaillard. — Il est évident que la rotation brusque a pour elle la rapidité de l'intervention; mais je redouterai toujours la mortification de la pulpe et ses conséquences parfois dangereuses, abcès, fistules, et au procédé brusque je préfère les méthodes « de douceur » qui nous donnent des résultats parfaits et évitent toutes complications.

M. Quixet. — J'ai fait des centaines de rotations sur l'axe, et je n'ai point eu à déplorer les conséquences dangereuses évoquées par M. Gaillard; ces complications sont imaginaires; si, par crainte de la mortification de la pulpe, qui peut survenir, je l'avoue, il fallait renoncer à la rotation brusque, on devrait également renoncer à l'extraction des dents qui, par ses nécroses, ses hémorragies, peut amener de terribles complications et même la mort.

Nous devons choisir entre les divers procédés de redressement, et donner la préférence à l'opération la plus simple, la plus rapide, la plus pratique, à celle qui donne les meilleurs résultats.

N'oublions pas que nous sommes ici docteurs en médecine, et que, chaque fois qu'il est possible, il nous faut donner la préférence à l'opération chirurgicale. Ici, le procédé étant infiniment supérieur à tous les appareils de prothèse employés jusqu'à ce jour, il est de notre devoir de l'adopter.

M. Gaillard ne se déclare pas persuadé et malgré les raisons que vient d'exposer M. Quinet en faveur du redressement brusque, il préférera les méthodes de douceur. S'adressant à M. Giuria, il le prie de bien vouloir indiquer les moyens de fixité de ses appareils.

M. Giuria. — Toutes les méthodes sont bonnes, et chaque opérateur préconise l'appareil qu'il a le mieux en main.

Je ferai remarquer à M. Quinet que Magitot, à propos du redressement brusque, a dit qu'il fallait dépasser la position normale.

Répondant à M. Gaillard, je dirai, au sujet des moyens de fixité, que je prends point d'appui sur les molaires par l'intermédiaire de la plaque. Les molaires doivent parfois être encapuchonnées avec le caoutchouc, car, tout en redressant les dents, il faut souvent élever l'articulation. Ces capuchons, de même que les ressorts et bandeaux antérieurs, contribuent à la fixité de la plaque.

M. Chompret. — Je ferai remarquer que tout à l'heure, en nous parlant des méthodes de douceur, M. Gaillard a, par modestie, omis de nous parler de l'appareil, dont il est l'inventeur, et qui répond à tous les desiderata des redressements les plus compliqués et les plus variés.

C'est un appareil très simple, toujours le même, mais qui peut être modifié facilement dans ses détails suivant les progrès du redressement.

Sa fixité est parfaite, et donne un point d'appui inébranlable aux forces employées pour modifier la direction des dents.

L'appareil ne pouvant être retiré par le malade permet la continuité de l'effort, condition essentielle de succès et de rapidité du redressement; c'est là, en outre, une cause de douleur moindre pour le patient.

En un mot, l'appareil de M. Gaillard est un instrument parfait qui, manié avec soin et habileté, permet de vaincre tous les cas d'anomalies de position des dents.

M. Giuria ignorait l'appareil de M. Gaillard et regrette de ne pouvoir le discuter, ne l'ayant point essayé.

TRAITEMENT DES MALADIES INFLAMMATOIRES ET ULCÉREUSES
DE LA MUQUEUSE BUCCALE CHEZ L'HOMME PAR L'ACIDE CHROMIQUE

par M. JARRE

Depuis une huitaine d'années nous avons appliqué, d'une manière systématique, l'acide chromique en cautérisation au traitement de toutes les affections inflammatoires et ulcéreuses de la muqueuse buccale chez l'homme.

Les résultats obtenus ont été tout à fait remarquables. Nous nous bornerons à signaler les principaux faits dans cette note que nous avons l'honneur de présenter au Congrès.

I

Charles Robin est le premier qui ait employé l'acide chromique en cautérisation dans le traitement des ulcérations, et, en particulier, des chancres phagédéniques et des ulcères chroniques dus à la syphilis. Après lui Isabert l'a employé avec succès au traitement des affections de la gorge et du larynx. Plus tard, notre regretté maître, Magitot, a vanté l'action curatrice de cet agent dans le traitement de la périostite ou arthrite alvéolo-dentaire. Enfin, nous-même avons présenté, dans le courant du mois de janvier dernier, à l'Académie de médecine, un travail intitulé « Traitement de la fièvre aphteuse chez les animaux domestiques par l'acide chromique », dans lequel nous avons montré l'efficacité absolue de ce caustique au double point de vue de la cure et de la prophylaxie de cette affection.

II

Envisagées au point de vue de leur nature, les maladies inflammatoires et ulcéreuses de la muqueuse peuvent se diviser en trois groupes :

1° Les maladies inflammatoires et ulcéreuses simples (lésions traumatiques, ulcérations déterminées par une aspérité dentaire, un corps étranger, un appareil prothétique défectueux, etc.) ;

2° Les maladies infectieuses (gingivo-stomatites infectieuses, accidents d'éruption des dents et en particulier de la dent de sagesse, etc.) ;

3° Les maladies spécifiques (accidents syphilitiques, herpès, diphtérie, etc.).

Les maladies inflammatoires et ulcéreuses simples guérissent assez rapidement lorsqu'on a supprimé la cause originelle du mal ; mais cette guérison est encore plus rapide si l'on fait par surcroît une application d'acide chromique sur les parties enflammées ou ulcérées. Cette application présente, en outre, l'avantage de supprimer rapidement (au bout de cinq à dix minutes) toute sensation douloureuse, spontanée ou provoquée, au niveau des parties malades.

Mais c'est surtout dans le traitement des maladies infectieuses et des maladies spécifiques que les cautérisations par l'acide chromique exercent une action souveraine et décisive.

Cette action est due à la propriété que possède l'acide chromique de cautériser les tissus en les coagulant sur place, c'est-à-dire en les transformant en une couche inerte, adhérente aux tissus sous-jacents qu'elle protège contre l'action des agents extérieurs.

En détruisant en même temps les tissus malades et les germes pathogènes qu'ils contiennent, la cautérisation par l'acide chromique a pour effet d'arrêter la maladie dans sa marche envahissante et de prévenir les complications ultérieures.

Les applications d'acide chromique dans les cas de gingivo-stomatites infectieuses aiguës amènent, quelles que soient les causes occasionnelles de ces infections (mercurielle, saturnine, phosphorique ou autres), une prompte résolution des phénomènes morbides.

Le nombre des applications du caustique varie avec le degré d'intensité de l'affection. Une ou deux applications pratiquées à deux jours d'intervalle suffisent dans les cas bénins, alors que trois ou quatre cautérisations sont nécessaires dans les cas graves pour ramener l'état de santé.

Les phénomènes que l'on observe à la suite de la première cautérisation tirent leur origine de la destruction des couches superficielles de la muqueuse enflammée ou ulcérée, coagulées en une mince pellicule, protectrice des couches sous-jacentes.

Les symptômes locaux, consistant dans l'état de chaleur et de sensibilité extrême de la muqueuse, disparaissent, grâce à la formation du coagulum, à peu près complètement au bout de cinq à dix minutes, facilitant l'alimentation auparavant difficile à réaliser.

Les autres manifestations pathologiques de l'affection, arrêtées dans leur évolution, subissent également un mouvement de régression rapide.

C'est ainsi que l'œdème, le gonflement des parties malades, cesse immédiatement de s'accroître pour diminuer progressivement les jours suivants. Il en est de même de l'engorgement ganglionnaire qui, dans les cas où il existe, disparaît très rapidement après la première application d'acide chromique.

Les applications suivantes du caustique ont pour but, d'une part, d'achever l'œuvre entreprise, c'est-à-dire de détruire les parties malades qui n'auraient pas été atteintes par les cautérisations antérieures et, d'autre part, de prévenir une nouvelle infection.

La régression des phénomènes pathologiques, telle que nous venons de la décrire, s'observe dans tous les cas d'affections inflammatoires aiguës accompagnées ou non d'ulcérations de la muqueuse buccale.

C'est ainsi que nous avons traité avec un succès complet, aux hôpitaux Broca et Ricord, où nous avons été chargé pendant une période de trois années, de 1896 à 1899, du service des maladies de la bouche, quantité de malades atteints de stomatites plus ou moins intenses et d'accidents syphilitiques secondaires à tous les degrés.

Dans les cas les plus graves (plaques muqueuses anciennes occupant toute la cavité buccale et le pharynx) trois applications du caustique, rarement quatre, pratiquées à huit jours d'intervalle, c'est-à-dire à chaque visite hebdomadaire ont suffi pour amener la guérison complète.

Dans les cas ordinaires, qui constituent la grande majorité, la disparition des symptômes morbides se produisait à la suite d'une ou de deux cautérisations.

D'autre part, nous avons soigné dans notre clientèle privée nombre de malades atteints d'accidents syphilitiques buccaux et pharyngés, de gingivo-stomatites d'origine diverse, mercurielle, phosphorique, ulcéro-membraneuse, accidents d'éruption de la dent de sagesse, etc. Les cautérisations faites tous les deux jours conduisaient à la guérison dans un laps de temps quelquefois très court (trois ou quatre jours), mais ne dépassant généralement pas huit ou dix jours.

Les aphtes de la bouche chez l'homme, combattus par la cautérisation à l'acide chromique, disparaissent en quelques heures lorsqu'ils occupent les couches superficielles de la muqueuse. Mais ils sont plus rebelles au traitement lorsqu'ils ont envahi les couches profondes du derme; la réparation des tissus est alors plus longue à se faire et son achèvement ne s'obtient qu'après deux ou trois cautérisations.

Nous avons eu l'occasion, dans le courant de l'année 1899, de soigner par la cautérisation à l'acide chromique trois malades atteints de diphtérie. Les membranes étaient cantonnées dans les trois cas à un seul côté de la gorge et accompagnées d'engorgement ganglionnaire de ce côté. Les phénomènes consécutifs à l'application du caustique ont été la diminution rapide et totale au bout de un ou de deux jours de l'engorgement ganglionnaire, l'arrêt dans la progression des accidents pharyngés, et la guérison sans autre complication en cinq ou six jours.

Enfin, nous avons appliqué l'acide chromique en cautérisation au traitement des maladies inflammatoires chroniques de la muqueuse buccale.

Dans deux cas de leucoplasie bucco-linguale, datant de plusieurs années, une série de dix cautérisations, faites tous les deux jours, n'a pas donné de résultat appréciable.

Le traitement est au contraire efficace lorsqu'il est dirigé contre les ulcérations chroniques. C'est ainsi que, dans un cas d'ulcération tuberculeuse de la langue, la guérison a pu être obtenue en trois semaines à la suite de cinq cautérisations. Chez un autre malade, soigné pour un tabes à la Salpêtrière, des ulcérations chroniques très anciennes, occupant le côté gauche de la langue et accompagnées d'un œdème considérable de cet organe, ont pu disparaître entièrement ainsi que l'œdème concomitant après une série de six cautérisations hebdomadaires.

Les résultats que nous avons obtenus dans le traitement des maladies inflammatoires et ulcéreuses de la muqueuse buccale chez l'homme sont identiques à ceux qu'avaient réalisés et annoncés avant nous Charles Robin, Isabert et Magitot.

III

L'état chimique et le mode d'emploi de l'acide chromique présentent au point de vue des résultats thérapeutiques une importance considérable.

L'acide chromique doit être employé chimiquement pur et en solution concentrée.

Pour éviter aux praticiens les mécomptes de l'emploi d'un acide chromique non épuré, nous croyons devoir signaler l'absence dans le commerce de cet acide à l'état pur. Toutes les pharmacies privées ou faisant partie d'un hôpital, auxquelles nous nous sommes adressé dans un but de vérification, nous ont fourni, contre une ordonnance spécifiant « acide chromique chimiquement pur », l'acide chromique tel qu'il se présente à la suite de sa précipitation du bichromate de potasse par l'acide sulfurique.

Or, cet acide chromique, cristallisé en fines aiguilles rhomboédriques d'un rouge carmin, contient dans son eau de cristallisation le quart ou le tiers environ de son poids d'acide sulfurique.

L'acide chromique chimiquement pur se présente, au contraire, sous la forme d'une masse spongieuse, amorphe, violacée. Pour l'avoir à cet état, nous nous adressons, comme le faisaient nos devanciers, Robin, Isabert et Magitot, directement à une maison de fabrication de produits chimiques, qui le prépare spécialement à notre intention.

Si nous insistons sur cette particularité de l'état chimique de l'acide chromique, c'est qu'elle donne l'explication de la dissemblance des résultats obtenus par les auteurs qui ont préconisé ou bien déconseillé son usage, suivant qu'eux-mêmes ont pu l'employer à l'état pur ou qu'ils l'ont, au contraire, expérimenté mélangé à l'acide sulfurique.

Une autre condition de l'activité thérapeutique de l'acide chromique réside dans le degré de concentration de sa dissolution aqueuse.

Cette activité est d'autant plus grande que la proportion d'eau est plus faible. C'est donc à l'état déliquescent qu'il convient de l'employer.

La destruction des germes pathogènes et des tissus morbides par la cautérisation à l'acide chromique déliquescent est pour ainsi dire immédiate. Aussi son application doit-elle être pondérée et le surcroît de caustique employé rapidement enlevé, si l'on veut éviter une destruction trop profonde des tissus cautérisés.

Le manuel opératoire de son application est le suivant :

A l'extrémité d'une tige de bois taillée en pointe fine, on enroule quelques filaments de ouate hydrophile que l'on trempe ensuite légèrement dans l'acide chromique.

Le caustique ainsi répandu sur une petite étendue en une couche mince est promené sur toutes les parties enflammées ou ulcérées. Un lavage à grande eau, pratiqué cinq secondes après l'application, enlève le surcroît de caustique employé et l'opération est terminée.

Conclusions.

1° Le traitement par la cautérisation à l'acide chromique des lésions inflammatoires et ulcéreuses aiguës (stomatites, glossites, gingivites, accidents muqueux dus à l'éruption de la dent de sagesse, ulcérations traumatiques, plaques muqueuses, aphtes, diphtérie, etc.) de la muqueuse buccale chez l'homme donne des résultats locaux et des résultats généraux tout à fait remarquables ;

2° Les résultats locaux consistent dans la suppression presque immédiate des phénomènes douloureux, dans l'arrêt de la marche envahissante de la maladie et dans une prompte guérison ;

3° Les résultats généraux comprennent la régression rapide des engorgements ganglionnaires (stomatites infectieuses, diphtérie, etc.) et la suppression des infections secondaires ;

4° La cautérisation par l'acide chromique appliqué au traitement des affections chroniques de la muqueuse buccale donne des résultats variables suivant qu'il y a ou non ulcération. Dans les affections chroniques non ulcérées (leucoplasie bucco-linguale, glossite scléreuse, etc.), les applications du caustique paraissent n'apporter aucune modification notable à l'état local ; dans les affections chroniques ulcérées (ulcères des gingivites chroniques, de la tuberculose, du tabes, etc.), les cautérisations amènent, au contraire, une modification constante dans l'état local, et la guérison après une série plus ou moins longue d'applications ;

5° L'acide chromique doit être employé chimiquement pur et en solution concentrée. De plus, son application doit être suivie d'un lavage immédiat, destiné à limiter l'action du caustique aux couches superficielles des tissus.

DISCUSSION

M. Rodier. — Je veux dire un mot pour confirmer ce que vient de dire notre confrère Jarre. Il y a 12 ans déjà, lorsque j'étais assistant de M. Pietkiewicz, l'emploi de l'acide chromique contre toutes les ulcérations de la muqueuse buccale était constant, tant à la clinique de l'Hôtel-Dieu que dans la clientèle privée.

Depuis, j'ai continué, et toujours avec la même satisfaction ; mais je ne saurais trop insister sur la nécessité de la pureté du produit.

M. Chompret et plusieurs congressistes demandent à M. Jarre l'adresse de son fournisseur car, étant données l'importance de la pureté du produit et la difficulté qu'il y a à se le procurer chimiquement pur, cette indication n'est pas inutile.

M. Jarre. — Je me procure l'acide chromique pur, amorphe, et non cristallisé en aiguilles chez M. Revieil, rue de l'Ancienne-Comédie.

ODONTOCIE ET OSTÉOCIE

par M. P. FERRIER,

Ancien interne des hôpitaux de Paris.

A la connaissance de tous les dentistes, certaines personnes ont les dents très molles, même lorsqu'elles ne subissent pas ce qu'on appelle la carie. N'est-il pas arrivé à nombre d'entre nous de pénétrer par une toute petite ouverture récente de l'émail dans une dent de couleur normale ou trop blanche, et, pour tâcher d'atteindre le tissu sain et dur qui semble proche, de creuser toujours cette substance qui s'enlève comme de la gélatine ? Couleur à part, cela donne exactement la même sensation que lorsqu'on nettoie une carie un peu profonde, en enlevant quelque chose comme des écailles épaisses. De pareilles dents sont extrêmement molles et, pour dire vrai, sont à peu près entièrement décalcifiées.

Nous n'avons pas à rechercher ici chez qui se retrouve plus spécialement cette mollesse dentaire, cette *odontomalacie*. Notre but est de mettre en lumière :

1° Que, entre cet état extrême et le maximum de calcification, on trouve tous les intermédiaires. A côté des dents molles, n'y a-t-il pas en effet des dents tendres que l'instrument rotatif travaille avec une grande facilité?

2° Que ces dents peuvent se redurcir. Nous l'avons vu maintes fois chez des femmes à la suite de grossesses, et récemment d'une façon démonstrative chez un médecin de nos amis ;

3° Que le système osseux tout entier présente des altérations analogues ;

4° Que ces altérations dentaires et osseuses sont parallèles et simultanées.

Au lieu de suivre avec vous la marche par laquelle nous sommes arrivé nous-même à cette conviction, entrons en plein dans le sujet, en faisant ressortir tout de suite les considérations dans lesquelles nous avons cherché en dernier lieu la confirmation de nos idées.

Si le squelette était décalcifié, nous disions-nous, il devrait être beaucoup plus léger dans l'eau. Or, consultons l'article Ostéomalacie de Poncet dans le *Traité de Chirurgie* (t. II, 1re édit, p. 787). « Les os malades, dit-il, ont un poids beaucoup moindre qu'à l'état normal. Dans une observation de Saillant, même à l'état frais, ils n'allaient pas au fond de l'eau. Pendant la vie du malade, il fallait l'assistance de deux personnes pour le maintenir plongé dans un bain. » Ceci pour un ostéomalacique.

Quelle est donc dans ce cas la teneur du squelette en sels de chaux? Le même auteur nous dit dans le même article, p. 790 : « Bibra, Berzélius, Meckel, Rees Drivon, Otto Weber ont établi les résultats suivants que nous résumons d'après Hénocque. Tandis qu'on trouve *à l'état normal* de 51 à 85 pour 100 de phosphate de chaux, dans l'os ostéomalacique il existe constamment une diminution de cette substance. Cette diminution peut varier suivant le degré d'évolution de la maladie et la proportion peut être ramenée soit à 40, soit à 20, soit même à 2 pour 100. Le carbonate de chaux existe en proportion moindre également. Au lieu de 11 pour 100 à l'état normal, il n'existe plus que dans le rapport de 1, 2, 3, 4, 5 pour 100 dans le tissu osseux ramolli. »

Retenons ce fait que deux squelettes considérés comme normaux, capables, par conséquent, de remplir leur rôle physique, peuvent contenir, l'un 51, l'autre 85 pour 100, rien qu'en phosphate de chaux. C'est une différence de 37,5 pour 100. La marge est grande. Et au dire des auteurs cités, des plus compétents, avec quelques centièmes en moins nous tomberions dans l'ostéomalacie. Nous n'en sommes donc séparés que par une bien faible barrière.

Il ne viendrait à l'esprit de personne de soutenir que des individus, même vivant de la vie ordinaire et paraissant en bonne santé, aient

la même densité avec 51 qu'avec 85 pour 100 de phosphate de chaux.
Quelle peut être la diminution totale de poids pour un individu de
volume donné? Nous n'avons pas les éléments pour l'apprécier d'une
façon exacte. Qu'il nous suffise de rappeler qu'un squelette d'homme
pèse de 4 kil. 800 à 6 kil. 400, un squelette de femme, de 5 kil. 200
à 4 kil. 800. (Debierre.)

N'existe-t-il pas cependant de point de repère ? Si nous ne plongeons
pas nos patients dans l'eau ou dans une solution saline titrée et à température fixe, nous avons un moyen indirect de reconnaître la légèreté
spécifique du corps. Et, depuis plus de deux ans, nous poursuivons ces
recherches en demandant à certaines personnes comment elles se
comportent dans l'eau. Il est inutile de dire que nous nous sommes
adressé à celles dont les dents nous faisaient présager la légèreté spécifique osseuse, et voici ce que nous avons remarqué :

Un premier groupe se compose de 6 personnes : trois hommes et
trois femmes, grands ou très grands pour la plupart, âgés de 20 à
50 ans, sans aucun embonpoint. Parmi elles, trois nous ont dit ce
mot typique : « Je flotte ». L'une d'entre elles, un jeune homme de
20 ans, nous dit : « A la mer, j'enveloppe mes jambes avec mes bras
et je reste assis de la sorte en partie hors de l'eau ». Une jeune femme
qui n'a pas dit : je flotte et qui n'est pas comptée dans ce groupe, nous
affirme qu'elle prend facilement et volontiers cette position. Quoiqu'elle ait les dents tendres, nous écartons son observation à cause du
grand développement de sa cavité thoraco-abdominale.

Parmi les trois autres, un officier, qui a eu de nombreuses fractures,
nous assure que dans l'eau douce, sans remuer les mains, il fait la
planche, la majeure partie de la tête et des pieds hors de l'eau.
Toutes ces personnes ont les dents extrêmement tendres ou presque
molles.

Nous ne pouvons passer sous silence l'observation de deux dames de
30 à 40 ans, d'embonpoint moyen, qui dans l'eau de mer se croisent
les mains derrière la tête et restent ainsi étendues horizontalement.
Dents de faible résistance, second groupe.

Dans le troisième groupe, à dents tendres, sept hommes, dont six
entre 20 et 50 ans, un au-dessus de 40 ans, emploient pour la plupart,
afin d'expliquer la facilité que leur offre l'exercice de la natation,
cette expression : « La mer vous porte ». Leur système adipeux est
très rudimentaire.

Si nous comparons à cela la densité de trois personnes dont les
dents sont dures ou le système musculaire est très développé, qui
nagent bien, mais sont obligées de faire pour cela des efforts considé-

rables sans lesquels elles s'enfonceraient immédiatement, nous pouvons bien affirmer que la mer ne porte pas tout le monde d'une façon indifférente.

Nous mettrons à part un jeune homme qui ne sait pas nager. En prenant un bain d'eau douce, s'il s'assied simplement, le dos appuyé contre sa baignoire, il constate que ses jambes remontent.

Nous pensons avoir montré, au moins cliniquement, qu'il existe un état des os intermédiaire entre la bonne calcification et l'ostéomalacie, que cet état est corrélatif à celui des dents, lequel permet de le diagnostiquer d'une façon à peu près certaine. Comme les périphrases qui serviraient à le désigner seraient trop longues, nous proposons les dénominations de : *ostéocie* (οστεον, os, ωχυς, léger) pour le squelette, et d'*odontocie* pour les dents.

Il n'est pas prouvé que dans certaines affections osseuses l'ostéocie ne soit pas une cause prédisposante, soit d'invasion facile ou étendue, soit de marche rapide. Nous n'avons pu jusqu'à présent faire ces recherches que pour l'ostéomyélite. Mais un corps aussi important que le phosphate de chaux peut-il en grande partie faire défaut sans qu'il s'ensuive dans de nombreux cas des troubles plus ou moins graves? Nous demandons à nos confrères la permission d'examiner avec eux, en peu de mots, quelques-uns de ces cas. Cela nous intéresse tous et pourra fournir matière à de nouvelles observations pourvu que chacun veuille y prêter attention dans le courant de sa pratique.

Commençons par l'hémorragie qui suit une ou plusieurs extractions. Chacun doit se demander si, le client sorti, les tampons retirés des alvéoles, il ne se produira pas une hémorragie comme celles qui ensanglantent quelquefois les patients pendant la nuit suivante. Les dents sont-elles bonnes, c'est-à-dire dures, de couleur jaune, le sang se coagule en quelques instants. « Cela ne saigne pas, dit le malade, je n'ai pas assez saigné. » Les dents sont-elles tendres ou très molles, les moindres plaies de la gencive et à plus forte raison une extraction donneront lieu à un écoulement interminable, désespérant, soit par son abondance, soit par sa durée.

De deux hémophiles que nous avons eu à soigner, nous avons oublié l'état des dents du premier. Mais l'autre était un homme de taille élevée, maigre, syphilitique, avec des dents décalcifiées. Après une avulsion faite par nous, en 1892, il saigna toute la nuit et ne vint nous trouver que le lendemain à 7 heures. Il s'assit. Nous fîmes quelques pas dans la pièce pour aller chercher du coton hydrophile. Pendant ce temps le malade avait une syncope. Nous fûmes très étonné de pouvoir enlever cet homme du fauteuil pour l'étendre sur le tapis. La légèreté de son corps nous avait toujours paru surprenante. La syncope cessa presque aussitôt. L'hémorragie s'était naturellement arrêtée, et ne s'est pas reproduite.

En passant, nous ne ferons que signaler la remarquable facilité avec laquelle les enfants bien calcifiés, pourvus d'un régime convenable, font et conservent leurs dents, soit temporaires, soit définitives.

Nous entrons maintenant dans des considérations d'ordre plus général et par lesquelles la stomatologie se relie directement avec le reste de la pathologie.

Un élément de pronostic, et un élément très important, sera tiré de l'examen des dents chez les tuberculeux. En effet, les tuberculeux bien calcifiés résistent beaucoup mieux que les autres, et ce sont peut-être ceux dont le professeur Dieulafoy a dit qu'ils supportent bien de grosses lésions pulmonaires. Pour notre part, nous prévenons soigneusement ceux qui se décalcifient. Les non-calcifiés sont terrassés beaucoup plus vite; les lésions, moins importantes par leur volume et leur degré, se généralisent plus facilement.

Chez les ostéociques qui ne sont pas tuberculeux, il y a cependant des troubles qui méritent qu'on s'en préoccupe. Nous avons souvent trouvé tantôt un état de fatigue particulier, tantôt ou concurremment un état mental remarquable. Ces sujets vous apparaissent très timorés, vous avouent être très douillets, crient en effet pour une sensation de douleur minime, sont extrêmement impressionnables, voient les choses autrement que tout le monde. Leur état ne leur permet pas d'avoir des idées générales qui ne soient pas directement liées à une crainte personnelle. En toute circonstance, ouvertement ou d'une façon occulte, leur conduite ou leurs réflexions sont guidées par cette pensée : « Et moi, que deviendrai-je? Que ferai-je? »

Si nous insistons sur ce tableau, c'est que les choses peuvent aller plus loin. Outre qu'on peut rencontrer chez ces personnes de l'agoraphobie, de la claustrophobie, les aliénistes n'ont-ils pas « plusieurs fois vu l'ostéomalacie survenir sur des sujets atteints d'aliénation mentale »? (Poncet, *Traité de Chir.*, 1ʳᵉ édit., t. II, p. 791.)

Loin de regarder l'ostéomalacie comme l'effet d'une affection du système nerveux, nous croyons qu'elle en peut être la cause occasionnelle; ou plutôt cette cause serait la déchéance calcique que nous avons appelée ostéocie et qui a précédé évidemment l'éclosion d'un état clinique plus grave.

Nous n'avons pas eu à nous occuper d'aliénés, mais nos observations ont porté sur un assez grand nombre de nerveux auxquels nous avons donné du phosphate de chaux pour leurs dents. Notre surprise a été grande de voir que, outre la calcification dentaire, il s'est produit un changement évident dans le caractère. La confiance, absolument nulle pendant plusieurs périodes de traitement assez espacées, naissait en même temps que se produisait l'amélioration de l'ivoire. Le sujet était moins préoccupé de lui-même; ses mouvements réflexes s'atténuaient; la tentation qu'il avait d'ôter les instruments des mains de l'opérateur disparaissait; il pouvait supporter des contacts, grattages ou autres, qui lui étaient intolérables auparavant.

Bref, il nous parut possible, dans des conversations avec des camarades faisant de la médecine générale ou spéciale, d'avancer que des nerveux au moins très nombreux étaient des gens manquant de phosphate de chaux, des ostéociques, aurions-nous dit aujourd'hui, et qu'ils paraissaient justiciables bien plus de la médication calcique que de la médication bromurée.

DISCUSSION

M. RICHER. — J'ai fait depuis longtemps les mêmes remarques que M. Ferrier; et, lorsque je remarque, d'après l'examen de leurs dents, que mes clients se décalcifient, je leur fais prendre du phosphate de chaux :

1° Soit sous forme naturelle : petits oiseaux comme les alouettes, extrémités d'os de poulet, sardines, friture.

2° Soit sous forme médicamenteuse, et dans ce cas je donne la préférence à la forme tricalcique, au phosphate de chaux du Dr Ravignet.

Je fais continuer l'administration du phosphate de chaux ou le régime pendant au moins trois mois.

M. JULES FERRIER. — A l'appui de ce que vient de dire mon frère, je vous demanderai de vous rapporter deux observations qui me paraissent rentrer tout à fait dans l'ordre de faits dont il vient de nous entretenir.

Je soigne depuis 5 ou 6 ans une jeune fille âgée actuellement de 25 ans dont les dents, au moment où je commençai à lui donner mes soins, présentaient à peu près toutes des caries du collet, accompagnées de douleurs locales et d'irradiations névralgiques atrocement douloureuses. Cette jeune fille était soignée d'autre part pour une forme grave d'hystérie, dont la manifestation la plus intéressante pour nous était le rejet, après quinze à vingt minutes d'ingestion, de tous ses repas. Sous l'influence de cette puissante cause de dénutrition, les dents, privées de l'apport normal des minéraux qui leur sont nécessaires, déminéralisées en plus par le processus auquel mon frère attribue ce qu'il a appelé l'ostéocie et l'odontocie, déminéralisées d'autre part de dehors en dedans par l'action de l'acide lactique du liquide stomacal apporté presque continuellement par les vomissements, les dents, dis-je, malgré tout ce que je pus faire, fondirent pour ainsi dire dans la bouche de ma patiente.

Mon frère m'ayant ces temps derniers entretenu de ses observations, et ce cas me paraissant absolument s'y rapporter, j'examinai ma patiente plus complètement et j'appris que, sans pouvoir dire qu'elle flottait, elle se sentait extrêmement légère dans son bain, et que le moindre mouvement lui faisait quitter le fond de la baignoire.

Comme cette jeune fille très intelligente me demandait des explications au sujet de ces questions qui lui semblaient sortir de notre programme ordinaire, explications que je lui donnai volontiers, elle me dit d'elle-même : « Je m'explique maintenant pourquoi, quand je reste un peu levée, mes jambes sont courbées quand je me remets au lit. »

Cette jeune fille, depuis que je la soigne, gardait presque constamment le lit, ne se levant que pour sortir en voiture ou pour faire un peu d'équitation. Depuis deux ans à peu près, elle ne se lève à peu près plus que pour les soins que j'ai à lui donner et on la porte de son lit dans son fauteuil : son squelette n'a plus la minéralisation ni par conséquent la rigidité nécessaires pour remplir ses fonctions de levier. Il est certain que si les vomissements ont eu une bonne part dans cette catastrophe dentaire, la plus large doit encore être laissée à la déminéralisation générale, dont la courbure des jambes a été la manifestation incontestable.

La deuxième observation fait ressortir surtout la relation intime qui existe entre l'état général et l'état de minéralisation des dents relative qui d'ailleurs a été dénoncée et étudiée par Galippe.

J'ai comme client, depuis douze ou treize ans, un confrère âgé actuellement de 54 à 55 ans, que je ne voyais ordinairement qu'une fois par an, simplement pour constater que sa dentition était en bon état. Ses dents en effet, trapues, présentaient l'apparence et la coloration des dents solides. En 1897, à sa visite annuelle, je fus stupéfait des dégâts que je constatai dans sa bouche; plusieurs de ses molaires étaient dans un état de carie tellement avancé que ces lésions insolites par leur multiplicité, leur profondeur et leur rapide progression, ne pouvaient être survenues que sous l'influence d'une modification profonde de l'organisme. J'expliquai la chose à mon jeune confrère, je lui affirmai que, quelques mois avant, sa santé avait dû subir une forte atteinte; il me certifia tout d'abord qu'il s'était toujours bien porté, qu'il n'avait pas eu un seul jour d'interruption dans son travail de clientèle, même pendant l'hiver, qui, à ce moment, touchait à sa fin. J'insistai pour qu'il fît un appel à sa mémoire en lui faisant remarquer qu'il pouvait parfaitement avoir subi une atteinte lente mais persistante dont il ne s'était peut-être pas rendu compte. Il se rappela alors qu'en effet cinq ou six mois auparavant il avait été atteint d'une influenza qui ne l'avait pas arrêté, mais lui avait occasionné un état de fatigue qu'il n'avait pas ressenti les hivers précédents, mais dont il ne s'était pas autrement préoccupé. Je lui conseillai de se faire examiner soigneusement. Il le fit dès le lendemain; on constata de la congestion aux deux sommets; des pointes de feu furent appliquées à différentes reprises, on institua un régime de suralimentation, et finalement le confrère actuellement se porte bien. L'état de déminéralisation des dents m'a donc permis de donner l'éveil sur un état qui eût empiré sournoisement, et serait très vraisemblablement devenu fatal.

FISTULES ODONTOPATHIQUES

par M. P. GIRES

J'ai présenté, il y a quelques mois, à l'*American Dental Club de Paris*, au nom du Dr Rodier et au mien, l'observation d'une malade qui avait été soignée dans le service des maladies de la bouche de l'hôpital Lariboisière, pour une fistule sous-mentonnière.

Il s'agissait d'une jeune femme de 29 ans, Mlle S. T.... Bien que semblant assez bien portante, elle présente de nombreuses tares nerveuses et a souvent des attaques d'hystéro-épilepsie.

En 1891, c'est-à-dire il y a 9 ans, dans une de ces attaques, Mlle T... s'est brisé, presque au ras de la gencive, les deux incisives supérieures droites et l'incisive latérale supérieure gauche. Elle croit que les autres dents, aussi bien supérieures qu'inférieures, n'ont pas été ébranlées.

Vers la fin de l'année 1897, la patiente a eu une violente attaque de rhumatisme articulaire aigu qui l'a obligée à rester au lit pendant plusieurs mois. Au moment où elle entrait en convalescence, elle a ressenti, à la région sous-mentonnière, de légères démangeaisons qui la poussaient à se gratter. Peu de temps après, une semaine environ, est apparue sous le menton, une tumeur dure, assez étendue mais peu saillante; la peau un peu tendue devint rouge et les démangeaisons firent place à de légers élancements.

A la suite de l'emploi de cataplasmes, la tumeur grossit, envahit la région symphysienne, gagne la région sus-hyoïdienne, et, d'après la malade, acquiert la dureté d'une pomme peu mûre.

Un mois après l'apparition de cette tumeur, un médecin est consulté. Il pratique sous le menton une incision par laquelle il sort un peu de pus jaunâtre et beaucoup de sang.

Après cette opération, la tumeur, tout en continuant à suppurer, s'affaisse graduellement et laisse le menton libre. — Au bout d'une quinzaine de jours, il ne reste plus qu'une petite plaie croûteuse située un peu en arrière du bord inférieur du maxillaire inférieur, à un demi-centimètre environ à droite de la symphyse. Un léger suintement sortait continuellement de cette plaie, augmentant petit à petit, et, en janvier 1899, c'est-à-dire neuf mois après l'incision, la fistule produit un pus épais, jaunâtre et mélangé de sang, que la malade fait sortir par la pression.

Mlle T... va dans plusieurs consultations d'hôpitaux et de dispensaires; on essaie sans succès les cautérisations de nitrate d'argent. Des injections de teinture d'iode produisent une réaction qui fait enfler le menton et augmenter la suppuration.

A la consultation externe de chirurgie de l'un des hôpitaux de Paris, on pratique, après incision, un grattage énergique à l'aide d'une curette. Des mèches iodoformées sont introduites chaque jour dans la cavité. Sous l'influence de ce traitement, il se produit un bourgeonnement qui diminue la profondeur de la plaie, mais la suppuration ne tarit pas. On essaie les cautérisations de nitrate d'argent et les pansements humides, mais sans succès.

Le 24 septembre 1899, Mlle T... entre dans le service de M. le professeur Tuffier, à l'hôpital Lariboisière, qui l'adresse quelques jours après (le 27) à la consultation dentaire de cet hôpital.

La malade présente, sous le menton, à 8 millimètres environ à droite de la symphyse, et un peu en arrière du bord inférieur du maxillaire inférieur, une croûte d'un centimètre de diamètre ; on sent une légère fluctuation, et par la pression on fait sortir à peu près un demi-centimètre cube de pus.

L'examen de la bouche donne les résultats suivants :

Les dents antérieures de la mâchoire supérieure sont coupées et sur leurs racines repose un appareil.

Les dents du bas, à part quelques légères caries, paraissent saines ; mais les deux incisives médianes ont une teinte nettement grisâtre et bleutée ; elles sont insensibles à la chaleur du thermocautère ; l'éclairage donne l'opacité caractéristique des dents mortes. Là est sans aucun doute la cause de l'affection. La fistule est causée par l'une de ces dents ; la droite probablement, puisque l'ouverture est un peu à droite de la symphyse du menton.

Je trépane cette dent sur sa face linguale. La chambre pulpaire, et le canal sont vidés de la matière noirâtre et infecte qu'ils contiennent, à l'aide de sondes chargées d'eau oxygénée. Quelques gouttes de formol y sont successivement vaporisées par un courant d'air chaud. Une sonde à canaux propre est passée à travers l'apex sans produire la sensation habituelle de piqûre. Une injection faite avec la seringue de Strauss prouve la perméabilité de la fistule. Huit centimètres cubes d'eau bouillie sont poussés à travers le trajet fistuleux, puis un centimètre cube d'acide phénique pur liquide est injecté de la même manière. Un simple coton est laissé dans la chambre pulpaire et Mlle T...., sortie de l'hôpital, revient nous voir après le 30 septembre. Une feuille de gaze collée sur la fistule par la malade, et restée en place depuis deux jours, contient une légère trace de pus, et la pression ne fait sortir qu'un peu de sang.

Par le même procédé qu'à la séance précédente, 5 centimètres cubes d'eau bouillie, puis 1 centimètre cube d'acide phénique, sont injectés dans le trajet et ressortent par la fistule. Un coton chargé d'une pâte d'oxyde de zinc, formol et acide phénique, est placé dans le canal et la dent est obturée à la gutta-percha.

Huit jours après, le 6 novembre, il n'y a presque plus de suppuration, et la fistule semble en voie de cicatrisation.

Nous ne revoyons pas Mlle T... jusqu'au 15 février. A la suite d'une légère maladie, elle a eu une récidive. La fistule suppure un peu, mais très peu. Il n'y a pas de comparaison, dit la malade, avec ce qui se passait avant notre intervention.

Je décide de refaire le même traitement ; la gutta-percha est enlevée, le coton (chargé de la pâte : oxyde de zinc, formol et acide phénique) est trouvé sans odeur. Cinq centimètres cubes d'eau phéniquée, puis 2 centimètres cubes d'acide phénique pur liquide, sont poussés à travers la fistule et ressortent en jet, ce qui indique que le trajet fistulaire est beaucoup moins large que lors des premières injections.

Huit jours après, la fistule n'a pas suppuré et est complétement cicatrisée. Aujourd'hui, après six mois, la guérison persiste.

Ce cas semble intéressant à plusieurs titres :

1° Par la nature de l'affection : « fistule cutanée produite par une dent morte non cariée », qui ne pouvait être diagnostiquée d'une façon sûre que par l'œil exercé d'un dentiste ;

2° Par l'étiologie de la mortification de la pulpe, survenue à la suite d'un traumatisme reçu, sans aucun doute, pendant une attaque d'hystérie épileptiforme, soit lors du choc qui a causé la chute des dents supérieures, soit par un grincement de dents très violent ;

3° Par le début de l'infection à la fin d'une attaque de rhumatisme articulaire aigu, un certain nombre d'années (probablement 8 ans) après le traumatisme qui a causé la mortification de la pulpe ;

4° Par l'inutilité des traitements chirurgicaux antérieurs (curettages, etc.) ;

5° Par le mode de traitement qui a amené la guérison, avec conservation de la dent, cause de l'affection.

Je rapprocherai de cette observation deux autres cas qui me semblent également intéressants à divers points de vue :

Mlle L.... 30 ans, possède une bonne constitution, mais elle est neurasthénique et se plaint d'une maladie d'estomac. Elle ne se souvient pas avoir fait de chute ni avoir reçu de choc sur les dents. Elle a eu en 1897 une arthrite blennorhagique assez violente. Au cours de cette maladie, Mlle L... a beaucoup souffert d'un abcès alvéolaire survenu à la région incisive droite sans qu'aucune des dents de cette région soit cariée. A la suite de cet abcès, il est resté une fistule qui disparaît de temps en temps, puis reparaît lorsque Mlle L.... est fatiguée ou malade, et le plus souvent aux époques menstruelles.

L'examen de la bouche donne les résultats suivants :

A la mâchoire supérieure, rien à signaler.

A la mâchoire inférieure, deux molaires sont atteintes de carie non pénétrante.

Les dents antérieures n'ont aucune carie, mais les quatre incisives et la canine droite ont la teinte nettement grisâtre et bleutée des dents mortes, elles ne réagissent pas à la chaleur du thermo-cautère et ne montrent pas de transparence à l'éclairage buccal.

L'incisive latérale droite porte de plus une légère fissure sur son bord supérieur et sa face linguale. Il existe à son niveau une fistule gingivale. Pour traiter cette fistule, je décide de trépaner cette dent. La chambre pulpaire et le canal contiennent une matière dure, d'un blanc jaunâtre et ayant une odeur très désagréable.

Je passe près d'une heure à déboucher le canal, sans toutefois arriver à dépasser l'apex

Dans une seconde séance, je réussis à faire passer une sonde à travers l'apex ; puis avec une forte pression, un centimètre cube d'eau bouillie passe à travers le trajet fistulaire ; j'y pousse ensuite, de la même manière, une vingtaine de gouttes d'acide phénique, et j'obstrue provisoirement suivant le mode habituel.

Un mois après, je revois la malade. Sa fistule s'est fermée aussitôt après l'opération et elle n'a rien ressenti depuis.

Il faut remarquer particulièrement dans cette opération :

1° La nature de l'affection : « fistule produite par une dent morte non cariée, mais fissurée » ;

2° La mortification de la pulpe des cinq dents antérieures, et l'état de celui des organes dont l'ablation a été faite ;

3° Le début de l'infection, au cours d'une violente attaque d'arthrite blennorragique ;

4° Le mode de traitement qui a amené la guérison par une intervention unique.

Obs. III. — Mme X..., 58 ans, très bien portante, possède une bouche très bien soignée, mais elle présente à la face jugale droite du maxillaire supérieur, au niveau des prémolaires une tuméfaction dure, d'environ un centimètre et demi de diamètre, douloureuse à la pression.

A la partie inférieure et postérieure de cette tuméfaction, s'ouvre une fistule qui décharge une assez grande quantité de pus.

La première prémolaire et la première molaire sont saines et vivantes. La deuxième prémolaire porte un gros amalgame.

Cette dent a été soignée lorsque Mme X... avait 15 ans. Le traitement a été long et douloureux, mais finalement la dent a pu être obturée. L'obturation n'a pas été suivie d'accidents immédiats ; mais, cinq ans après, lors d'une première grossesse, il est survenu un abcès qui est devenu chronique, et n'a cessé de suppurer depuis ce temps qu'à de rares intervalles.

Pour le traitement, la dent est débouchée et le canal dégagé, à l'aide de sondes porteuses d'eau oxygénée, de la matière infecte qu'il contient ; puis du formol y est vaporisé à l'aide d'un courant d'air chaud.

Une certaine quantité d'eau bouillie peut être poussée par le canal radiculaire avant de ressortir par la fistule, ce qui prouve l'existence d'une poche kystique ; l'injection étant continuée, l'eau mélangée de pus sort par l'orifice fistulaire. Un demi-centimètre cube d'acide phénique pur est ensuite poussé à travers la fistule et la dent est obturée à la gutta-percha.

Trois jours après, la fistule n'est pas perméable ; le canal radiculaire est obturé avec la pâte oxyde de zinc, formol, acide phénique, une certaine quantité de cette pâte étant poussée à travers l'apex. Puis la cavité est bouchée provisoirement.

Un mois après, tout était resté normal, et la tuméfaction n'étant plus douloureuse, la dent put être aurifiée.

Cette observation est plus simple que les autres, aussi n'en retiendrai-je que deux faits :

1° Le début de l'accident, lors d'une période de moindre résistance chez le sujet (grossesse);

2° Le traitement qui a amené la guérison, en une seule intervention.

Je ferai remarquer, à ce dernier point de vue, que les injections d'acide phénique ou de créosote semblent le plus simple et le plus pratique de tous les traitements qui ont été proposés pour les fistules d'origine dentaire. Ce traitement n'est pas nouveau : il a été employé empiriquement par de très vieux dentistes, et cependant la plupart des auteurs ne le citent même pas. Il donne une guérison rapide et presque constante : ma statistique personnelle, déjà longue, ne porte pas un insuccès. Il n'est pas douloureux: il est applicable à presque tous les cas, à presque toutes les dents, et lorsqu'il est bien fait, il ne produit jamais d'accidents.

Comment agit ce traitement?

Remarquons d'abord que, dans une fistule d'origine dentaire, nous avons trois choses à considérer : le trajet fistuleux dans sa partie osseuse; le trajet fistuleux dans sa partie molle; l'extrémité radiculaire.

Il est probable que l'injection modifie les tissus qui tapissent le trajet osseux, coagule une partie des éléments mortifiés ou vivants, et produit dans les cellules du voisinage une activité qui aboutira à son obturation par du tissu de nouvelle formation. Elle causerait en somme une *ostéite productive*. Mais il est aussi possible, comme me le faisait remarquer mon maître et ami M. Sebileau, que ce trajet osseux ne s'obture pas, et que l'injection n'ait d'autre effet que de détruire les causes et les produits d'infection qu'il contient.

La partie molle du trajet subit une modification immédiate qui semble être celle-ci : les tissus qui la tapissent sont coagulés, et un exsudat fibrineux provenant des cellules voisines envahit promptement la cavité, la comble, et ne tarde pas à se remplir de cellules embryonnaires, qui bientôt la transformeront en tissu normal. L'injection a produit une *action sclérogène*, suivant l'expression mise dernièrement en honneur par notre ami le Dr P. Robin.

Cette action est généralement très rapide, et souvent il nous a été impossible, 24 heures après le traitement, de retrouver un trajet fistuleux qui était encore perméable la veille.

L'effet produit sur la région apicale semble plus obscur; il est difficile de concevoir de quelle façon une extrémité radiculaire peut tout à coup cesser de produire la lésion qu'elle a causée et entretenue souvent pendant des années. — Il est en tout cas nécessaire que l'infection soit détruite, pour que la partie de la racine profondément modifiée, dénudée de son péricément et presque toujours un peu résorbée, puisse jouer le rôle d'un corps étranger inerte.

DISCUSSION

M. BACQUE (Limoges). — Je veux ajouter quelques mots à la très intéressante communication de notre confrère le Dr Gires.

En 1899, dans une communication faite à la Société de médecine de Limoges, j'ai rapporté un très grand nombre de cas de fistules cutanées que j'avais soignées tant dans ma clientèle que dans les divers services hospitaliers de la ville; mais c'est seulement sur les fistules dentaires cutanées d'origine traumatique que je veux insister, parce que cette variété de fistules se présente plus rarement, est d'un diagnostic plus délicat, et que le traitement indiqué par le Dr Gires, « trépanation et injections antiseptiques sans extraction », doit être recommandé.

En 1892, dans le service de mon vénéré maître le professeur Tillaux, j'ai vu une fistule mentonnière ancienne causée par une chute sur le bord d'un trottoir.

La malade avait été traitée pendant cinq ans par tous les caustiques possibles sans aucun résultat, parce qu'on ne s'était pas attaqué à la cause : la dent morte à la suite du traumatisme. La dent fut extraite, mais je pense que la guérison aurait pu être obtenue par la trépanation.

Il y a deux ans, j'ai soigné une jeune femme, qui portait une fistule cutanée produite par la mortification d'une canine supérieure droite, à la suite d'un coup reçu par le recul d'un fusil de chasse. Je crois que le traitement de choix était la trépanation de la dent avec injections antiseptiques; mais, comme ma cliente habitait à 150 kilomètres de Limoges, et qu'elle ne disposait pas d'un temps suffisant pour assurer le succès de ce traitement, j'ai fait une réimplantation qui, du reste, a donné de bons résultats.

Je suis tout à fait de l'avis du Dr Gires au sujet du traitement des fistules cutanées d'origine dentaire, mais j'estime que ce traitement est surtout indiqué dans les cas de fistule d'origine traumatique.

M. GAUMERAIS (Paris). — Je prends la parole simplement pour appuyer de mon témoignage la première observation lue par notre confrère le Dr Gires. J'étais présent lors de la venue dans le service du Dr Rodier de la malade; j'ai assisté à son interrogatoire et à toutes les phases du traitement, lequel a abouti à un excellent résultat.

Je rapprocherai de cette observation celle que j'ai eu l'occasion de recueillir l'an dernier. Il s'agissait d'une jeune fille de 18 ans, porteur d'une fistule mentonnière.

En examinant la bouche de la malade, je remarquai la coloration anormale de l'incisive latérale gauche que j'incriminai immédiatement. En effet, après avoir trépané la dent, il me fut facile de faire passer par le trajet fistuleux le contenu en eau distillée d'une seringue de Pravaz.

Et je cherchai la cause qui avait pu déterminer la mortification de la pulpe et par suite la fistule et en pressant la malade de questions, en faisant appel à ses souvenirs, elle se rappela — et je m'adresse particulièrement à M. Quinet qui nie la fréquence des accidents postérieurs à une rotation sur l'axe pour obvier à une déviation, — « qu'environ deux ans auparavant on lui avait redressé cette dent avec un instrument », lequel instrument n'était autre qu'un davier.

J'ajoute que je ne pus obtenir la guérison de la fistule par des injections médicamenteuses et que je fus obligé de pratiquer l'extraction de la dent que je réimplantai après avoir fait des lavages abondants à l'eau phéniquée dans la plaie opératoire, ramoné le canal où l'aiguille de Saladin fut passée, et finalement poussé dans le trajet fistuleux une injection de créosote de houille.

M. Jules Ferrier. — M. Gires vient de nous montrer par une série d'observations très intéressantes la curabilité des fistules odontopathiques par une injection caustique poussée du canal radiculaire aseptisé dans le trajet fistuleux ; je puis appuyer des résultats de ma pratique personnelle, le traitement préconisé par notre confrère. Depuis bon nombre d'années, en effet, je pratique ce traitement. Je n'ai pas pris note du moment où j'ai commencé à traiter de cette façon les fistules, cependant notre confrère peut se souvenir que j'usais de ce procédé et j'en usais déjà depuis longtemps, lorsqu'il me fit l'honneur, peu de temps avant son départ pour l'Amérique, de me demander mes conseils à la clinique des Quinze-Vingts.

J'ai donc traité un nombre considérable de fistules et presque toujours j'ai obtenu la guérison souvent par une seule injection, souvent aussi par deux ou trois; il me serait difficile de préciser davantage, ayant négligé de relever ces observations.

J'ai dit que j'avais obtenu la guérison presque toujours ; c'est que, en effet, je n'ai pas été aussi heureux que notre confrère, et j'ai rencontré des cas qui ont nécessité une manière de faire différente. Je n'en citerai qu'un exemple qui, parce qu'il n'est pas absolument rare, suffira à prouver que le procédé par l'injection caustique n'est pas infaillible dans tous les cas.

J'ai soigné, vers janvier 1899, une jeune fille dont une des incisives médianes du bas avait, à la suite d'un traumatisme, donné lieu à une fistule vestibulaire. Je fis la désinfection de la dent et du canal radiculaire, poussai par le canal une injection de chlorure de zinc qui sortit par l'orifice de la fistule. Je revis ma patiente quelques jours plus tard, la fistule n'était pas fermée, je fis ainsi quatre injections en variant le caustique, sans plus de succès. Je pensai qu'il devait y avoir dans le voisinage immédiat du sommet un petit séquestre qui entretenait la suppuration. J'insensibilisai la région et allai faire un curettage autour du sommet de la racine. Cette fois, la fistule se ferma et jusqu'à maintenant la guérison s'est maintenue.

Ce cas, comme je l'ai dit plus haut, n'est pas rare, et, si j'y insiste, c'est uniquement pour que les jeunes générations ne soient pas surprises par un échec dans la pratique de ce traitement, et sachent où en trouver la raison.

M. Gaillard a toujours employé la méthode de trépanation de la dent qui a causé la fistule, trépanation suivie d'injections antiseptiques, et a toujours obtenu la guérison par ce moyen.

Tout récemment, il a eu occasion d'appliquer ce procédé dans son service dentaire de l'hôpital Saint-Antoine, et il a prié son assistant M. le docteur Pitsch d'amener ces malades.

M. Pitsch raconte leur histoire :

La fistule mentonnière a fait son apparition, il y a quinze mois. Le malade a été opéré deux fois, grattages et cautérisations au nitrate ; l'écoulement purulent a été plus abondant après chacune de ces interventions.

Le malade vient à la consultation dentaire. L'incisive latérale gauche est trépanée jusqu'à l'apex ; nous faisons passer une injection d'eau boriquée pour nous assurer de la perméabilité du trajet, puis une injection de créosote. Après cette injection unique, la malade est guérie : l'injection date de deux mois et la guérison se maintient.

Nous n'avons pu amener une jeune fille atteinte également de fistule mentonnière. Pour elle, l'injection d'eau fut plus difficile à faire passer ; mais une fois la perméabilité obtenue, une seule injection de créosote suffit pour obtenir la guérison qui se maintint depuis deux mois et demi.

Cette malade était d'autant plus intéressante qu'elle portait un kyste occupant le devant du maxillaire inférieur dans la région incisive.

Nous nous étions demandé tout d'abord si cette tumeur communiquait avec le trajet fistuleux. Nous vîmes qu'il n'en était rien, et le kyste fut traité séparément.

M. Bloch (Paris). — La discussion a suffisamment établi que la trépanation de la dent, suivie de l'injection irritante dans le trajet, est le traitement de choix dans les fistules d'origine dentaire.

Mais il est important de faire remarquer la rapidité de la guérison. Mon attention a été attirée sur les accidents chirurgicaux d'origine dentaire dans les différents services où j'ai passé. J'ai vu gratter des maxillaires, parfois à plusieurs reprises, pour des fistules d'origine dentaire ; j'ai pratiqué, moi-même, sur l'ordre de mes chefs, des injections de liqueur de Villatte, de naphtol, etc., de dehors en dedans, par l'orifice cutané de la fistule. La guérison radicale n'était obtenue que lorsqu'en désespoir de cause on s'avisait d'enlever la dent ou la racine qui paraissait avoir causé les accidents ; mais alors la fistule se fermait presque immédiatement.

Par contre, j'ai toujours vu la guérison suivre le traitement de la dent causale, lorsqu'une injection passait dans le trajet fistulaire.

M. Ferrier. — Je ne peux que confirmer l'excellence du traitement, mais je me souviens d'un cas où la guérison n'est pas survenue d'emblée, et après la trépanation et l'injection antiseptique, l'écoulement a persisté, et ne s'est tari que lorsque j'eus enlevé un fragment d'os qui entretenait la suppuration. Je le répète, c'est un cas que je choisis entre beaucoup d'autres qui n'ont cédé qu'à un traitement prolongé.

M. Bloch. — Il y avait alors dans ce cas un élément surajouté, l'esquille. Mais ce cas particulier n'infirme en rien la rapidité de la guérison qui suit toujours l'intervention, rapidité sur laquelle j'ai cru devoir insister.

MERCREDI 8 AOUT

Séance de l'après-midi.

1° Remarques sur les tumeurs de la voûte palatine et du voile du palais. W. KNIGHT.

2° Des rayons X en stomatologie. PIETKIEWICZ.

3° Sur une implantation anormale d'une incisive centrale. SAUSSINE.

4° Quelques radiographies intéressantes en stomatologie. GOURC.

5° Du redressement par le cordonnet. NICOLESCU.

M. KNIGHT (Cincinnati) ne répond pas à l'appel de son nom ; M. ROUSSEL, secrétaire (anglais) des séances, lit sa communication intitulée « Remarques sur les tumeurs bénignes de la voûte palatine et du voile du palais. »

ÉTUDES DES TUMEURS BÉNIGNES DU PALAIS ET DU VOILE DU PALAIS

par M. KNIGHT M. D. D. D. S.,

Professeur d'anatomie et de chirurgie au collège de chirurgie dentaire d'Ohio

N° III Gardfield place, Cincinnati.

Le palais, divisé pour des raisons anatomiques en palais antérieur ou dur, et en palais postérieur ou voile du palais, est composé d'un grand nombre de tissus, tels que les tissus osseux, musculaires, fibreux, épithéliaux et glandulaires. Il est aussi abondamment fourni de vaisseaux sanguins et lymphatiques. Par suite de cette construction on a souvent remarqué des néoplasmes de toutes sortes, qui ont poussé dans cette région restreinte. Cet article traitera brièvement des tumeurs dentaires et dentigères ainsi que des tumeurs solides et de leur développement dans le palais.

Dans le palais on rencontre le plus souvent les néoplasmes fibreux qui peuvent être durs ou mous, ces derniers, les fibromes, autrefois appelés fibro-cellulaires.

Il ne faut pas confondre avec les tumeurs cette hypertrophie des gencives qui, par moments, empiète tellement sur le palais qu'elle le remplit de façon à gêner l'articulation. Cette affection est presque toujours accompagnée d'un état inférieur d'intelligence et paraît dépendre du tempérament, se montrant généralement au moment de la naissance et continuant à augmenter lentement.

On l'a remarquée dans la même famille pendant plusieurs générations.

Le fibrome du palais ne diffère que peu de celui des autres parties du corps ; il est caractérisé par une lenteur de croissance et il est généralement encapsulé, mobile, ovoïde et dur.

Le fibrome mou est lisse et plus ou moins élastique.

Les fibromes ne font pas souffrir et gênent seulement parce qu'ils empêchent l'articulation.

Comme les autres néoplasmes du palais (d'une croissance lente), les fibromes font naître des symptômes qu'on ne peut pas attribuer à la tumeur, quoiqu'ils disparaissent, une fois la tumeur enlevée.

On attribue souvent ces symptômes à une ou à plusieurs des nombreuses branches de la cinquième paire de nerfs crâniens.

Il y a cependant d'autres phénomènes persistants, plutôt d'un caractère psychique, que l'on fait disparaître par l'enlèvement du néoplasme.

Le cas suivant d'un fibrome du palais s'est présenté au mois de mars 1899.

Mme T..., âgée de 45 ans, d'un tempérament très nerveux, m'a consulté au sujet d'une grosseur au palais. Elle m'a avoué qu'elle n'en souffrait guère, mais qu'elle en était très tourmentée, cette grosseur augmentant rapidement. Elle s'en était aperçue, quatorze ans auparavant. Deux ans plus tard, ce point avait atteint la grosseur d'un pois, et, à partir de ce moment, avait peu à peu augmenté.

A l'examen, j'ai découvert une petite tumeur dure, légèrement mobile, de la grosseur et de la forme d'une aveline, placée à la jonction du palais et du voile du palais.

D'après son désir, je l'ai enlevée le 26 avril 1899, avec l'aide du docteur E.-C. Juler.

Au moment de l'opération, quelques fibres du muscle tendeur du palais furent coupées, mais aucun fâcheux résultat ne s'ensuivit. La plaie guérit très rapidement et à un récent examen il ne restait plus de traces de l'incision. Les mouvements du palais sont à présent tout à fait libres et la malade ne ressent ni douleurs ni inquiétudes.

Après avoir soumis cette tumeur à un examen microscopique, M. le Dr Whitacre, de Cincinnati, diagnostique un fibrome qui subissait une dégénération mucoïde.

Les dessins de cette tumeur avec des photo-micrographies préparées par le Dr Whitacre sont jointes à cette communication.

L'épulis, qui a beaucoup de rapports avec le fibrome, peut avoir son point d'insertion à la partie postérieure des procès alvéolaires du maxillaire supérieur et empiéter sur le voile du palais et être diagnostiqué comme fibrome. Une observation de ce genre a été prise au mois de mars 1897 où un épulis provenant des procès alvéolaires d'une dent de sagesse supérieure s'est formé sur la voûte palatine gênant l'articulation et les mouvements de déglutition. Les troubles ont tout à fait disparu après l'ablation.

Les tumeurs solides du palais peuvent être causées par des dents à évolution vicieuse ou surnuméraires qui n'ont en aucune façon produit un élargissement kystique.

Un cas fort intéressant de ce genre a été observé avec le D' Collins, de Cincinnati.

M. X.... 45 ans, remarquait depuis quelques années une grosseur de petit volume située à la partie antérieure du palais; il y portait peu d'attention car il n'en éprouvait aucune souffrance. Cependant, un jour, il rencontra un ami atteint d'une maladie de la bouche fort grave, ce qui lui fit penser à son propre état, et, craignant des complications, il se décida à consulter le docteur Collins qui lui enleva une dent surnuméraire qui était enclavée dans la partie osseuse du palais sans causer cependant un état kystique et seulement une légère induration des parties environnantes.

M. le D' Forget rapporte aussi le cas d'une femme qui avait au côté gauche du palais une tumeur de la forme et de la grosseur d'une noisette, s'étendant au delà de la ligne médiane et de la dent canine jusqu'au voile du palais. En essayant de l'enlever, M. Blandin a découvert que cette tumeur était causée par deux dents molaires atrophiées, et qui avaient pénétré sous la lame intérieure de l'alvéole et s'étaient logées sous la muqueuse palatine; une fois ces dents enlevées, la tumeur disparut (Heath, 5e édition, page 216).

Des cas semblables ont déjà été rapportés par Fergusson, Thomas, MM. Broca, Tellander, Heath, Treves et sir W. Mac Cormich.

La position anormale d'une dent peut causer une tumeur osseuse de la mâchoire supérieure s'étendant sur le palais. Ce sont les odontomes qui dépendent de quelque modification du germe de la dent, laquelle a pour résultat la formation d'une masse irrégulière de tissus dentaires ne ressemblant en rien à la forme d'une dent; ils n'ont pas été observés sur le palais, suivant les études faites à ce sujet, quoique des exostoses en rapport avec les dents supérieures aient pu empiéter sur le palais et être diagnostiquées comme odontomes.

Le véritable ostéome est excessivement rare sur la voûte palatine, et sans aucun doute bien des cas d'ostéome ont été autrefois pris pour des sarcomes.

On a rapporté de nombreux cas d'adénome du palais : quoiqu'on dise que ces tumeurs aient une capsule distincte et qu'elles soient facilement enlevées, ce n'est pas toujours vrai. M. Jonathan-Hutchinson a donné deux exceptions à cette règle (*British medical Journal*, 25 mai 1866) d'adénomes d'une croissance lente qui furent trouvés à la jonction du palais et du voile du palais, et dans les deux cas l'ulcération s'était produite. M. A.-E. Baker a rapporté un cas semblable.

Heath cite également un cas de tumeur glandulaire du palais qui tendait à devenir kystique et susceptible de revenir sous la forme d'épithélioma après de longues années.

L'adéno-sarcome plus fréquemment vu dans les amygdales a quelquefois son origine dans le palais, plus souvent cependant dans le voile du palais. La membrane muqueuse qui recouvre ces excroissances est généralement lisse pendant la première période, quoique plus tard de petites pointes d'ulcération puissent apparaître.

Des tumeurs d'un caractère fibro-cartilagineux ne revenant que rarement, une fois enlevées, se trouvent chez les adultes comme chez les enfants. Un de ces enchondromes a été observé chez un garçon de huit ans par le Dr Stokes (*British medical Journal*, 26 avril 1879).

M. Alfred Baker rend compte chez un jeune homme de dix-neuf ans (*British medical Journal*, 14 août 1877).

Dans ses remarques il dit : « Ce cas, quoique ressemblant aux tumeurs naso-pharyngiennes, était vraiment une déviation du type en étant développé entre les couches du voile du palais, au lieu de pendre dans le pharynx. »

De petites tumeurs d'un caractère papillomateux se produisent plus fréquemment qu'on ne le croit dans le voile du palais; étant donné leur petitesse et le peu de symptômes qu'elles présentent, on ne les remarque guère.

Si ces petits papillomes sont situés sur le voile du palais, ils sont sujets aux mouvements de cet organe et se développent quelquefois en angiome plexiforme. Quand ce changement a lieu, les symptômes sont plus prononcés : des sensations fort désagréables se manifestent avec une production excessive de salive.

MM. S. Paget et Walsham ont enlevé des tumeurs solides et bénignes de la voûte palatine contenant des cellules épithéliales. Ces tumeurs sont semblables à celles qui se produisent dans la région parotidienne et sont probablement des exemples de vestiges embryonnaires.

Dr Hall White (*British medical Journal*, 16 avril 1881) rapporte le cas d'une tumeur dermoïde du voile du palais opérée par M. Baker chez un enfant de trois ans. Elle se trouvait derrière la luette et avait 5 centimètres de longueur.

Elle ressemblait à une peau pourvue de glandes et de poils conte-

nant des cellules graisseuses et cartilagineuses. Des excroissances,
ressemblant à des verrues, d'un caractère bénin, proviennent quelquefois de la muqueuse du palais. Ces grosseurs peuvent subir un
changement sérieux, à un certain âge.

Le kyste est une des grosseurs intéressantes, trouvées sur le palais.
Il y en a plusieurs variétés : le kyste sébacé, le kyste dentaire, et le
kyste dentigère.

Quelquefois un kyste simple ayant suppuré ajoute au premier mal
celui de l'inflammation et cause non seulement l'endurcissement des
parties environnantes, mais, parfois aussi, la nécrose limitée des os
palatins.

On voit rarement le kyste sébacé sur le voile du palais et encore
moins souvent sur la voûte palatine.

La grosseur de ces tumeurs, au moment où l'on consulte un chirurgien, dépend de l'intelligence du malade et de la gêne qu'il en éprouve.
La grosseur cependant ne dépasse guère celle d'un grain de raisin et
la gêne se fait sentir surtout pour avaler et pour parler. D'autres
symptômes sont remarqués, mais surtout chez les personnes irritables.
Dans un certain cas un petit kyste sébacé du voile du palais a fait
naître des symptômes normaux sur plusieurs branches des nerfs de
la cinquième paire et pneumo-gastriques, qui ont disparu, une fois la
tumeur enlevée.

De nombreux cas qui se sont présentés prouvent que le palais est
souvent envahi par des tumeurs ayant le caractère d'un kyste. Il est
cependant rare qu'un kyste dentaire ou dentigère se forme première-
ment au palais. Depuis un certain temps on distingue le kyste dentaire
du kyste dentigère par la raison qu'une dent ne se trouve jamais dans
un kyste dentaire.

La formation d'un kyste dentaire provient généralement d'une
action anormale dans les parties environnantes, causée par une dent
cariée, qui a mis en mouvement des vestiges de masses embryonnaires et épithéliales, ce qui développe un kyste situé toujours à l'extérieur de la dent.

Des histologistes trouvent souvent des masses épithéliales au milieu
des entourages mésoblastiques dans les gencives, la langue et la joue,
lesquelles créent des troubles capillaires autour de ces restes résultant
fréquemment dans la croissance de ces vestiges et culminant dans la
formation d'un kyste.

Les gencives, plus sujettes à l'irritation provenant des dents, sont
souvent atteintes de kystes. Cependant un kyste dentaire se produit

rarement dans le palais, envahissant ensuite les gencives et les procès alvéolaires. Un seul cas fut remarqué en 1899.

M. P..., fermier, âgé de 40 ans, avait une grosseur dans la partie antérieure du palais, à gauche, qui le gênait depuis plus de huit ans. Au début, ce n'était qu'une légère inflammation derrière les dents antérieures de la mâchoire supérieure avec gêne, mais sans douleur, jusqu'au moment où la tumeur grossit et que le chirurgien l'enleva.

Le soulagement n'était que momentané et pendant plusieurs années, il la faisait inciser de temps en temps, mais la tumeur revenait toujours. En examinant sa bouche, on a découvert une tumeur s'étendant sur toute la voûte palatine. Cette grosseur était aplatie et légèrement élastique ; en la pressant du doigt, le contenu liquide en jaillit à la distance de 60 centimètres.

L'opération en fut faite au collège dentaire d'Ohio, où on a découvert que les procès alvéolaires de l'incisive gauche à la bicuspide étaient envahis par la tumeur.

Elle s'était étendue aussi verticalement et avait causé une pression sur le plancher du sinus sans cependant la perforer.

Avant l'opération, on craignait que le sinus ne fût aussi envahi, mais les suites de l'opération ont prouvé qu'il n'en était rien. Le malade s'est parfaitement bien remis, et, au bout de quinze jours, son œil gauche, qui ne lui servait plus, était aussi bon que le droit. Depuis déjà deux ans il consultait des oculistes sans en avoir obtenu aucune amélioration de la vue.

Il faut faire remarquer qu'au moment de l'enlèvement de cette grosseur des morceaux nécrosés furent enlevés du procès alvéolaire.

Les détails de ce cas et le fluide kystique mélangé au pus contenu dans la tumeur prouvent clairement l'origine kystique, quoique le diagnostic d'une tumeur au palais soit généralement facile à faire : il n'en est pas toujours de même, la preuve se trouve dans un extrait, tiré de Heath, page 255, 5ᵉ édition.

En 1879, je soignais une malade pour une tumeur du voile du palais que je craignais de voir dégénérer en tumeur sarcomateuse. En faisant l'incision, j'ai pu enlever avec le doigt un adénome ou hypertrophie des glandes du voile du palais, contenu dans un kyste distinct, que j'ai également enlevé, et depuis ce temps cette patiente a joui d'une santé parfaite.

L'année suivante j'ai vu, avec sir J. Paget, un enfant de 7 ans, avec une tumeur semblable en apparence. En faisant l'incision, nous avons vu que c'était un sarcome avec une base d'attachement qui n'admettait pas l'opération. La tumeur augmenta rapidement et au bout de six mois l'enfant était mort.

En comparant ces deux cas, je n'ai vu aucun symptôme les distinguant. Si l'on pouvait s'assurer de l'exacte durée de ces excroissances, ce serait une aide.

Le meilleur traitement pour les tumeurs du palais est de les enlever, tout autre est inutile.

En cas de végétations adénoïdes, les tissus environnants doivent être également enlevés. Si l'on soupçonne un kyste dentigère, il faut rechercher la dent avec le plus grand soin, ce qui est quelquefois fort difficile, la dent étant cachée dans une partie épaisse du kyste.

En terminant, il faut attirer l'attention sur quelques symptômes anormaux qui ne sont pas toujours attribués à ces excroissances du palais. Quelquefois une branche et même plusieurs de la cinquième paire de nerfs crâniens sont atteintes, ce qui cause des affections douloureuses et gênantes.

L'œil, l'oreille, le nez, les différentes parties de la figure, peuvent même être atteintes par une irritation des fibres de la cinquième paire de nerfs crâniens. Des symptômes d'un caractère moins distinct se développent quelquefois, causés par l'irritation de ces mêmes nerfs, parce que le nerf dont ils dérivent communique avec d'autres nerfs dont les branches sont atteintes par ces troubles. Jean Hilton, dans son ouvrage classique sur le repos et la douleur, fait cette remarque : « J'ai fait mon possible pour vous convaincre que toute douleur a une signification bien distincte, si on la recherche avec soin. »

Ce n'est que par les nerfs qu'on peut éprouver une douleur et ce n'est que par une connaissance approfondie de la distribution des nerfs qu'on peut expliquer les phénomènes variés des affections douloureuses.

C'est par cette connaissance qu'on est à même d'expliquer le soulagement instantané de maux de dents, causé par l'introduction de l'opium dans le canal auditif, ainsi que les ulcérations de la langue, à la suite des maux d'oreilles.

Le cas suivant, quoique s'éloignant du sujet, peut être intéressant en ce qu'il accentue l'idée des rapports des nerfs.

Un homme de couleur, de 58 ans, avait une tumeur à la tempe gauche de la grosseur d'une orange. Il demanda qu'on la lui enlevât, parce qu'il ne pouvait plus mettre son chapeau. Elle existait depuis vingt ans, mais elle ne lui causait aucune douleur. Il avait toujours hésité de la faire enlever, de peur d'une issue fatale. L'opération fut faite dans le collège de chirurgie dentaire à Ohio, au mois de mars 1899, et fut un succès complet. L'ouïe qui avait été presque complètement perdue fut complètement recouvrée.

Le 17 mai 1900, ce malade fut rencontré et il paraissait beaucoup plus gai et animé que par le passé.

En le questionnant, on a découvert que la présence de cette tumeur lui avait causé une grande inquiétude mentale, que ses amis même ne soupçonnaient pas; une disposition morose qu'on attribuait autrefois à son caractère fut maintenant expliquée par la présence de cette tumeur. Il y avait donc chez cet homme d'une intelligence moyenne un certain dérangement fonctionnel et psychique, produit par une simple tumeur.

Pendant la lecture de cette communication des projections sont faites, qui facilitent la compréhension du texte.

DES RAYONS X EN STOMATOLOGIE. COMMUNICATION ET PROJECTIONS

par M. PIETKIEWICZ

Ce n'est plus un sujet nouveau que je viens traiter devant vous. La radiologie, avec ses applications à l'art dentaire par la radioscopie ou la radiographie, ne constitue plus, à proprement parler, une actualité. Mais, à mon gré, ce moyen d'investigation n'est pas encore aussi répandu qu'il devrait l'être, assez familier à beaucoup d'entre nous, et j'ai cru bon de profiter de l'occasion qui s'offrait à moi aujourd'hui pour essayer de mettre la question au point et vous faire passer sous les yeux une série de reproductions choisies parmi toutes les épreuves que j'ai faites depuis des années au laboratoire et avec les appareils de M. Radiguet dont l'inépuisable obligeance a mis aussi à titre gracieux un appareil projecteur à la disposition de notre section.

Il y aura bientôt cinq ans, vous vous rappelez tous l'émoi du monde savant à la nouvelle de la découverte du professeur Rœntgen. En faisant des expériences dans l'obscurité sur l'étincelle électrique dans le tube de Crookes, le physicien de Wurtzbourg venait de découvrir ces rayons qu'il nommait modestement les rayons X, indiquant ainsi qu'il n'en connaissait que les propriétés sans en vouloir préjuger l'origine et la nature. Je ne veux pas faire l'histoire de ces rayons et parler de choses connues de tous, mais je ne puis m'empêcher de dire que ces rayons totalement invisibles à nos yeux, s'ils ne sont pas les seuls rayons invisibles connus des physiciens, sont les seuls cependant qui ont cette propriété absolument caractéristique, unique, de n'être ni réfléchis, ni réfractés, contrairement à tous les autres. Des rayons qui ont ce pouvoir prodigieux de tout traverser, d'aller droit leur chemin sans se laisser détourner ou s'écarter par rien, devaient entre les mains des savants constituer un merveilleux moyen d'investigation et de découvertes.

Je passe sous silence les applications les plus connues, les plus

inattendues qui furent faites de ces rayons, même celles dont bénéfi-
cièrent la médecine et la chirurgie générale, pour en venir tout de
suite à leur emploi en chirurgie dentaire. Je ne vous dirai pas ici
pourquoi il était douteux que nous puissions utiliser la découverte de
Roentgen, pas plus que je n'énumérerai les raisons qui devaient nous
faire désirer d'avoir en main un procédé si précieux de recherches et
de diagnostic. Vous trouverez énuméré tout cela dans le petit opuscule
extrait de la *Tribune médicale* et dont je mets à votre disposition
tous les exemplaires qui me restent. Je veux ici insister seulement sur
la technique que j'ai adoptée après de nombreux essais, sur celle
qui me paraît jusqu'à présent donner les résultats les plus certains.
Et ceci me paraît d'autant plus indiqué, que, malgré la publicité acadé-
mique donnée à ces recherches, j'ai pu voir qu'elles étaient complètement ignorées de praticiens qui ont perdu leur temps à lutter contre
les difficultés que j'ai eu à surmonter, à mes débuts. Le numéro d'avril
dernier des bulletins de la Société odontologique de la Grande-Bretagne
contient en effet un article de M. Harigton consacré en partie aux
difficultés qu'il a rencontrées quand il a voulu faire de la radiographie
dentaire et aux moyens qu'il a employés pour les vaincre. Je suis
honteux d'avouer mon ignorance de la langue anglaise, mais c'est un
plaisir pour moi de rendre hommage à l'obligeance et au dévouement
de notre aimable secrétaire M. Roussel, grâce auquel j'ai pu connaître
ce que contenait l'article que j'avais en mains et dont les illustrations
seules n'étaient pas lettres mortes pour moi. Je dois dire aussi que,
par une coïncidence facile à expliquer, notre collègue des hôpitaux
le Dr Combes se livrait aux mêmes recherches en même temps que
moi mais d'une façon moins spéciale. Malheureusement pour moi, le
Dr Combes s'était adressé pour ses travaux à M. Radiguet, et celui-ci,
avec une discrétion dont je ne saurais trop le louer et que j'admire,
mettait la plus grande réserve dans nos rapports jusqu'au jour où
le Dr Combes faisait à l'Académie de médecine une communication
sur la radiographie de la face (juin 1897).

La radiographie complète de la face ne donne que des résultats
insuffisants et n'est utilisable que pour la « dent de sagesse » quand le
malade ne peut ouvrir la bouche. La radiographie de la tête entière
que je fais circuler parmi vous est une preuve que ce procédé peut et
doit être employé dans ce cas tout spécial. Il s'agissait d'un homme
d'une cinquantaine d'années chez lequel d'après son dire toutes les
grosses molaires, y compris les dents de sagesse, avaient disparu,
racines et couronnes, depuis longtemps, à la suite de caries dentaires.
À un moment donné, survint du gonflement d'abord au niveau de

l'angle de la mâchoire du côté droit, puis de la contracture et enfin la menace d'un phlegmon.

Vous voyez sur cette photographie que tous les accidents venaient d'une dent de sagesse à évolution tardive, incluse au niveau de la jonction de la branche montante et de la branche horizontale de la mâchoire.

Dans la pratique ordinaire, ce qu'il nous faut, c'est de pouvoir obtenir la radiographie partielle, limitée, d'une portion de la mâchoire, de chercher à avoir des épreuves aussi nettes que possible de la partie qui nous intéresse. Il faut pour cela faire usage d'une plaque exactement modelée sur les dents et la muqueuse dans laquelle est pratiquée une chambre pour contenir la pellicule sensible au niveau de la partie à examiner. Je ne veux pas répéter ici par le menu ce que j'ai dit ailleurs quand j'ai cherché à perfectionner, à améliorer la technique de la radiographie dentaire. Mais je ne puis m'empêcher d'appeler toute votre attention, d'insister sur le choix des matières employées pour confectionner cette plaque. Si les rayons X ne se réfléchissent ni ne se réfractent, ils se diffusent cependant et il y a grand avantage à entourer leurs faisceaux de substances opaques imperméables et à placer ces mêmes substances sous les plaques ou pellicules sensibles : on évite ainsi le flou des épreuves et on a des images d'une bien plus grande netteté (radio-condenseur de MM. Radiguet et Guichard. Académie de médecine, 15 mars 1898).

Au début, j'ai essayé le caoutchouc rouge ordinaire en ayant soin de garnir le fond de la chambre d'une feuille de plomb. Depuis, après avoir passé successivement en revue tous les caoutchoucs connus, j'ai trouvé que le caoutchouc dit métallique était à peu près complètement imperméable sous une certaine épaisseur et c'est celui que j'emploie uniquement maintenant et que je vous conseille d'employer. La pellicule, de la même dimension que la chambre, était renfermée dans un sac de caoutchouc pour la mettre à l'abri de la salive et il fallait éviter la lumière avec le plus grand soin pour la transporter et la mettre en place sans la laisser impressionner. Depuis, mon ami Pierre Guichard, assistant de radiographie à la Faculté de médecine, a trouvé un procédé qui permet de transporter et de manier les pellicules sans crainte de la salive ni de la lumière. De plus, dans les cas faciles, alors qu'on n'a pas besoin d'une grande précision, ces pellicules ainsi préparées peuvent fort bien être utilisées telles que, sans les plaques de caoutchouc : le malade les maintient en place avec sa langue. Je donne en détail le procédé de M. Guichard tel qu'il me l'a indiqué lui-même :

1° Découper la pellicule de la forme voulue et la placer sur une feuille de papier d'étain de même format (et de $\frac{4}{10}$ de millimètre d'épaisseur), le côté sensible en dessus.

2° Découper une feuille de papier d'étain de 1/10 de millimètre d'épaisseur *et d'une forme semblable à la première mais plus grande de 5 millimètres environ tout autour*, de façon que, placé contre al face sensible de la pellicule. ce rebord de 5 millimètres puisse se rabattre pour envelopper la première feuille d'étain et la pellicule qui se trouveront ainsi empaquetées avec une feuille métallique épaisse d'un côté et une mince de l'autre.

5° Par surcroît de précautions et pour empêcher tout contact avec la salive, envelopper le tout dans une feuille de gutta-percha très mince (dite baudruche) et placer le tout dans la bouche dans les conditions voulues pour la radiographie.

N.-B. — Les deux premiers temps de l'opération doivent être faits dans la chambre noire — cela va sans dire.

Je n'ai pas parlé de l'emploi des plaques de verre pour la radiographie dentaire, on comprend facilement que leur usage soit à peu près impossible pour nous. Cependant M. le Dr Gourc les a utilisées une fois pour un cas tout particulier et a présenté à la Société de stomatologie une fort belle épreuve ainsi obtenue.

Je ne puis non plus passer sous silence la méthode d'endodiascopie du Dr Bouchacourt par l'introduction d'un tube de Destot dans les cavités naturelles. Le plus gracieusement du monde le Dr Bouchacourt s'est mis à ma disposition, lui et ses appareils. pour me démontrer sa méthode. Je me plais à reconnaître que je m'étais effrayé à tort pour les malades soumis à cet examen. que les courants unipolaires sont absolument sans danger ; mais je dois dire aussi que jusqu'à présent l'emploi de l'endodiascopie ne peut nous être d'aucune utilité. Je sais cependant que le Dr Bouchacourt a entrepris maintenant de nouvelles recherches avec M. Radiguet et je souhaite que cette collaboration soit assez fructueuse pour mettre entre nos mains des moyens d'investigation perfectionnés et plus sûrs encore que ceux que nous possédons déjà et dont la science est redevable aux rayons de Rœntgen.

Quelques-unes des radiographies que je ferai projeter sous vos yeux sont déjà anciennes et par elles-mêmes n'ont plus guère maintenant qu'un intérêt historique. mais elles nous serviront à démontrer la genèse de procédés intéressants par leur application au diagnostic de certains cas particuliers. Dans cet ordre d'idées, je citerai notamment les figures 1 et 2 : Il s'agit d'une femme qui avait reçu dans la tête une balle de revolver et voulait être radiographiée, atta-

chant une grande importance à démontrer la présence du projectile,
au point de vue, je crois, d'une poursuite judiciaire. La radiographie
fit voir, en effet, une balle dans la fosse temporale, mais elle fit voir
en même temps, comme vous pouvez le constater, que la plaignante
portait un beau râtelier, chose dont elle ne s'était pas vantée et qui
au point de vue esthétique au moins lui enlevait une certaine valeur.

Cette épreuve m'a été gracieusement prêtée par M. le D᷊ Barthélemy, membre de notre section qui s'est acquis une haute notoriété
en radiologie par ses travaux en collaboration avec le D᷊ Oudin, et
que je suis heureux de remercier publiquement.

Voici la tête d'un de mes jeunes amis, jeune homme de 16 ans. En
jouant dans son jardin il laissa tomber une carabine Bosquette qu'il
venait de charger. Le coup partit et la balle, après avoir traversé les
deux mandibules, revint se loger dans l'os malaire. Elle y est encore et
n'a jamais causé aucun accident. Je ne vous aurais pas montré cette
épreuve qui paraît banale au premier abord, mais elle présente ceci de
particulier c'est qu'en traversant les os, le frottement a détaché du
projectile des fragments de plomb qui indiquent son trajet de la
façon la plus précise et nous imposent, pour ainsi dire, l'emploi de
procédés cliniques dont je vous parlerai tout à l'heure.

Les figures 5 et 4 sont des exemples choisis pour démontrer l'utilité
des rayons X dans la recherche et le traitement des anomalies et dans
le cas présent des anomalies d'évolution en particulier.

Persistance des canines temporaires et évolution des canines définitives dans la voûte palatine chez un jeune homme de 19 ans.

Il y avait à se demander s'il s'agissait là d'un retard de dentition ou
de l'atrophie de l'absence des follicules des canines temporaires. La
radiographie m'apprit que les deux canines définitives avaient complètement évolué, mais en hétéropie qu'elles étaient placées horizontalement dans la voûte palatine, l'une de forme normale, l'autre
déformée. Elles sont placées de telle sorte qu'aucune saillie n'indique
leur présence dans la mâchoire.

Jeune fille de 14 ans. Persistance de la canine temporaire gauche, la
canine définitive montre son sommet dans la voûte palatine en arrière
de l'incisive latérale qui est légèrement tournée sur son axe de dedans
en dehors.

Je conseille d'attendre que la canine définitive soit un peu plus
avancée en évolution pour en pratiquer alors l'extraction. La canine
temporaire devrait être conservée pour donner à l'arcade dentaire
l'apparence de la régularité et l'intervention orthopédique était ainsi
aussi réduite que possible. Six mois plus tard la jeune fille m'est de

nouveau amenée ; depuis sa première visite la canine temporaire s'est profondément cariée, sa pulpe est à nu et infectée, je dois la détruire pour obturer la cavité et conserver sa dent ; mais je ne peux plus dans ces conditions compter sur la conservation indéfinie de cet organe.

Les rayons X m'apprennent que la canine définitive est encore en voie d'évolution, et que, malgré la position de sa couronne en arrière de l'incisive latérale, son sommet est placé en arrière de la canine temporaire entre l'incisive latérale et la première prémolaire. Quand l'évolution de cette dent sera achevée, je puis donc espérer la ramener, à l'aide de moyens appropriés, à la place qu'elle devait normalement occuper, une fois la canine temporaire enlevée.

Je fais circuler la tête à laquelle appartiennent les deux mâchoires que je fais projeter en ce moment.

Cette tête est empruntée à la collection des crânes de la Société d'anthropologie, elle est une des plus intéressantes du musée.

Vous voyez qu'il n'y a pas un point quelconque de cette tête qui ne soit le siège d'une anomalie : absence de développement, atrophie ou hypertrophie. Les renseignements manquent sur son propriétaire, mais il était certainement un exemple de ce qu'on a désigné sous le nom d'atrophie crânio-claviculaire.

Vous voyez sur le squelette combien paraît réduit son système dentaire. La radiographie vous montre presque toutes ses dents incluses dans l'épaisseur des maxillaires.

Cette pièce a déjà été reproduite dans la thèse de M. Amoëdo, mais il en a tiré des conclusions auxquelles je n'ai pas à faire allusion ici.

Jeune fille, 20 ans, dont les deux incisives médianes inférieures n'avaient pas été remplacées.

Beaucoup plus courtes que les incisives latérales définitives, elles étaient fortement implantées et créaient une véritable difformité. Aucun des nombreux praticiens consultés n'avait pu dire s'il s'agissait là seulement d'un retard d'évolution des deux incisives ou d'une absence totale de ces organes.

La région incisive du maxillaire inférieur fut radiographiée avec soin et l'épreuve obtenue démontrait qu'il n'y avait pas trace d'une évolution dentaire quelconque, que c'était un cas de disparition absolue de l'organe.

Les lignes perpendiculaires que vous voyez sur l'épreuve sont dues à l'application d'un doigt de l'opérateur sur la pellicule, et, si elles lui donnent un aspect singulier, elles sont en même temps un cachet d'authenticité.

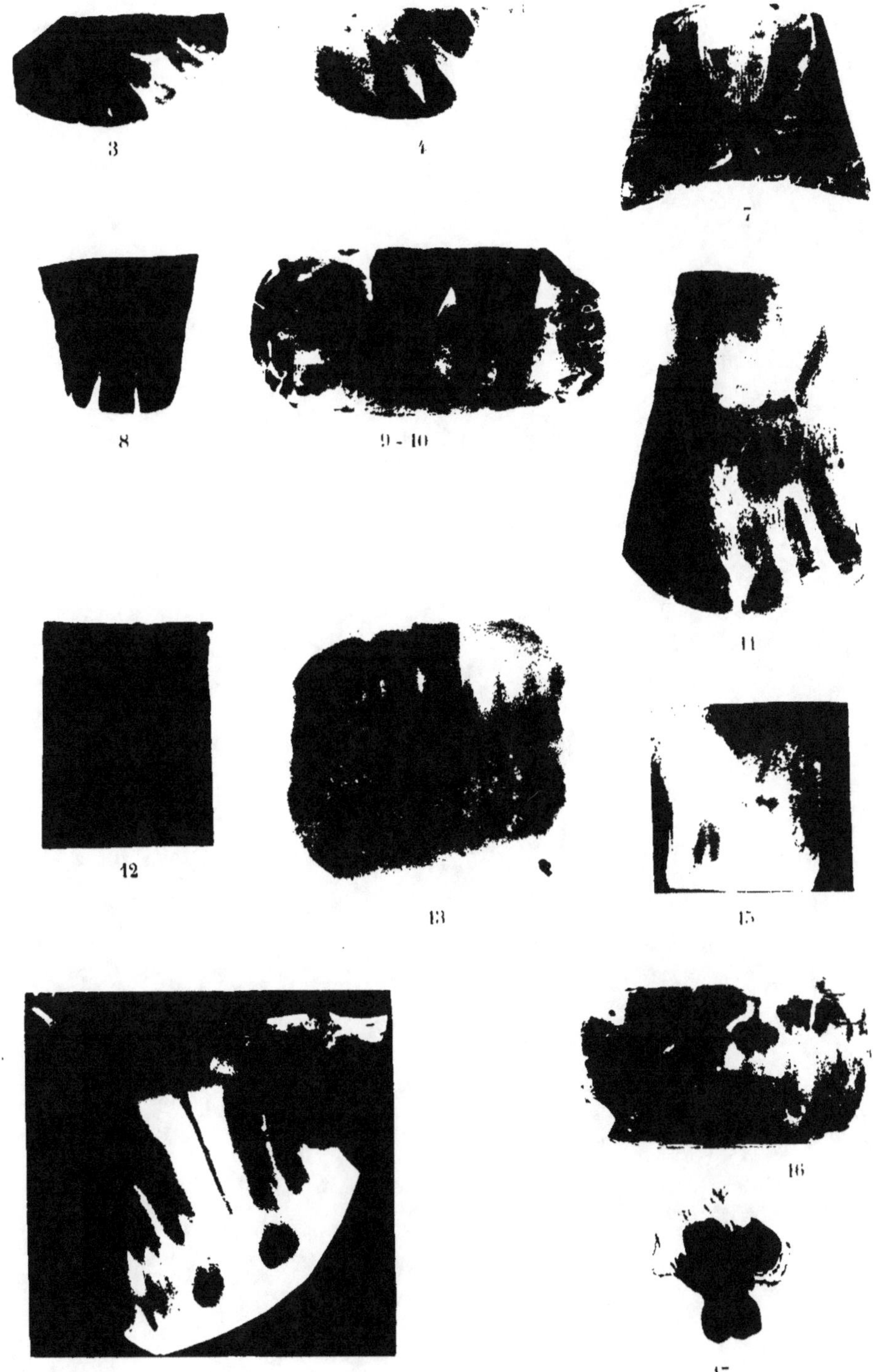

Jeune femme, 25 ans. Du côté droit, anomalie par rotation sur l'axe de l'incisive latérale.

Du côté gauche, absence de l'incisive latérale.

La radiographie montre que l'anomalie par rotation sur l'axe peut être facilement corrigée et pour toujours en quelques instants par une opération de rotation brusque; la forme de la racine étant normale du côté gauche, il n'y a pas trace d'incisive latérale à aucun état de développement.

Les figures 9 et 10 représentent une anomalie de position de la dent de sagesse restée incluse et en voie d'évolution.

Je suis heureux de remercier ici M. Micaëls de son obligeant concours et de sa bonne volonté pour notre section. C'est à lui que je dois de pouvoir faire passer ces deux belles épreuves sous vos yeux. Mais je rappelle ce que j'ai déjà dit, il y a un moment : il est très rare, lorsque la dent de sagesse amène des accidents, que nous puissions utiliser la radiographie partielle dentaire; presque toujours il faut recourir à la radiographie totale de la face en variant la position de la tête, suivant le cas.

Dans notre pratique, une des choses que nous devons le plus ardemment désirer connaître est l'état d'intégrité ou de maladie des sommets radiculaires, du ligament dentaire, de la région alvéolaire voisine de l'apex.

Les rayons X nous donnent toute satisfaction à cet égard. Je vous montre ici (fig. 11) une incisive latérale supérieure droite dont le sommet est infecté. La petite tache claire à contours nettement limités indique un kyste radiculaire.

La figure 12 nous montre encore une incisive latérale supérieure droite, mais son sommet est infecté depuis longtemps, depuis des années, et tous les traitements tentés, quelque prolongés et énergiques qu'ils aient été, ont toujours échoué. La radiographie va nous donner l'explication de ces insuccès, en même temps qu'elle nous édifiera sur la nature et l'étendue des lésions.

Au lieu d'être limitée, comme dans le cas précédent, la tache blanche relativement énorme qui va en se dégradant de la racine à la périphérie est l'indice d'une infection profonde, et nous voyons en même temps que la racine est aussi le siège d'une anomalie de forme, elle est coudée, son sommet est très fortement rejeté en arrière. Cette anomalie nous explique les insuccès des traitements antérieurs et nous donne l'indication précise d'une greffe précédée de la résection de la partie anormale et de la désinfection du canal et de l'alvéole. Nous voyons aussi un exemple d'impossibilité de pratiquer dans un cas analogue la guérison de l'anomalie de position de rotation sur l'axe par le redressement brusque et la préférence qu'il faudrait accorder aux appareils à pression lente et prolongée.

Je vous demande maintenant la permission de rappeler mes deux premières projections, celles des deux têtes : l'une renfermant une balle de revolver et un dentier, l'autre une balle de carabine dont des fragments de plomb détachés par le frottement sur l'os indiquent le trajet. Comme je l'ai dit, ces deux épreuves qui ne paraissent pas d'abord présenter un grand intérêt vont, au contraire, être pour nous la source d'indications des plus utiles ; elles nous font voir, en effet, comment il est facile de distinguer dans les régions les plus profondes, même au sein du tissu osseux, certains corps comme les métaux qui, sous une certaine épaisseur au moins, ne sont pas traversés par les rayons X, restent opaques, par conséquent, d'où le procédé tout indiqué d'introduire, par exemple, un corps opaque, un fil métallique, un de ces fils de plomb dont se servent les électriciens pour leurs coupe-circuits dans les trajets fistuleux dont nous voulons connaître l'étendue et la direction.

Il y a déjà longtemps que j'ai présenté plusieurs de ces épreuves à la Société de stomatologie. Toutes les recherches que l'on avait faites sans ce procédé pour connaître les trajets fistuleux étaient absolument nulles, et, malgré la meilleure volonté, il était impossible d'apercevoir une différence de teinte quelconque sur les épreuves publiées.

J'ai alors présenté à la Société de stomatologie une photographie d'un trajet de fistule mentonnière tout particulièrement intéressante, car il démontrait que l'exploration par le stylet peut quelquefois donner de fausses indications pour la connaissance du sommet atteint. Le fil de plomb qui le remplaçait paraissait en effet aller non pas dans la direction de la dent réellement en cause, mais dans celle d'une dent voisine. La radiographie montrait que le fil de plomb venait aboutir non pas au sommet de la dent infectée, mais sur le côté de la tache blanche du kyste qui l'entourait : le point de départ du trajet n'était pas le sommet de l'apex, mais le côté du kyste, si bien que le fil paraissait prendre la direction de la dent voisine.

Il s'agissait, comme je l'ai dit, d'une fistule mentonnière, les incisives étant saines d'apparence, j'ai eu le grand regret de ne pouvoir retrouver le cliché et pour vous donner une idée de la chose, je vous ai apporté une pièce de démonstration que je vous fais passer pendant que l'on fait sa projection. C'est une mâchoire de squelette sur laquelle, à l'aide d'un foret, a été pratiqué un canal allant du fond de l'alvéole d'une incisive au bord inférieur de la mâchoire. Un fil de plomb a été placé dans ce canal dont l'ouverture inférieure est bouchée avec une boulette de cire et l'incisive remise en place.

Je fais succéder une épreuve clinique à cette pièce de démonstration. Il s'agissait d'une jeune fille de 22 ans dont la prémolaire supérieure gauche avait été enlevée depuis deux mois. L'alvéole ne s'était pas complètement refermée et il restait un trajet fistuleux rebelle à tout traitement. La radiographie montrait le fil de plomb placé aussi profondément que possible dans le trajet, noyé dans une large tache blanche au fond de l'alvéole et dont la couleur claire absolument transparente indiquait la présence d'un corps étranger complètement perméable aux rayons X (fig. 14). C'était en effet une boulette de coton, reste d'un pansement antiseptique, oubliée au fond de l'alvéole. Il suffit de retirer cette boulette et de pratiquer quelques lavages pour obtenir une guérison rapide.

La figure 15 a été dans ma pratique une application des plus heureuses des rayons X au diagnostic et au traitement d'un cas embarrassant. Il y a déjà quelques années de cela ; il s'agissait d'un sujet syphilitique, âgé de trente ans qui se présenta à ma consultation avec un abcès de la voûte palatine.

L'abcès me fit constater une destruction de l'os sur une petite étendue, une ouverture de la voûte palatine. J'incriminai l'incisive médiane droite comme cause de cet abcès et de cette perforation chez un sujet syphilitique et je décidai mon client à se laisser pratiquer l'extraction de son incisive en lui promettant de la remettre en place, une fois réséquée la portion radiculaire infectée, et après la désinfection méticuleuse de toutes les parties. J'ai oublié de dire que la dent n'avait aucune carie, que la couronne paraissait absolument intacte.

L'extraction, la résection, la greffe, furent pratiquées comme d'habitude, mais avec cette particularité qu'au lieu d'obturer le canal dentaire je le laissai libre et je fis au collet de la dent sur la face antérieure une petite ouverture à l'aide d'un foret, un drainage, pour assurer à la partie inférieure un écoulement facile des produits septiques, espérant ainsi obtenir la fermeture de la perforation de la voûte palatine. C'est ce qui eut lieu en effet et mon client garda ainsi pendant plusieurs années sa dent greffée et drainée aussi solide que les voisines. J'ajoute que pendant tout ce temps il n'avait jamais négligé son traitement spécifique. Il revint cependant un jour me demander de lui enlever définitivement sa dent, il lui semblait que par le drainage il devait se faire un écoulement de pus et il craignait que son haleine s'en ressentit. Au moment où je pratiquais l'extraction, je sentis un craquement sec comme une fracture et l'examen de la racine me fit constater au niveau de la résection pratiquée autrefois une surface irrégulière, rugueuse comme en voie de résorption. A la suite de l'extraction, les choses parurent d'abord devoir se passer comme d'habitude, mais l'alvéole ne se ferma pas complètement et il resta à la muqueuse une petite ouverture très étroite, à peine comme une tête d'épingle, par laquelle on pouvait introduire profondément un fin stylet jusqu'au fond de l'alvéole. On avait par ce moyen notion d'un petit point rugueux dénudé dont la situation exacte et l'étendue étaient difficiles à préciser. Je croyais à la persistance d'une petite esquille radiculaire ou alvéolaire, presque une poussière, qui serait entraînée et mettrait fin aux appréhensions de mon malade, qui à deux reprises différentes me demanda de lui cureter son alvéole.

Il revint enfin chez moi une dernière fois, prêt à subir n'importe quelle opération, mais voulant être débarrassé à tout prix. J'étais au plus fort de mes expériences radiologiques, je ne voulus rien entreprendre avant d'en essayer une application sur mon client, et bien m'en prit, car, si j'étais intervenu sans conviction les deux fois précédentes, alors que j'ignorais ce à quoi je m'attaquais, quand les rayons de Rœntgen m'eurent fait voir le corps du délit, que je sus ce que j'allais faire, j'intervins alors avec certitude et précision et en une courte séance, je débarrassai pour toujours mon malade dont la guérison fut alors rapide et complète. La radiographie que je projette montre en effet, isolé au fond de l'alvéole dans une zone claire, un petit disque de dentine qui constituait le sommet tronqué de la dent réséquée. Un peu plus bas il s'était fait une zone de résorption et cette partie s'était séparée du reste, lors de l'extraction, ce qui expliquait la sensation de rupture que j'avais éprouvée à ce moment. Une fois la chose connue, il m'avait suffi de débrider assez largement la petite ouverture à l'aide du galvano-cautère. J'avais alors introduit un

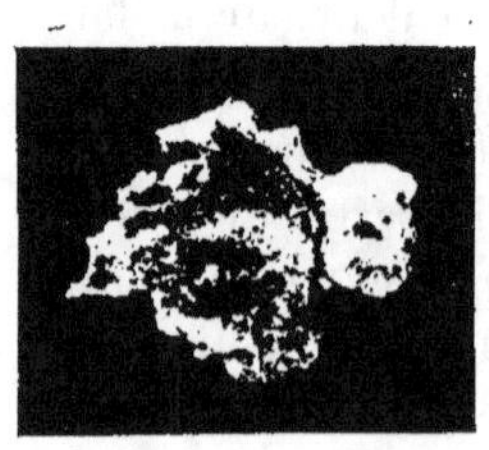

tout petit excavateur, et, après l'avoir fait pénétrer sans grande difficulté par la petite perforation du canal, je l'avais très facilement amené au jour. Comme je l'ai dit, les suites et la guérison furent des plus simples.

La figure 16. Dans ce cas la radiographie me servit à déterminer exactement la position et la forme d'une petite molaire à évolution tardive, mais je n'insiste pas sur ce fait. J'en ai fait faire la projection pour vous montrer une épreuve obtenue à l'aide du procédé de

M. Guichard sans appareil contentif pour maintenir la pellicule en place. Le patient la tenait appliquée sur l'arcade dentaire avec sa langue, mais je dois dire qu'il s'agissait là d'un cas particulier et d'une personne fort intelligente et d'une patience et d'une bonne volonté hors ligne. Vous voyez cependant que, le cas échéant, ce procédé rapide et économique peut être utilisé avec avantage.

A la séance du Congrès, j'ai bien encore fait faire quelques autres projections, mais leur reproduction par le dessin ne me paraît avoir aucun intérêt. Par exemple, soupçonnant qu'il y avait un signe d'infection du ligament sur des racines malades, j'avais fait radiographier une série de dents saines et une série de dents malades. Des grossissements me montrèrent que je ne m'étais pas trompé, mais si ces lésions étaient visibles, évidentes dans les proportions données aux projections, il serait difficile de les constater avec le format réduit pour les besoins de la publication.

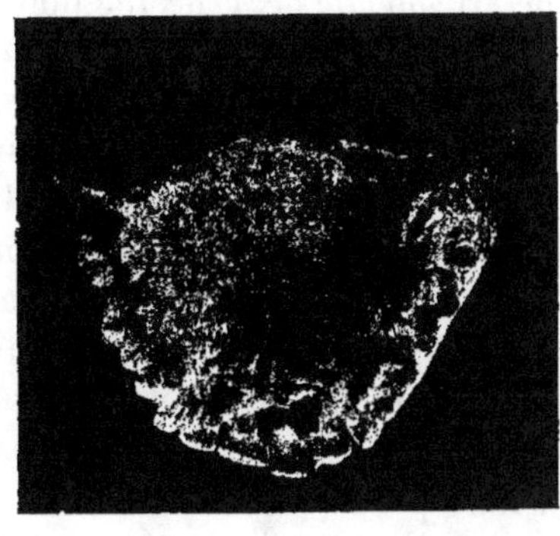

Ce sont des considérations du même ordre qui nous ont fait supprimer les photogravures des projections n°s 1, 2, 6. Les deux premières étaient des radiographies de têtes entières. En photographie de grandeur nature, ou avec l'agrandissement des projections, elles étaient des plus intéressantes; réduites, il était absolument indispensable de le faire, elles ne signifiaient plus rien. Il en était de même pour le n° 6; les dents incluses dans l'épaisseur des maxillaires radiographiés en totalité n'étaient plus représentées que par de petites taches indécises.

La figure 17 appartient à la communication du Dr Libelinsky et montre les couronnes des deux petites molaires définitives incluses dans la portion du maxillaire nécrosé et retirées avec la molaire temporaire.

DES RAYONS X. LEUR UTILISATION EN STOMATOLOGIE ET EN PATHOLOGIE DENTAIRE. REVENDICATION DE PRIORITÉ DU PROCÉDÉ

par M. COMBE (Anthelme).

de Paris.

MESSIEURS,

J'ai écouté avec le plus grand intérêt le travail de notre confrère, le Dʳ Pietkiewicz, sur *les Rayons X*, leur emploi, leur utilité et leur importance en stomatologie; les projections que nous venons de voir sont des plus instructives, mais, comme je tiens à revendiquer absolument la priorité du procédé, j'ai cru devoir venir déclarer qu'en juin 1897, c'est-à-dire il y a plus de 5 ans, j'ai fait à la tribune de *l'Académie de médecine* une communication sur ce même sujet, *où j'ai fourni toutes les indications d'utilité médicale et chirurgicale, où j'ai tracé tout le manuel opératoire*, où j'ai déposé (en même temps que les épreuves photographiques obtenues) les pellicules enfermées dans des sacs de caoutchouc noir et des plaques rigides en caoutchouc durci qui, moulées sur des empreintes de la bouche, avaient servi à fixer les pellicules contre les maxillaires.

Je n'ignore pas l'excellent travail de notre confrère qui a paru dans *la Tribune médicale* et je sais parfaitement qu'avec la meilleure foi du monde le Dʳ Pietkiewicz a cité mes recherches antérieures, dans la note que le Dʳ Laborde a lue à l'Académie de médecine le 14 juin 1899, et que dès le mois de février 1898, notre confrère s'était fait inscrire pour une communication orale sur ce sujet à la Société de stomatologie, mais les publications faites sur mon travail de juin 1897, ayant pu être incomplètement connues, je reproduis aujourd'hui *in extenso* la lecture que j'ai faite à la tribune de l'Académie de médecine.

Note sur un nouveau procédé de l'application des rayons Rœntgen pour photographier les os de la face et y découvrir la présence des corps étrangers.

« J'ai l'honneur de déposer sur le bureau de l'Académie quelques épreuves photographiques des os de la face, obtenues par un procédé nouveau, dont l'application pourra rendre d'assez grands services dans les interventions chirurgicales.

« Qu'il me suffise de citer quelques cas où le diagnostic pourra être établi d'une façon précise : la présence d'un corps étranger dans l'épaisseur des os du maxillaire supérieur, les odontomes, les kystes folliculaires, les anomalies de structure ou de direction des dents encore incluses dans l'épaisseur du maxillaire, les tumeurs du périoste

et des racines dentaires, la résorption des dents, l'état des canaux
dentaires.

« Dans les conditions ordinaires, pour obtenir une épreuve photographique, il faut éviter de poser une plaque sensible entre l'objet et
l'ampoule d'où partent les rayons. On a pu obtenir après des poses
très longues des résultats assez satisfaisants, en plaçant la plaque
derrière la tête et en dirigeant les rayons vers la face, ou vice versa ;
toutefois, les détails sont loin d'être précis, parce qu'il a fallu traverser
toute l'épaisseur de la boîte crânienne, les plans osseux se confondant
entre eux, malgré leur différence de densité.

« J'ai pensé à utiliser les pellicules photographiques qui sont
souples et peuvent s'appliquer exactement sur un plan résistant, et
suivre en même temps les courbes de ce plan.

« Nous avons pu, au laboratoire, après une série d'essais, et avec
des précautions méticuleuses, enfermer ces pellicules dans des enveloppes de caoutchouc noir pour les tenir à l'abri de la lumière. Les
bords de ces enveloppes sont hermétiquement clos avec du caoutchouc
liquide.

« Cette difficulté résolue, grâce à l'obligeance de la maison Kodak,
j'ai fait prendre l'empreinte du palais du sujet sur le modèle obtenu,
en coulant du plâtre sur cette empreinte, on a construit une plaque
rigide très mince.

« C'est entre cette plaque et le palais que sera interposée la pellicule
souple enfermée dans l'enveloppe de caoutchouc noir. L'introduction
de cette plaque dans la bouche peut provoquer quelques nausées,
mais il suffira de badigeonner auparavant le voile du palais avec une
solution de chlorhydrate de cocaïne.

« Dès que la plaque est introduite dans la bouche, le malade rapproche ses dents du bas de celles du haut pour maintenir fixe contre
le palais l'appareil qui porte la pellicule sensible.

« Le malade reste complètement immobile pendant tout le temps
de la pose, qui doit durer de 6 à 8 minutes.

« L'appareil est retiré de la bouche du malade, et la pellicule
portée au laboratoire.

« Les épreuves sont obtenues par les procédés ordinaires. C'est à
l'obligeance de M. Radiguet que nous devons les épreuves que nous
avons l'honneur de vous communiquer.

« Le tube employé était du modèle boule bi-anodique, grand modèle
actionné par une bobine de Rumkorff de Radiguet, donnant 0m.45
d'étincelle.

« La distance du tube à la figure était de 0m.45 ; grâce à cette distance, aucun accident sur la peau ne s'est produit pendant ou après l'opération.

« Le tube était élevé au-dessus du visage, de façon que les rayons tombent perpendiculairement sur la région à photographier, soit sur la région antérieure du maxillaire, soit sur une des faces latérales.

« Les épreuves photographiques représentent, l'une la partie antérieure du maxillaire où l'on voit très nettement toutes les racines des incisives et des canines, et où la moindre tumeur radiculaire, ou bien la plus légère résorption apparaîtrait ; les canaux dentaires sont larges, remplis par la pulpe.

« La seconde épreuve décèle la présence d'un tube métallique engagé dans la cavité du sinus maxillaire ; la présence d'une balle ou de tout autre corps métallique y serait marquée d'une façon aussi apparente. J'ai rapporté, au Congrès de la Société de laryngologie de 1895, l'observation d'un malade qui, malgré deux tentatives d'extraction, l'une faite par notre regretté maître et ami, le professeur Verneuil, l'autre par moi-même, avait porté pendant 4 ans, dans son sinus maxillaire, la moitié d'un tube de drainage qui s'était brisé et avait cheminé entre les parois osseuses et la muqueuse, pour finalement sortir spontanément par les fosses nasales. Aujourd'hui nous aurions pu reconnaître exactement le siège de ce tube, et délivrer immédiatement le malade des accidents inflammatoires qui ont duré quatre années. »

Depuis cette date, les procédés se sont améliorés, le temps de la pose est beaucoup moins long, les épreuves obtenues sont plus nettes, et nous venons de voir, par les projections qui se sont étalées devant nos yeux, quels services considérables nous pouvons attendre de l'utilisation de ce procédé.

Je n'ai voulu produire aujourd'hui que deux des épreuves photographiques de juin 1897. On y verra dans l'une très nettement les dents du maxillaire supérieur, et dans l'autre un tube de drainage en étain, dans l'épaisseur du sinus maxillaire. Je suis très heureux de constater la perfection des photographies que nous a soumises notre collègue des hôpitaux, le Dr Pietkiewicz, dues à un nouveau procédé dont j'ai eu la bonne fortune d'être l'initiateur.

DISCUSSION

M. Pietkiewicz. — Si notre honoré collègue des hôpitaux le Dr Combes eût simplement écouté la communication que je viens d'avoir l'honneur de vous faire, il est probable qu'il n'eût pas demandé la parole pour la lecture du manuscrit tout préparé d'avance que vous venez d'entendre. Ici comme dans l'article publié antérieurement dans la *Tribune médicale* je me suis fait un plaisir et un devoir d'indiquer les travaux de M. Combes et il m'eût entendu dire ce que j'avais déjà écrit : que j'avais cherché à perfectionner, à améliorer la technique de la radiographie dentaire. J'ai dit aussi que si M. Combes s'était déjà occupé de radiographie dentaire il l'avait fait d'une façon bien moins spéciale et je n'ai qu'à citer le titre même de sa note pour en donner la preuve : « Sur un nouveau procédé de l'application des rayons de Rœntgen pour photographier les os de la face et y découvrir la présence des corps étrangers. » Dans cette note l'auteur indique en effet que son procédé pourrait servir à préciser certains diagnostics en chirurgie dentaire, mais sans en fournir aucune preuve, il reste dans le domaine des allégations vagues dont ne peut se contenter la science, il lui faut des faits précis démontrés.

Le Dr Combes vient de faire faire deux projections sous vos yeux. L'une très belle montre un fragment de tube de drainage laissé dans un sinus, mais n'a rien de dentaire. L'autre, au contraire, est absolument spéciale et faite pour nous, mais je crois que si j'avais voulu vous donner une preuve évidente de l'insuffisance du procédé employé par le Dr Combes pour la radiographie dentaire, je n'aurais pu mieux choisir. Nous avons vu en effet que les dents avaient des couronnes et des racines, mais point n'était besoin des rayons de Rœntgen pour nous l'apprendre. Dois-je croire plutôt que je n'ai pas eu la chance d'être compris par notre collègue? Je me fais alors un plaisir de répéter pour lui que je n'avais pas la prétention d'apporter une nouveauté, de traiter ici un sujet d'actualité, que mon ambition était moindre, que j'avais seulement voulu profiter de la réunion du Congrès pour mettre au point une question étudiée maintenant un peu partout et intéressante pour tous, que je m'étais avant tout préoccupé d'éviter des tâtonnements, des pertes de temps à nos confrères en leur indiquant les procédés perfectionnés et leur montrant par des exemples tout le bénéfice qu'on pouvait retirer de leur emploi.

Dr Combe. — Notre honoré collègue, M. Pietkiewicz, objecte que, sur les deux projections que j'ai faites sous vos yeux, l'une très belle montrant un fragment de tube de drainage laissé dans un sinus, n'a rien de dentaire, mais que l'autre au contraire (représentant des dents incisives avec toutes leurs racines) est absolument spéciale et faite pour nous — je me permettrai de répondre que nous ne sommes point réunis ici pour étudier seulement les questions dentaires, mais toutes les questions de stomatologie, parmi lesquelles il peut mettre en bonne place les affaires de sinus — j'ajouterai qu'une épreuve photographique de racines saines peut nous fournir des renseignements très utiles, car cette épreuve aurait pu nous déceler la moindre tumeur radiculaire ou bien la plus légère résorption — il n'est pas indifférent à un chirurgien d'apprendre par les rayons X que son malade n'a point de fracture du bras ou de la cuisse, alors que le diagnostic eût été parfois très difficile à établir avant la découverte des rayons de Rœntgen.

NÉCROSE DE L'OS INCISIF

[par M. LEBEDINSKI,

de Paris.

M. Lebedinsky résume la communication qu'il a faite sur le même sujet à la Société de stomatologie en juin 1900 et parue dans le dernier numéro de la *Revue de Stomatologie.*

Il fait passer la photographie d'un modèle du maxillaire supérieur d'un homme âgé de 28 ans qui montre la présence de trois dents supplémentaires qui ont fait leur éruption derrière les quatre incisives. Ces dents sont caniniformes et présentent de l'abrasion mécanique, due à l'articulation défectueuse. Leurs pointes paraissent continuer la ligne parabolique formée par les tubercules internes de petites et grosses molaires. Ces dents supplémentaires ont fait leur éruption entre 19 et 21 ans.

M. Lebedinski nous présente aussi la photographie d'une pièce montrant une seconde molaire de lait dont l'avulsion pratiquée par un dentiste s'est compliquée d'une fracture partielle du maxillaire supérieur.

La radiographie de la même pièce nous montre la présence des prémolaires enclavées dans le fragment du maxillaire.

Les conséquences de cette malheureuse intervention ont été sans gravité, la plaie béante produite se cicatrisa rapidement.

La seule conséquence malheureuse c'est que l'enfant n'aura jamais de prémolaires.

DISCUSSION

M. Giubba (Gênes). — J'ai eu l'occasion moi aussi d'observer quelques cas de nécrose de l'os incisif et j'ai justement eu ces jours derniers à traiter à Gênes une fillette de sept ans qui, à la suite d'une rougeole, a été atteinte de nécrose de l'os incisif. À une consultation j'ai pu extraire facilement avec une simple pince non seulement l'os incisif, mais encore les dents incisives correspondantes de lait et permanentes.

L'orateur a dit en outre que seule l'artère sphéno-palatine nourrit l'os incisif. Je me permets de lui faire observer que l'os est également nourri par l'artère sous-orbitaire, palatine descendante, etc....

SUR UNE IMPLANTATION ANORMALE D'UNE INCISIVE CENTRALE SUPÉRIEURE
DIAGNOSTIC PAR LES RAYONS X, TRAITEMENT DE LA DÉVIATION
par M. SAUSSINE.

de Paris.

MESSIEURS,

J'ai l'honneur de soumettre à votre appréciation une anomalie d'implantation d'une grande incisive, anomalie dont je n'ai pu, malgré d'actives et minutieuses recherches, trouver aucun exemple dans les annales de l'art dentaire.

En février 1898, on amena à ma consultation une jeune fille de 12 ans environ, Mlle E. C..., pour me demander avis au sujet d'une tumeur saillante et dure placée dans la lèvre supérieure contre la partie gauche du raphé.

En relevant la lèvre, je constatai que cette tumeur était produite par la présence de la couronne de la grande incisive gauche dévoyée e émergeant dans la lèvre par-dessus la jonction des muqueuses gengivo-labiales, en un mot au-dessus du vestibule, la grande incisive droite étant à sa place normale.

Ainsi que vous le montre le modèle, et l'épreuve radiographique. cette dent est complètement enfouie dans les muscles de la lèvre.

Avant de m'avoir consulté, des tentatives avaient été faites dans l'espoir de connaître cette dent.

Dans l'une on incisa la portion interne de la lèvre à l'aide d'un bistouri, opération faite sans doute trop tôt, car quelques jours après la plaie était cicatrisée enfermant la dent comme devant, laissant un tissu cicatriciel, plus difficile à vaincre.

En second lieu on conseilla simplement!!! de couper la dent à son collet et de la laisser devenir ce qu'elle voudrait! déclarant dangereuse l'extraction de la dent dont l'apex de la racine paraissait faire saillie dans la fosse nasale.

Sans tenir autre compte de ces actes et opinions. je trouvai le cas extrêmement intéressant et pensai qu'il y avait possibilité de ramener la fugitive à son rang.

Étant en relations avec MM. le Dr de Bourgade la Dardie et Seguy, directeur de l'Institut radiographique, je fis appel à leur obligeance.

La mère de l'enfant étant veuve travaille pour vivre.

Ces messieurs me donnèrent gracieusement et amplement leur concours et grâce à eux je pus obtenir une radiographie. que je mets sous vos yeux, sous forme de projection lumineuse reproduite très habilement par M. Radiguet.

Cette radiographie devait, suivant mon espoir et ce que je connaissais déjà du pouvoir des rayons Rœntgen, me dire la situation de cette dent. Vous pouvez voir que cet espoir n'a pas été déçu, puisqu'on peut très bien se rendre un compte exact de la situation de la dent.

Mais la radioscopie, beaucoup plus claire, nous montra l'apex de la racine situé à environ deux millimètres au-dessous du plancher des fosses nasales; donc, je n'avais plus d'inquiétude à avoir au sujet de l'extraction, au cas où elle eût été nécessaire.

Cette extraction semblait le moyen le plus expéditif, j'y renonçai cependant, ne voulant pas priver dans l'avenir une jolie fillette d'une dent utile.

Je conçus alors le projet de faire revenir cette dent à sa place normale.

Ce devait être long, car la dent peu saillante encore ne devait être ramenée qu'en suivant sa croissance naturelle, sous peine de détruire ses adhérences et compromettre sa vitalité.

Le traitement que je vais vous décrire a été plus long que ce que j'espérais, la grande négligence de l'enfant a retardé de plus de six mois le résultat définitif.

Cependant je pense que vous pourrez apprécier que je suis presque arrivé au but.

Traitement

Tout d'abord la place laissée vide par l'absence de cette dent, entre sa congénère et la petite incise, était de moitié environ ce qu'il fallait pour l'y loger : je pouvais extraire, pour me faire de la place, la première grosse molaire (dent de six ans) cariée et douloureuse. Amour-propre d'artiste si vous voulez, j'ai résolu d'obtenir l'espace sans opération sanglante. Je guéris la dent cariée, la mastiquai, et entrepris l'obtention de l'espace par l'écartement des arcades alvéolaires, je dis des arcades, car je fus obligé d'étendre l'arcade inférieure pour suivre la supérieure dans son amplitude progressive afin de ne point compromettre l'articulation.

J'employai pour ce faire les écarteurs imaginés il y a quelque cinquante ans par M. Lefoulon, médecin dentiste à Paris.

Quand j'eus obtenu l'écart suffisant pour loger la fugitive j'incisai la portion muquo-fibreuse de la lèvre, emprisonnant la dent, à l'aide du cautère de Paquelin; d'abord pour éviter l'émission sanguine, ensuite la facilité de cicatrisation par première intention, ce qui s'était déjà produit et surtout pour pouvoir créer autour de la dent un bourrelet qui en l'enserrant devait avoir tendance à remonter vers le collet plutôt qu'à revenir la coiffer. Ce fut ce qui arriva.

Je fis immédiatement une ligature sur la couronne apparente enveloppée d'un peu d'ouate hydrophile et, trois jours après, la plaie cicatrisée laissait libre le bord tranchant de la grande incisive réfractaire.

Vous pouvez remarquer qu'outre sa presque horizontalité, cette dent est en rotation d'un quart de cercle sur son axe.

Je n'eus plus alors qu'à employer les appareils usuels pour faire rentrer les dents hors du cercle.

La négligence et même la mauvaise volonté de l'enfant m'ont beaucoup retardé : ces appareils gênants et peu coquets étaient plus souvent dans sa poche que dans sa bouche, sans cela j'eusse eu la satisfaction de vous présenter la difformité complètement réduite.

RADIOGRAPHIES INTÉRESSANTES EN STOMATOLOGIE

par M. GOURC,

Dentiste des Hôpitaux de Paris et du dispensaire Furtado-Heine.

Après les démonstrations magistrales du Dr Pietkiewicz, l'historique des rayons de Rœntgen, leur mise en valeur, ne nous arrêteront pas ; nous savons tous en effet que si les chirurgiens ont constamment recours à la radioscopie, ou mieux à la radiographie, les spécialistes ne dédaignent pas non plus ce moyen précieux de diagnostic et en particulier les stomatologistes ont maintes fois occasion de s'en servir.

Parmi les cas les plus intéressants que nous ayons eu à étudier permettez-nous de vous citer très brièvement quelques observations où la radiographie nous a été d'un grand secours.

Observation A (modèles n° 159). — Ce cas a été publié par nous tout au long dans le n° 80 de la *Presse médicale* en 1898. Les deux photographies qui accompagnent l'observation ne sont malheureusement pas d'une netteté très grande, mais permettent cependant de contrôler les faits : le cliché beaucoup plus net a été égaré, excusez-moi de ne pas le faire circuler parmi vous. Quoi qu'il en soit, voici très résumée l'observation :

Mlle G.... vingt ans, se présente à nous pour faire remplacer prothétiquement une dent qu'elle a cassée quelques jours avant.

Pendant qu'elle cause nous constatons que la dent dont il s'agit est d'une importance capitale pour l'esthétique puisqu'il s'agit de la canine supérieure gauche ; de plus l'incisive latérale est déviée de telle sorte qu'il est à craindre qu'elle ne s'éloigne encore plus et ne produise un effet très disgracieux.

L'examen général de la bouche ne nous laisse apercevoir ni carie ni dépôt de tartre ; les dents sont d'une densité excellente pas en rapport avec cette carie avancée d'une canine : en effet, l'autre canine du même maxillaire est une dent temporaire : tout s'explique : la dent fracturée est aussi une canine de lait et la petitesse de sa racine permet le déplacement prononcé de l'incisive permanente.

Un appareil prothétique pouvait empêcher l'éruption de la canine permanente, il fallait s'assurer que celle-ci existait et quelle était sa situation dans le maxillaire.

La radiographie dans les détails de laquelle nous n'entrerons pas nous a permis de déceler la présence des canines permanentes, mais incluses horizontalement dans le maxillaire, de telle sorte que leur éruption est impossible.

Comme post-scriptum, ajoutons que les canines permanentes du maxillaire inférieur avaient fait leur évolution : vous pouvez voir sur le modèle.

Enfin aucun signe extérieur, et pour cause, ne pouvait nous faire diagnostiquer *a priori* la présence de ces canines permanentes, pas même la surélévation qu'elles produisent dans le vestibule quand leur éruption commence, la bosse canine en un mot. Le traitement ne présentant rien de particulier, il n'en sera pas fait mention.

Obs. B (modèles n° 767). — Ici même reproduction de faits : Mlle C..., 22 ans, vient nous consulter pour plusieurs dents cariées, elle enlève au préalable une pièce prothétique remplaçant la petite incisive supérieure droite dont il reste les débris radiculaires. Observons que la même dent manque à gauche, mais l'espace est comblé de ce côté par la canine ; pour éviter toute objection ajoutons que la dent très cariée située un peu plus loin est la deuxième prémolaire permanente parfaitement à sa place.

Mlle C... nous affirme catégoriquement que les incisives de lait sont tombées, mais que les permanentes n'ont jamais fait leur apparition.

Le spécialiste en radiographie n'ayant pu se rendre aux deux rendez-vous que nous lui avions demandés, nous ne pouvons vous montrer le résultat que nous nous proposions d'obtenir : ceci est toutefois secondaire puisque notre but n'est que de montrer les quelques cas dans lesquels les rayons Rœntgen peuvent avoir leur utilité :

Nous vous proposons donc d'examiner si les incisives permanentes existent, et, dans l'affirmative, quelle est leur position dans le maxillaire. Si nous présumons qu'elles puissent évoluer, nous pouvons supprimer le port de cette pièce prothétique sur les inconvénients de laquelle nous ne nous étendrons pas davantage.

Obs. C (cliché et photographie n° 759). — M. X..., 18 ans, a été opéré par nous il y a 5 ans d'une petite tumeur du volume d'une grosse tête d'épingle située dans le vestibule inférieur au niveau de l'incisive médiane droite. Le malade avait enfoncé lui-même la veille dans cette tumeur une épingle d'or rougie au feu de telle sorte que macroscopiquement on pouvait croire à un petit angiome mais que les renseignements donnés (tuméfaction intermittente, écoulement de liquide incolore, etc.) nous permirent de qualifier kyste paradentaire (théorie Malassez et Albarran). La dent était et est encore absolument saine et indolore, c'est celle que vous voyez sur le cliché côté mat dépassant le niveau des autres. Quoi qu'il en soit, le traitement était le même, nous complétâmes la cautérisation que notre client avait ébauchée, une pointe fine de galvano-cautère fut appliquée sur la région.

Dernièrement ce malade nous est revenu avec une récidive bien nette du kyste, sis au même endroit, de la grosseur d'un pois chiche, se vidant par intermittences par l'espace créé pathologiquement entre l'os et la gencive. La dent étant légèrement ébranlée, notre devoir était de faire exécuter une radiographie pour voir si la racine n'était pas résorbée et si sa chute n'était pas à craindre.

Nous avons pu montrer à notre malade sur le cliché et sur la photographie que l'incisive en question est absolument normale et que sa racine n'a pas subi la moindre résorption.

L'expérience a été faite, le malade la tête en rétroflexion forcée, la plaque sensible serrée entre les dents, ce qui explique l'espace interincisif très grand, cette photographie étant une projection et non une reproduction exacte en sa courbure.

Le traitement a consisté en une destruction très large de la fibro-muqueuse du sillon, et le malade est parti guéri et à l'abri cette fois, espérons-nous, d'une récidive nouvelle.

Obs. D (cliché et épreuves n° 538). — Le 7 septembre dernier Fernand P.... 5 ans, nous est amené pour un petit point de suppuration siégeant au niveau des incisives inférieures droites situé profondément dans le vestibule.

Cet enfant a subi il y a deux ans une intervention pour ostéo-myélite à cet endroit en même temps qu'au niveau de la tête du métacarpien du médius de la main droite. Ici, en effet, on sent une dépression ; c'est donc une récidive du maxillaire qu'il nous est donné de constater et nous pouvons cueillir ce jour-là un tout petit séquestre.

Le point de suppuration étant très minime, la fistule peu profonde, nous ne jugeons pas une opération nécessaire et nous nous contentons d'une sorte d'expectative. Nous instituons dès ce jour des lavages de bouche phéniqués, chloralés à doses légères et des attouchements iodés ainsi que l'absorption de décoctions de quinquina, d'un peu de glycéro-phosphate de chaux et d'huile de foie de morue. De temps en temps un petit séquestre s'élimine, il en est ainsi à cinq reprises différentes jusqu'à la guérison actuelle qui se maintient depuis un mois.

En raison de l'opération exécutée antérieurement par le chirurgien et de l'élimination presque spontanée des petits séquestres susmentionnés, un point était intéressant dans cette histoire ; il fallait savoir, en effet, ce qu'étaient devenus les germes des dents permanentes, les incisives de lait ébranlées destinées sûrement à disparaître pouvant ne pas être remplacées.

La radiographie affirme nettement la présence des incisives et des canines permanentes, la dent la plus avancée dans son évolution étant l'incisive médiane droite. Nous avons pu ainsi tranquilliser la mère et l'assurer que l'enfant ne tarderait pas à avoir ses dents permanentes[1].

Obs. E. — La famille n'ayant pu répondre à mes désirs, nous ne pouvons présenter des photographies, nous nous contenterons donc de montrer

---

1. Au moment de la correction des épreuves, il y a deux mois que ces dents ont évolué.

l'utilité qu'il y aurait dans ce cas à obtenir une épreuve radiographique.

M... Eugénie, 6 ans, très lymphatique, a eu à trois ans la rougeole avec bronchite légère et vient d'avoir la variole (février 1900) qui a duré cinquante jours et a laissé des traces terribles de son passage. En effet, au moment où on nous la présente au dispensaire Furtado-Heine, le 5 mai dernier, il nous est dit que l'oculiste a constaté la perte des deux yeux; de plus, elle souffre de la bouche depuis huit jours. En effet, l'haleine est repoussante, les désordres sont certainement plus anciens, et, à l'ouverture de la bouche, on aperçoit en haut à droite un séquestre énorme encore adhérent comprenant la dent de six ans en train d'évoluer et allant jusqu'à la première molaire de lait très cariée que nous enlevons le jour même. Nous instituons des lavages phéniqués chloralés fréquents. Le jeudi suivant, 10 mai, nous conservons le séquestre qui est tombé spontanément et que la mère nous apporte : il comprenait la deuxième molaire de lait, la couronne d'une prémolaire permanente et la couronne de la dent de six ans (flacon n° 1).

L'haleine est moins fétide, l'état général et local sont meilleurs.

Le 17 mai, nous enlevons en bas à droite un gros séquestre (flacon n° 2) comprenant la couronne de la dent de six ans, et vous pouvez remarquer en dessous la loge qu'occupait la couronne de la 2e prémolaire permanente; celle-ci a échappé à nos recherches.

Le 30 mai enfin nous détachons en haut à droite un séquestre énorme (flacon n° 3) faisant partie de l'os molaire. Le malade est revenu le jeudi suivant, la bouche est absolument cicatrisée et depuis nous ne l'avons pas revu; nous avons écrit, notre lettre est restée sans réponse.

Il eût été intéressant dans ce cas de faire une radiographie des deux maxillaires pour voir l'état de l'os et des germes y contenus ainsi que les très grands désordres produits.

Obs. F (modèles n° 752, clichés et épreuves 552). — Cette observation ayant fait l'objet d'une communication à la Société de stomatologie, vous nous permettrez de ne l'exposer que très succinctement.

Marcel D.... âgé de 11 ans, nous est conduit par sa mère pour une tumeur du maxillaire inférieur qui ne se manifeste pas trop à l'extérieur, ainsi que vous pouvez le voir sur une mauvaise photographie du sujet. Son volume approximatif nous est donné par les modèles.

A. H. Le père est mort à 52 ans, il y a deux ans, d'une crise d'asthme très violente et de suffocation. Rien de spécifique du côté paternel ou maternel.

A. Collatéraux : Une sœur de 14 ans, rien de particulier.

A. P. Rougeole et varicelle. Pneumonie à 11 mois, l'enfant avait alors 12 dents. Pas la moindre douleur de dents, il n'a jamais été fait d'extraction.

Il y a quatre mois, alors qu'il lisait, sa mère assise en face de lui s'aperçut qu'il avait la joue droite un peu enflée, elle consulta pharmacien d'abord, médecin ensuite, la tumeur était de la grosseur d'une noisette; le premier donna du sirop de raifort iodé, le second diagnostiqua une exostose.

Actuellement l'enfant possède toutes ses dents sauf la 2e, G. M. B. D. Retenez bien ce fait ! A un niveau inférieur nous sentons trois tubercules de cette dent sous une couche assez épaisse de gencive. L'articulation est presque normale, cependant il y a une légère proéminence de la canine supérieure droite, enfin la langue présente au tiers antérieur de sa face dorsale une papille hypertrophiée.

La tumeur occupe la région alvéolaire et la face externe exclusivement depuis la 2ᵉ prémolaire jusqu'à la branche montante. Elle est dure sans crépitation et la mère nous dit que la tumeur qui a fait son apparition en regard de la 2ᵉ prémolaire s'est allongée dans le sens postérieur.

L'enfant est vigoureuse et ne présente pas la moindre trace d'adénite cervicale ou autres d'exostose.

Nous n'insisterons pas sur le diagnostic que nous avons établi de prime abord : kyste d'origine paradentaire, mais que nous avons voulu faire confirmer par le radiographe :

1° La grande radiographie vous montre (moins bien cependant que le cliché) *la deuxième grosse molaire à sa place avec ses racines calcifiées* un peu en dehors cependant ainsi que la couronne de la dent de sagesse en voie de formation ; il ne peut donc être question d'une hétéropie de la 2ᵉ grosse molaire :

2° La petite radiographie vous prouve qu'il ne s'agit pas d'une exostose puisque la tumeur a laissé passer les rayons X, et, de plus, qu'elle ne contient aucun germe dentaire.

Nous appuyant sur ces épreuves et sur l'examen propre de la tumeur dans les détails desquels le temps limité ne nous permet pas d'entrer, nous pensons avoir affaire ici à un kyste d'origine paradentaire dont le contenu nous sera confirmé par une ponction anté-opératoire, petite manœuvre que nous n'avons pu faire, la mère du malade s'y étant opposée, en ce moment du moins. Nous devons intervenir rapidement, larga manu, il va sans dire ; vous nous permettrez de ne pas insister sur le mode opératoire.

Nous croyons avoir suffisamment démontré l'utilité des rayons X en stomatologie en publiant ces quelques cas choisis parmi d'autres à peu près semblables ou de moindre importance n'ayant pas voulu retenir plus longtemps votre attention si longuement mise à l'épreuve en ce Congrès où les communications importantes ne font pas défaut, grâce à l'activité de ses membres.

DISCUSSION

M. Pietkiewicz. — Je suis heureux de voir MM. Saussine et Gourc apporter le concours de leurs travaux et de leur autorité à cette étude si attachante de rayons de Rœntgen dans leur application à la stomatologie. Tous deux les ont utilisés, soit pour établir leur diagnostic, soit pour le confirmer et justifier leur intervention.

REDRESSEMENT DES DENTS PAR LE CORDONNET
par M. NICOLESCU,

de Bucarest.

Nombreux sont aujourd'hui les appareils inventés pour remédier au mauvais aspect qu'offrent les dents placées d'une manière anormale, vicieuse, mais c'est justement cette multiplicité qui vous indique qu'aucun n'est parfait, qu'aucun ne peut s'appliquer dans tous les cas de positions vicieuses des dents.

Ainsi vous connaissez l'appareil de M. Gaillard qui remplit le plus des indications scientifiques, les vis de Jack, instruments très bons quand il s'agit de redresser un petit nombre de dents qui se trouveraient dans la rétroversion, les différents appareils à chevilles, à ressorts, à bandeau etc., etc.

Le fil de soie et spécialement le cordonnet de soie comme moyen de corriger les positions vicieuses des dents, quoique employé déjà depuis longtemps dans la pratique de la chirurgie dentaire, n'a pas encore pris l'extension méritée et qu'on devrait lui donner.

En *Allemagne*, en *Angleterre*, en *Amérique*, le fil de soie comme moyen de redressement est très répandu.

En *France* et spécialement à *Paris* on s'en sert fort peu, quoique l'origine de ce moyen de redressement soit française. M. Cruet, le dentiste de l'hôpital de la *Charité*, emploie ce moyen depuis très longtemps avec des résultats remarquables tant dans la pratique hospitalière, que dans la pratique particulière.

Ayant eu l'heureuse occasion de voir appliquer ce procédé *d'orthodentie* et le pratiquant aussi moi-même, j'ai désiré porter à votre connaissance les beaux résultats obtenus, en espérant que, si l'usage s'en généralise, nous réussirons à remplacer, dans la grande majorité des cas les différentes espèces d'appareils préconisés jusqu'aujourd'hui, pour remédier aux positions vicieuses des dents, par un seul fil de soie.

Le fil que nous employons c'est le cordonnet de soie, fil que nous pouvons trouver chez n'importe quel marchand d'instruments de pêche.

Comment agit le fil? Le fil de soie, le cordonnet, agit par sa rétractilité, c'est-à-dire que, ayant été appliqué sec, il devient plus court en s'imprégnant de salive.

Il exerce son action d'une manière rapide et intermitente, c'est-à-dire qu'il n'exerce son action que jusqu'au moment où il s'est imprégné complètement de salive. Dès lors, sa rétractilité ayant été épuisée, il n'aura plus d'autre action que de maintenir ce qu'il a déjà fait.

Comme nous le voyons, son mécanisme est le même que celui de la corde mouillée, pour employer même l'expression de M. Cruet.

Pourquoi nous préférons le cordonnet de soie et pas un autre fil de soie ? Pour mieux comprendre cette préférence, il faut nous servir d'un exemple : prenons un fil de soie, légèrement tordu, long de 10 centimètres et un autre fil de cordonnet de soie, de la même longueur : les mouiller dans le même temps, les laisser dans l'humidité pendant le même temps, et puis, en les sortant de l'humidité, comparer leur longueur.

Le résultat sera que le cordonnet deviendra plus court que l'autre fil et voilà pourquoi :

En supposant que le fil de soie légèrement tordu, long de 10 centimètres se raccourcit d'un centimètre quand il est complètement mouillé, le cordonnet, long toujours de 0.10 centimètres, se raccourcira de 0.15 millimètres, par exemple, et pourquoi? Parce que dans le fil de soie légèrement tordu pour avoir un fil tordu long de 0.10 centimètres, par exemple, il nous faudra 2 ou 3 fils de soie floche longs de 12 centimètres, tandis que dans le cordonnet, les fils étant tordus d'une manière plus serrée, il nous faudra 2 ou 3 fils de soie floche longs de 18 centimètres pour pouvoir obtenir un cordonnet long de 10 centimètres, et maintenant vous vous expliquez la cause pour laquelle, à la suite du mouillage l'un, le faiblement tordu, se raccourcit seulement d'un centimètre, tandis que l'autre, le fortement tordu, se raccourcit d'un centimètre et demi : le tout, comme vous le voyez, dépend de la rétractibilité des fils components.

Le fil en se raccourcissant exerce, bien entendu, un traumatisme sur la dent ou sur les dents qui sont à redresser, traumatisme dont le but sera de pousser la dent en avant ou en arrière, suivant que l'anse embrasse la dent par derrière ou par devant, ou dans les deux sens à la fois, si dans la même bouche nous voulons redresser dans le même temps les dents qui seront en antéversion ou en rétroversion.

Les conditions que doit remplir une bouche pour pouvoir appliquer le fil. Outre cette condition indispensable que la bouche soit dans un état complet de santé et de propreté, il faut observer avec attention aussi la denture.

Ainsi il faut extraire les dents temporaires, mobiles, qui bientôt seront remplacées.

Si de pareilles dents n'existent pas, il faut observer si les dents permanentes existantes peuvent permettre que dans leur rang puissent prendre place aussi les dents déplacées, en d'autres termes si nous avons la place nécessaire qui permettra le redressement.

Quand nous nous sommes convaincu que l'espace nécessaire nous manque, alors il ne faut pas hésiter à pratiquer une extraction dite *orthopédique*. Sans espace suffisant le redressement est irréalisable, quoique l'avis de M. Davenport ne soit pas le même. Il faut encore nous rendre compte si les dents permanentes, sur lesquelles le fil prendra le point d'appui, sont assez résistantes.

En ce qui concerne l'âge, le redressement avec le cordonnet, à partir de l'âge de 12 à 15 ans, c'est-à-dire alors que normalement les 28 dents permanentes sont sorties, peut être essayé à n'importe quel âge à peu près.

M. Cruet a obtenu un résultat admirable, par ce procédé, chez une dame d'une cinquantaine d'années.

L'opération réussit beaucoup plus facilement chez les personnes jeunes que chez les personnes âgées.

Le sexe n'a pas une grande importance.

Une autre condition que doit remplir la personne chez laquelle nous devons tenter le redressement, c'est de se soigner bien la bouche, d'exécuter les mesures d'asepsie et d'antisepsie nécessaires pendant le traitement et recommandées par le dentiste.

Voilà encore un autre avantage que nous procure un âge compris entre 12 et 15 ans.

La personne qui se soumet à cette opération doit être dans de bonnes conditions de santé, et cela s'explique facilement: si la personne est maladive, alors, à cause de la gêne que lui causera, fatalement, le redressement, elle se nourrira moins bien ; à cause des dents mobilisées, la mastication se fera d'une manière moins parfaite, l'estomac fonctionera plus difficilement et alors la nutrition étant entravée la personne se débilitera davantage et les dents mobilisées se consolideront très lentement.

Voilà les raisons pour lesquelles l'opération ne sera tentée que chez les personnes âgées au moins de 12 ans et seulement chez les bien portants.

Comment faut-il appliquer le fil? D'abord nous plaçons des rouleaux de coton dans les sillons gingivo-buccaux pour mettre le fil à l'abri de la salive au moment de son application, puis nous passons le fil, en anse, soit par le derrière, soit par le devant de la couronne, suivant que nous aurons à pratiquer le redressement pour une rétroversion ou pour une antéversion.

Les extrémités du fil prendront point d'appui sur les prémolaires ou sur les molaires.

Dans ce but, le fil, après avoir embrassé dans une anse les dents qui nous serviront comme point d'appui, ira se nouer à la partie antérieure de l'arcade dentaire.

Le point d'appui sera changé le plus souvent qu'on pourra, alors que la même traction s'opérera toujours sur la dent à mobiliser.

Immédiatement après que le fil a été appliqué, fixé, nous enlevons les rouleaux de coton, nous prenons congé du malade et lui recommandons de venir le lendemain, et, de la même manière, nous lui enlevons le fil appliqué la veille et lui en appliquons un autre d'après les recommandations faites et pour les considérations exposées tout à l'heure.

Autant que le fil sera changé régulièrement toutes les 24 heures, autant le redressement s'obtiendra plus vite, autant la propreté de la bouche sera meilleure.

Par la disposition des anses, qui peut varier à l'infini, on peut obtenir les redressements les plus difficiles et, comme nous l'avons dit aussi tout à l'heure, nous pouvons corriger dans le même temps des dents qui seraient dans la rétroversion et dans l'antéversion.

Quand nous avons une série de dents, comme par exemple le groupe des incisives et quand les centrales se trouveraient dans l'antéversion et les latérales dans la rétroversion, alors le fil embrassant dans une anse antérieure les incisives centrales et dans une anse postérieure les latérales, les extrémités du fil nouées à la partie antérieure de l'arcade dentaire, nous pouvons redresser ces dents sans prendre point d'appui sur d'autres dents.

A la suite de l'application et de la rétraction du fil, les dents deviennent très sensibles à la pression et au toucher. A cause de cette sensibilité, le malade est forcé de tenir la bouche ouverte et alors on comprend pourquoi les dents rétroversées peuvent prendre la position normale sans que l'on soit obligé de rehausser l'articulation par un appareil quelconque.

Du moment que les dents sont mobilisées le fil doit être appliqué très peu serré, d'une manière très lâche, parce que, autrement, il est capable de nous donner un résultat opposé à celui que nous cherchons.

Quand nous avons à corriger une rotation sur l'axe, il nous faudra deux fils et alors voilà comment nous allons procéder : nous passons un fil autour de la dent que nous voulons roter et nous le nouons au milieu de la face de la couronne qui normalement est antérieure. Nous coupons une des extrémités de ce fil tandis que nous passons l'autre sous la forme d'une anse, sur la moitié de la dent qui doit être tournée. L'autre fil, nous le fixons d'habitude soit sur les prémolaires du côté opposé, soit sur les prémolaires du même côté, suivant le côté que nous voulons tourner.

Exemple : considérons l'incisive latérale droite tournée sur l'axe de telle sorte que sa face antérieure soit devenue interne. Le but que nous poursuivons c'est de tourner la marge antérieure dans une telle direction qu'elle devienne externe, normale. Voilà comment nous allons procéder : nous embrassons le collet de cette dent avec un cordonnet que nous nouons sur le milieu de sa face interne. Nous coupons une des extrémités de ce fil et l'autre chef, après l'avoir passé sur la marge antéro-externe, sur la face postéro-externe, nous le sortons par l'espace qui sépare cette incisive rotée, de la voisine, l'incisive centrale droite, et nous allons nouer ce chef du fil qui se trouve appliqué sur les prémolaires gauches. Le fil en se rétractant pousse la marge antérieure du côté externe et en même temps sort la marge postérieure en la rendant interne.

Le résultat cherché étant obtenu, nous appliquons comme appareil de maintien un fil d'argent ou de platine, assez souple, autour de toute les dents mobilisées. Le crin de Florence peut aussi nous servir très bien.

Ce fil de maintien peut être laissé en place pendant toute la durée nécessaire pour obtenir la consolidation des dents, temps qui est variable suivant l'âge et la nature du redressement.

Les avantages de ce procédé. L'avantage le plus important de ce procédé c'est qu'il prive le patient du port d'un appareil qui, si parfait et si bien fixé qu'il soit, gêne le porteur et l'empêche de bien mastiquer.

Le fil bien placé est à peu près invisible, par conséquent il prive le patient aussi de la gêne qui accompagne habituellement le port de n'importe quelle pièce prothétique.

Le fil ne peut pas monter vers l'alvéole et par conséquent il peut être laissé en place dans la plus grande sécurité.

Un autre avantage important c'est qu'étant le plus simple il est le meilleur.

Les objections portées contre le fil. Ces objections, pour la plupart, ne sont pas de nature à nous décider à abandonner ce procédé en faveur d'un autre.

Ainsi on lui a objecté que :

En s'imbibant de salive, le fil devient un foyer d'infection. Mais nous avons vu que le fil doit être changé toutes les 24 heures, par conséquent toujours après 24 heures nous avons le moyen de supprimer le prétendu foyer infectieux, de désinfecter comme il faut la bouche du patient, ce que nous ne pouvons réaliser avec aucun des autres appareils recommandés pour le redressement et qui doivent rester en place pendant toute la durée de l'opération.

2. Qu'il produit de la gingivite, le fil irritant la gencive. Mais quel autre appareil, agissant par traction, est capable d'éviter une pareille gingivite, si nous pouvons appeler gingivite cette légère irritation de la gencive jusqu'à ce que celle-ci s'habitue au fil ?

3. Qu'il mobilise à la fois un grand nombre de dents, celles qui sont à redresser et celles qui servent comme point d'appui. C'est le seul inconvénient qu'il a, mais il passe à peu près inaperçu quand on considère tous les autres avantages, et surtout quand nous savons que même cette mobilisation n'est pas permanente, mais temporaire.

Je ne vous présente pas des statistiques sur les résultats obtenus par ce procédé, puisque, comme le savez, les statistiques sont toujours favorables ou non favorables, suivant que nous désirons prouver qu'un procédé quelconque est bon ou mauvais.

S'il faut mettre un point d'interrogation quelque part, c'est à la suite d'une statistique quelconque.

Les faits de ce genre abondent pour n'avoir plus la nécessité d'insister là-dessus.

Si je ne vous présente pas de statistiques je vous présente pourtant ces projections et ces moulages, lesquels, quoique pas trop nombreux, en disent plus que quelques centaines de cas ramassés dans une statistique quelconque.

Du moment que, dans de pareils cas comme ceux dont vous possédez les moulages et dont vous avez vu les projections, nous avons obtenu le résultat désiré seulement avec le cordonnet de soie, vous pouvez être sûr que nous réussirons dans la grande majorité des cas et toutes les fois que nous emploierons ce procédé dans le but d'obtenir un résultat et non avec l'intention de prouver que ce procédé n'est pas bon.

C'est, bien entendu, beaucoup plus facile de réunir des insuccès que des succès. Il faut un peu de mauvaise volonté et l'insuccès sera certain par n'importe quel autre procédé.

Le procédé que nous vous avons présenté n'est pas idéal mais il est très bon, et puisque M. Cruet se sert à peu près exclusivement de lui, je crois son autorité suffisante pour nous décider, nous les jeunes stomatologistes et spécialement moi, à l'employer aussi souvent que l'occasion s'en présentera.

DISCUSSION

M. le Dʳ Gaillard, envisageant les différents procédés qui viennent d'être décrits en vue de la réduction de certaines anomalies de position, fait remarquer que nos confrères, dans leurs communications, n'exposent que le moyen dont ils se sont servis dans un cas particulier, sans discussion sur l'origine même de la difformité et sans établir de parallèle entre les avantages ou les inconvénients des différents moyens autres qui auraient pu être mis en vigueur, n'apportant pour ainsi dire qu'une observation de plus à celles recueillies par les différents auteurs.

C'est ainsi que nous voyons certains confrères revenir aux fils et renouveler les procédés de Bunon, ce chirurgien lithotomiste du roi, de Fauchard, qui, reconnaissant certains inconvénients inhérents à cette manière de faire, indique les modifications qu'il y a apportées, de Maury, et, plus près de nous, en 1842, de Schange, qui décrit d'une façon toute spéciale l'art de faire des ligatures, de poser des étriers sur les dents pour éviter le glissement des fils sur les gencives, « chose très pénible », ajoute-t-il.

D'autres nous montrent les résultats obtenus à l'aide de chevilles de bois telles qu'on les utilisait au maintien des appareils en hippopotame, oubliant de nous en signaler les inconvénients (formation de caries aux points de contact), inconvénients graves qui cependant avaient déjà frappé nos confrères du siècle dernier. D'autres enfin ont recours à l'élasticité de ressorts métalliques, etc., etc....

D'après l'exposé de ces divers procédés, il semblerait que la profession ne fît que tourner dans un cercle, qu'il n'y ait là qu'une affaire de mode, ramenant au bout d'un temps plus ou moins long des procédés déjà employés et longuement décrits.

Certainement il ne viendra à l'esprit d'aucun d'entre nous de mettre en doute les résultats signalés, mais l'impression qui en résulte et qui, du moins pour moi, subsiste malgré tout, c'est de ne pas sentir une règle générale, une méthode se dégager de ces observations ; règle pouvant servir de base et sur laquelle pourra s'appuyer le néophyte dans le premier cas qui va se présenter à sa pratique.

Si le cas est identique, tout ira pour le mieux, il se mettra à copier servilement. Mais si, ce qui est la règle, le cas est différent par quelques points, nous le verrons tâtonner, fort embarrassé sur le choix de l'appareil qu'il lui faudra exécuter.

Dans les anomalies de position des dents, il n'en est pas en effet comme de certaines déviations d'autres parties de l'organisme, déviations que l'on peut ranger suivant un ordre constant, peu nombreux et auxquelles on peut attribuer un mode de traitement bien déterminé et un appareil précis.

Pour nous, la difficulté réside dans le nombre des combinaisons qui ne peut être déterminé : nous aurons à tenir compte du développement du maxillaire, de la position des dents sur ce maxillaire, du rapport de ces dents entre elles, de leur direction suivant leur axe, et enfin du rapprochement des deux arcades entre elles.

Ici, M. le Dʳ Gaillard fait passer sous les yeux de l'assistance une série de moulages et de pièces sèches montrant dans leur ensemble toutes les phases que peut présenter une dent déviée.

Du reste, les différents procédés mis en vigueur démontrent que, s'ils ont été utiles dans les cas simples, spéciaux, pour lesquels ils ont été employés, ils cessent de l'être, à la moindre modification venant compliquer l'anomalie. Il s'élève contre le limage des dents, moyen qui fut si fort en honneur, rejette la luxation extemporanée, comme amenant toujours de grandes modifications dans la vitalité de la dent, bien qu'il reconnaisse qu'une dent privée de sa pulpe peut encore fournir une longue carrière ; il cite une observation de petites incisives qui, luxées à l'âge de 14 ans, sont encore en place chez la même personne devenue grand'mère.

Ce qui avait attiré mon attention, dit-il, c'est la teinte morte de ces deux dents qui avaient conservé leur solidité. Leur manque de transparence, c'est-à-dire de vitalité, m'avait frappé et je pus, par mes questions, rétablir l'historique de ces deux dents.

Ce mode opératoire séduit de prime abord, il donne au dentiste un certain relief chirurgical, demande peu de temps, pas d'instruments spéciaux, fait toujours plaisir aux parents qui se voient débarrassés des lenteurs d'un traitement, ne voyant pas plus loin, incapables qu'ils sont, si nulle complication immédiate ne se produit, de rapprocher l'effet de la cause, lorsque plus tard nous les retrouvons gémissants sur ce qu'improprement l'on est convenu d'appeler la décoloration de la ou des dents de leur enfant. Mais, même pour arriver à ce résultat, faut-il encore tenir grand compte de l'âge, facteur important du traitement, de la direction des racines, et s'assurer de l'espace nécessaire au retour de la dent dans sa position normale.

Nous ne faisons en cette occurrence qu'aider ou forcer l'évolution normale, peu importe donc le traitement, puisque souvent le seul fait de soustraire la dent en rétroversion au contact des dents du bas par l'entre-bâillement des arcades en amène la réduction.

Il n'en eût pas été de même si cette malposition, au lieu d'être d'ordre mécanique, eût été d'ordre folliculaire. (Une série de modèles à l'appui de cette manière de voir sont mis sous les yeux des assistants.)

L'évolution dentaire se trouve sous la dépendance de causes différentes : les déviations en masse, par série, dépendent d'un développement anormal du maxillaire, résultat d'une évolution ou d'une disposition vicieuse des bourgeons constitutifs de l'arcade supérieure intimement liée au développement de la boîte crânienne. C'est ainsi qu'on aura la rétroversion liée à l'hydrocéphalie, et l'antéversion à la microcéphalie.

Le maxillaire inférieur, moins compliqué quant à sa formation, dont l'ossification est plus précoce, se trouve indemne de ces influences : il évolue d'une façon tout indépendante, ne présente pas de ces anomalies et celles que l'on est susceptible d'y rencontrer sont ou seront sous la dépendance folliculaire ou bien complémentaire.

Si vous voulez bien jeter un regard attentif sur les moulages que vous avez devant vous et qui vous représentent les types d'anomalies de position que vous pouvez rencontrer, vous reconnaîtrez avec moi qu'elles ne peuvent avoir d'autres causes qu'une hétérotopie primordiale du follicule. Sur la pièce sèche que je vous présente, vous constaterez cette implantation vicieuse et serez témoins des efforts tentés par la nature pour ramener cette dent à une position normale en imprimant à la racine une incurvation déterminée par le but à atteindre.

Sur cette autre pièce d'un sujet de 3 ans, vous surprenez sur le fait, presque à l'origine, une anomalie qui ne se serait manifestée qu'à l'apparition de cette dent, vers 7 ans et même plus tard car, ainsi que je vous l'ai dit, nous aurions eu un retard dans l'évolution. Vous constaterez que la loge renfermant la couronne non achevée de la petite incisive de gauche est située à la partie externe de l'arcade, tandis que normalement elle devrait occuper la partie interne. Que serait-il advenu si le sujet avait vécu : une antéversion de la petite incisive avec persistance de la dent caduque qui, n'étant pour rien dans la constitution de l'anomalie, ne manquerait pas cependant d'être incriminée.

Le rôle que l'on veut faire jouer aux dents temporaires est donc illusoire, leur persistance que l'on invoque constamment comme cause déterminante n'est, vous le voyez, qu'une conséquence.

Ainsi donc, si l'implantation folliculaire est normale, nous aurons une odontosie normale avec résorption des racines des dents temporaires ainsi que cela se passe journellement ; dans le cas contraire, présentation anormale, nous aurons persistance de la dent temporaire.

Une cause cependant *sine qua non* de la résorption physiologique de la dent temporaire sera la conservation de la vitalité de cette dent.

Ici le Dr Gaillard présente une série de moulages et de pièces sèches qui viennent confirmer son dire.

Mais, Messieurs, les malformations existant, quels moyens avons-nous à notre disposition pour y remédier ? Vous venez de voir passer sous vos yeux une série d'appareils égaux en nombre à celui des cas à réduire sans que pour cela une règle générale semble s'en dégager et puisse vous éclairer dans l'avenir.

Je crois que la lumière ne se fera que lorsque vous aurez pris l'habitude de séparer ces deux termes : appareils et redressement.

L'appareil est un, le redressement est complexe ; l'appareil c'est la force inerte, la résistance, le tuteur sur lequel vous rapprocherez les organes déviés à l'aide du *redressement*, c'est-à-dire des forces actives réductrices en jeu ; forces essentiellement variables dans leur intensité et leur direction, suivant le cas envisagé.

L'appareil doit être fixe, immuable, offrir par sa solidité une résistance supérieure aux actions qui vont le solliciter, présenter le plus petit volume possible, occuper la place où il sera le moins gênant à tous les points de vue. Quant aux forces agissantes, elles seront modérées et constantes.

Enfin le tout doit être soustrait à la volonté du patient en tant que dispositions.

Si l'appareil est simple, toujours le même, malgré la variété des anomalies à réduire, les forces mises en jeu ou contraires sont essentiellement variables, soit dans leur intensité, soit dans leur direction. Et, s'il vous est facile d'exécuter un appareil tel que celui que je vous présente ici et que je vous ai décrit, qui a été utilisé à la réduction de toutes les anomalies que vous avez sous les yeux, collection partant des cas les plus simples pour aboutir aux plus compliqués, il n'en est pas de même de l'utilisation des forces qui demandent pour être judicieusement employées un apprentissage, une étude sérieuse, un doigté spécial pour leur adaptation et une combinaison mûrement réfléchie.

La description en serait fastidieuse, forcément incomplète, et ne vous apprendrait rien; l'initiative et l'habileté individuelles en font varier l'application et le mode opératoire.

La clinique seule à cet égard peut vous être d'une grande utilité.

JEUDI 9 AOUT

Séance du matin.

1° Examen obligatoire des dents des enfants des écoles. MILLER.
2° Plan incliné. J. FERRIER.
3° Discours de clôture.
Ouverture de la séance par le Président, M. PIETKIEWICZ, qui offre la présidence à M. YOUNGER.

EXAMEN OBLIGATOIRE DES DENTS DES ENFANTS DES ÉCOLES
PAR DES SPÉCIALISTES
par M. le Dr Adolphe MILLER

Les confrères qui étaient présents au Congrès médical de Moscou se rappelleront qu'il fut nommé alors, dans la section de stomatologie, un comité chargé d'élaborer, dans les trois jours, une résolution se rapportant à l'examen obligatoire des dents des enfants des écoles par des spécialistes. — Cette résolution fut élaborée et adoptée dans la dernière séance du Congrès; en terminant, il avait été décidé qu'elle serait rappelée et discutée au Congrès de Paris.

Cet appel devait être adressé par le Congrès de Moscou à tous les États civilisés. Il serait intéressant de savoir ce qu'il en est advenu et s'il a été fait quelque chose en ce sens.

1° M. PIETKIEWICZ. — En effet, au Congrès de Moscou, M. Miller avait revendiqué pour les écoles de médecine une chaire dentaire et un vœu a été émis en ce sens.

Au Congrès de Paris, M. Miller, étonné de s'apercevoir que cette question n'avait pas été portée à l'ordre du jour, se fait un devoir de communiquer à nouveau cette proposition.

DISCUSSION

M. PIETKIEWITZ — Rien de ce qui touche à l'hygiène, et à l'hygiène de la bouche en particulier, ne peut laisser indifférent la section de stomatologie. Aussi ne peut-elle qu'approuver le vœu émis déjà dans un congrès précédent par M. Miller de voir les élèves des écoles soumis régulièrement à une inspection dentaire, inspection qui ne devra être confiée qu'à des personnes autorisées et compétentes, offrant toutes les garanties du savoir et du caractère.

Nous ferons donc tous nos efforts pour hâter la réalisation de ce vœu, mais M. Miller ne peut ignorer les difficultés inouïes auxquelles on se heurte dès qu'il faut demander à l'administration officielle de créer une chose nouvelle. Nous devons donc faire provision de patience et de persévérance pour ne pas nous laisser décourager.

2º **M. Lempert.** — En ce qui concerne la proposition du Dr Miller, je partage absolument son idée; mais, pour la réaliser, il faut rendre obligatoire l'inspection des bouches des enfants. A mon avis, un service dentaire régulier doit être établi de façon que le dentiste attaché aux écoles ait le droit d'avoir libre accès et de procéder à l'élimination des enfants ayant une bonne dentition et de dresser une liste de ceux qui auraient besoin d'être soignés. Il est bien entendu que les parents doivent être libres de conduire leurs enfants chez leur dentiste; quant aux autres, ils seront tenus de venir à la consultation une fois par semaine, le jeudi de préférence, jour où les enfants ne vont pas en classe.

3º **M. J. Ferrier** (Paris). — Je demande que, dans l'organisation des services dentaires dans les écoles, il soit tenu compte de la difficulté qu'il y a pour un seul praticien à se tirer d'une façon convenable des obligations qui lui incombent. La seule visite des bouches de toute une école faite assez sérieusement et assez fréquemment pour assurer la sécurité des enfants, suffirait déjà à absorber le temps dont un spécialiste tant soit peu occupé peut raisonnablement disposer pour un service public. Comment dans ces conditions s'acquittera-t-il des soins qui, surtout avec des enfants, sont autrement longs et fatigants qu'une simple visite. Pour que ces services pussent utilement fonctionner, il faudrait ou bien que le rôle du dentiste se bornât à indiquer que tel ou tel enfant a besoin d'être soigné — les parents restant chargés du soin de le faire soigner comme ils l'entendraient — ou bien que, comme dans les services hospitaliers de médecine ou de chirurgie, le chef de service fût flanqué d'un nombre d'aides en rapport avec le nombre de ses jeunes patients, aides qui, comme dans les services hospitaliers, pourraient être des élèves en cours d'études.

4º **M. Richer.** — Je crois que les orateurs précédents ont dépassé le but. Le rôle de l'État se borne évidemment à indiquer aux parents l'opportunité des soins à donner à leurs enfants; mais les obliger à subir ces soins serait porter atteinte à la liberté individuelle.

5º **M. Gaillard** (Paris). — Il faut l'avouer, messieurs, ici, en France, le service d'inspection des dents des enfants n'existe pas officiellement. Le médecin inspecteur des écoles communales, suivant sa bonne volonté ou son goût personnel, s'intéresse aux mâchoires des enfants, les examine et les adresse aux dispensaires des arrondissements. Si cela ne se pratique pas suivant une ordonnance officielle, nous devons avouer que certains médecins attachent un réel intérêt à ces soins. C'est ainsi que, pour ma part, au dispensaire du 1er arrondissement, j'ai eu à m'occuper des enfants envoyés par les médecins inspecteurs. Mais les médecins agissant même en vertu de règlements n'augmenteraient pas de beaucoup certainement le nombre des malades qui viennent réclamer nos soins.

C'est toujours chose fort désagréable que de se faire traiter les dents et les enfants se refusent à nos investigations. Ils préfèrent de beaucoup endurer le mal que de risquer un soulagement au prix d'une douleur même minime. Ils sont comme le coxalgique, froncent le sourcil, pleurent et étendent les mains pour se protéger, lorsqu'ils voient entrer le médecin dans la pièce. Puis nous devons aussi tenir compte du milieu : les parents hésitent à perdre une demi-journée pour venir faire soigner leurs enfants et ne les amènent qu'après plusieurs nuits d'insomnie, poussés par les plaintes de l'enfant ; ils traînent le pauvre petit patient à notre consultation, après lui avoir répété toute la nuit que cela ne peut durer plus longtemps et qu'au jour on le mènera faire arracher sa dent. C'est la seule opération qu'ils comprennent, car cela ne demande que peu de temps et « ça ne recommence plus », comme ils disent : je me permets de douter de l'efficacité d'un règlement devant une pareille disposition d'esprit ; où serait la sanction ?

Cette sanction existe cependant pour tous ceux qui ne se font pas soigner, elle est inéluctable, c'est la douleur et cependant vous voyez combien est petit le nombre des malades qui cherchent à s'y soustraire.

SUR L'EMPLOI DU CELLULO-ACÉTONE EN ART DENTAIRE

par M. KOVARSKY.

de Moscou.

Nous avons fréquemment besoin, en art dentaire, de substances qui doivent nous servir à coller des objets (appareils de prothèse, instruments, dents en porcelaine cassées ou détachées, etc.). Les substances qui existent à cet effet ne correspondent pas, dans la majorité des cas, à nos besoins, et, sous ce rapport, l'art dentaire est pour ainsi dire dépourvu de substances ayant un pouvoir d'adhérence très puissant. Après des recherches minutieuses, après beaucoup d'essais, je suis arrivé à combiner une préparation dont la propriété est de coller solidement non seulement des objets de même nature, mais aussi des objets de nature différente.

Cette préparation, que j'appelle cellulo-acétone, peut rendre de grands services dans notre pratique courante. C'est un mélange de 55 à 45 parties de celluloïd et de 100 parties d'acétone.

Le cellulo-acétone se présente sous la forme d'une pâte semi-liquide dont la consistance rappelle celle d'un sirop très épais. Le cellulo-acétone s'évaporant très facilement, il est nécessaire de le conserver dans des tubes hermétiquement fermés, analogues à ceux dont se servent les peintres.

En contact avec l'air atmosphérique, le cellulo-acétone se recouvre d'une pellicule. L'acétone s'évapore peu à peu et il ne reste qu'une substance d'une consistance très douce, analogue à celle de la corne. Pour que le cellulo-acétone acquière cette consistance dure, il faut de une demi-heure à douze heures, suivant l'épaisseur de la couche de cellulo-acétone qu'on emploie. Le cellulo-acétone n'est pas soluble dans l'eau ni dans l'alcool, ni dans les acides ; il résiste bien à l'action des liquides de la bouche. On peut lui donner n'importe quelle coloration en y ajoutant une couleur quelconque.

Le cellulo-acétone est très collant et très adhérent ; il adhère solidement à des surfaces rugueuses et sèches, il adhère fort peu à des substances polies, vernies ; il n'adhère pas surtout à des surfaces humides.

A mesure que cette substance se recouvre d'une pellicule, elle perd sa propriété collante ; il faut donc opérer vite pour empêcher la formation de la pellicule et pour avoir un bon résultat.

Le cellulo-acétone, en durcissant, se contracte ; et c'est grâce à cette contraction que les objets se relient intimement.

Le cellulo-acétone, une fois durci, ne se dissout pas dans l'eau à 45 degrés pendant plusieurs heures ; à une température plus élevée et pendant un temps plus prolongé, il devient mou, élastique. En contact avec le feu, il brûle et donne une flamme claire.

Son odeur est désagréable ; en contact avec la muqueuse, il provoque une douleur très vive, mais de courte durée.

Le cellulo-acétone durci se prête bien au travail, et, une fois poli, il devient lisse et brillant ; il prend la coloration des dents naturelles, si on a soin de lui donner la coloration désirable avant de s'en servir.

Me basant sur mes expériences de laboratoire et celles de ma pratique journalière pendant deux années, je crois qu'on peut employer le cellulo-acétone avantageusement dans les cas suivants :

1° Pour coller des fragments d'une empreinte en plâtre ;

2° Pour coller les différentes parties d'un modèle cassé accidentellement ; un modèle réparé avec du cellulo-acétone, et auquel arrive de nouveau un accident, ne se brisera plus à l'endroit réparé ;

3° Pour fixer des brosses circulaires pour le tour ;

4° Pour réparer l'os, la porcelaine, le verre et le bois ;

5° Pour coller une dent en porcelaine cassée en deux ;

6° Pour réparer des appareils prothétiques en caoutchouc.

a) Pour coller une dent qui s'est détachée avec les crampons. Pour cela, on agrandit les orifices du caoutchouc qui renfermait les crampons. On introduit dans les orifices du cellulo-acétone et on remet la dent à sa place.

b) Pour coller la plaque d'un appareil en caoutchouc cassée en deux. Pour cela, on fera plusieurs entailles sur les deux fragments. On met les fragments sur le modèle, préalablement recouvert d'une feuille de papier à cigarettes mouillée, pour empêcher l'adhérence. — Une fois sur le modèle, on verse du cellulo-acétone dans les entailles (ce dernier moyen est employé exceptionnellement en cas d'urgence).

7° Pour coller des couronnes détachées des plaques métalliques; pour faire tenir des couronnes en tube sur leurs pivots (au lieu d'employer le soufre).

Dans ma pratique courante, je me sers également de cellulo-acétone dans les cas suivants :

1° Comme matière obturatrice des caries des dents antérieures : la coloration de cette matière est analogue à celle de la dent ;

2° Pour fixer des dents à pivot, des couronnes dans les travaux à pont ;

3° Dans les cas où on a besoin d'un pansement adhérent ;

4° Pour fixer des blocs de porcelaine; pour poser des dents à pivot;

5° Pour fixer des dents déchaussées dans la pyorrhée alvéolaire; pour fixer des dents accidentellement brisées.

Le cellulo-acétone peut rendre de bien grands services en art dentaire; je ne veux pas énumérer tous les cas où il est employé avantageusement, il me suffit de dire que, dans tous les cas où on a besoin de coller ou de fixer solidement un objet quelconque, le cellulo-acétone peut être employé avec beaucoup de succès.

DISCUSSION

M. Terrier. — Deux morceaux de plâtre sec ont été soudés avec cette préparation, après avoir pris les précautions techniques recommandées. Or, après six heures, il n'y a eu qu'une résistance très faible, si faible même qu'il semble impossible de faire usage de cette préparation dans la prothèse ainsi que l'auteur le propose.

M. Kovarsky. — La guérison de la pyorrhée est possible par cette méthode. Lorsque la guérison est obtenue, il n'y a plus qu'à enlever la colle adhérente sur les dents à l'aide de ciseaux ou de fraises.

M. Gaillard. — Dans la pratique courante du laboratoire, la cellulose, dissoute dans l'acide acétique, a, de longue date, été préconisée soit pour réparer des appareils brisés, soit pour rapporter des dents : les résultats obtenus ont été peu encourageants et la réunion des parties brisées ou surajoutées ne se faisant d'une manière durable qu'à la condition de soumettre la substance à une nouvelle pression sous une température de 120 à 150 degrés.

L'obturation de dents à l'aide de cette substance seule me semble un leurre, et la fixité de corps étrangers, morceaux d'ivoire ou autres, dans les cavités dentaires, ne peut être que de peu de durée, la cellulose se décomposant dans les milieux alcalins.

SUR LE PLAN INCLINÉ APPLIQUÉ AU TRAITEMENT DE CERTAINES DÉVIATIONS DES DENTS ANTÉRIEURES — CONDITIONS DU BON FONCTIONNEMENT DE L'APPAREIL MOYEN D'ABRÉGER LA DURÉE DE SON APPLICATION

par M. Jules FERRIER

Conclusions.

La première partie de mon travail ferait double emploi avec un article qu'a publié notre éminent confrère, le Dr Cruet, dans la *Revue de stomatologie*, en juin dernier. Nous nous rencontrons sur tous les points : indications, mode d'action, construction de l'appareil, avantages d'un appareil bien fait, inconvénients d'un appareil défectueux ou irrégulièrement porté ; je n'insiste pas.

Je n'aborderai donc que la seconde partie : *Moyen de réduire le temps d'application de l'appareil.*

Une dent, à condition de n'être pas gênée par ses voisines, peut être déplacée en un temps très court, et sans grande douleur, d'une quantité égale ou à peu près à l'épaisseur de son ligament.

Or, si dans quelques cas la rétroversion est assez légère pour ne pas excéder l'épaisseur du ligament et permettre une réduction rapide, souvent elle est plus considérable, et la réduction, qui avait marché très rapidement au début, semble devenir stationnaire, parce que, après avoir usé de la compressibilité du ligament, la dent doit agir sur la partie osseuse de l'alvéole pour continuer son chemin.

Ce supplément de chemin, qui serait long et douloureux à effectuer, on peut, dans le plus grand nombre de cas, le demander à la ou aux dents antagonistes, qui sont presque toujours en version opposée à celle de la dent traitée et qui, faisant en arrière le même chemin que la dent visée, dans le même temps rapide et sans plus de douleur, grâce à la compressibilité du ligament, font de cette réduction une affaire de quelques heures.

Une chambre réservée dans la gouttière de vulcanite, derrière chaque dent à repousser en arrière; une cheville de bois comprimé traversant la paroi antérieure de la gouttière au niveau de chacune des dents sont, pour obtenir ce résultat, les seules modifications à apporter à l'appareil de Catelan.

DISCUSSION

M. Lebedensky. — Je crois que l'action musculaire joue un rôle capital dans le redressement des dents par le plan incliné. C'est de la hauteur du plan incliné que dépend la rapidité du redressement. Lorsque vous appliquez un plan incliné, les muscles masticateurs, et surtout le masséter, s'étendent, s'allongent. Les fibres musculaires tendent à revenir à leur forme primitive, grâce à leur tonicité. C'est cette tonicité qui produit le redressement de la dent : on n'a pas besoin de compter sur la volonté de l'enfant. Lorsque le plan incliné ne produit pas un écartement suffisant des maxillaires, ce n'est plus la tonicité musculaire, mais la volonté de l'enfant, qui produit le redressement.

Le plan incliné joue le rôle d'un point d'appui sans lequel le redressement ne pourra pas se faire, malgré l'écartement plus ou moins large des maxillaires.

Les enfants qui ont des végétations adénoïdes et par conséquent la bouche ouverte ont besoin parfois (s'il y a anomalie dentaire) d'un plan incliné assez haut pour permettre aux muscles masticateurs, qui ont pris l'habitude de rester dans un état d'extension, de s'étendre encore plus. Cette surextension des fibres musculaires produit le redressement par leur contraction successive (tonicité musculaire).

M. Paul Ferrier (Paris). — J'apporte à l'appui de la communication de mon frère deux petits appareils, des gouttières de caoutchouc qui m'ont servi l'année dernière pour redresser à la fois des incisives supérieures en anté-version, des incisives inférieures en rétroversion, chez un jeune homme de 20 ans. Le plan incliné a poussé les 4 dents supérieures en avant et à l'aide de laminaires placées dans des trous situés au niveau du 1/3 supérieur de la face antérieure des incisives du bas, celles-ci ont été repoussées en arrière de celles du haut.

M. Lempert (Paris). — J'ai eu l'occasion de vérifier l'utilité des chevilles que nous propose M. Ferrier dans les plans inclinés, lorsqu'il s'agit de redressement des incisives supérieures. J'ai eu, il y a trois mois, un cas de redressement de deux incisives supérieures latérales qui se trouvaient en rétroversion. En l'espace de quinze jours, avec deux plans inclinés, j'ai réussi à mettre les 4 incisives latérales bout à bout. La même position n'ayant pas changé durant trois semaines, j'ai dû avoir recours aux chevilles qui m'ont permis de faciliter la bascule des deux incisives inférieures en dedans et j'ai ainsi obtenu de faire croiser les incisives du haut avec celles du bas normalement.

M. Pirsch (Paris). — Pour éviter les chevilles de bois pouvant amener des caries, comme le dit M. le Dr Gaillard, on peut gratter sur le modèle là où les dents de la mâchoire inférieure antagonistes de celles à redresser. Le plan incliné construit sur le modèle ainsi modifié force sur les dents du bas

et les pousse en arrière, tandis que la dent supérieure est déplacée en même
temps en avant.

M. Paul Ferrier (Paris). — Le caoutchouc, comme moyen de pression avec
des appareils en forme de gouttière et qui ne sont fixés que par leur conformation inverse de celle des molaires sur lesquelles elles s'appuient, n'agit
que très difficilement dans le sens que l'on désire; il ne fait que déplacer
l'appareil en le soulevant.

M. Gaillard (Paris). — Passe au tableau pour répondre et tend à démontrer
par une série de figures que pour lui l'action plus énergique qui vient d'être
signalée dans les plans inclinés à grande pente, action qu'il reconnaît, est
bien plutôt due au relèvement du plan sur lequel vient glisser la dent à
redresser qu'à la distension forcée des muscles élévateurs de la mâchoire.

ALLOCUTION

de M. le Dr RICHER

Le dernier-né de la grande famille médicale vient de manifester,
pour la première fois, d'une façon solennelle, son existence et sa vitalité. La conception remonte assez loin, la gestation fut laborieuse, et
l'accouchement encore plus. On put craindre un moment que l'application du forceps, ou plutôt du davier, ne l'étouffât au collet. Mais
enfin il est venu au monde, a vécu, il est baptisé et inscrit sur le
registre de l'état civil sous le nom de *Stomatologie*.

Et, pareils aux rois mages de l'antiquité, sont venus des quatre
coins du monde d'éminents professeurs lui apporter les trésors de
leur science et l'enseignement de leur pratique. — Notre aimable président saura mieux que personne leur témoigner notre reconnaissance
pour cette preuve d'estime et de confraternité; et si je me permets
aujourd'hui de mêler à la sienne ma trop faible voix, c'est pour
donner à l'expression de notre gratitude son caractère véritable de
spontanéité et de camaraderie.

Grâces vous soient rendues, mes chers confrères, qui êtes accourus
à notre appel, hélas! un peu tardif et précipité; merci de votre empressement. Nous avons pu, dans des entretiens familiers, apprendre
à nous connaître et à nous apprécier. Avec un égal fonds de science,
nous avons retrouvé en chacun de vous les qualités propres à chaque
nation. Les énumérer serait trop long, et je risquerais de blesser
votre modestie. Qu'il me soit seulement permis, en passant, de saluer
en M. Losada une Espagne empreinte d'un parisianisme charmant.

Les communications que vous nous avez faites ont été d'un puissant intérêt, soit au point de vue purement scientifique, soit au point de vue pratique ; et si les discussions, déjà touffues, ne l'ont pas été encore plus, il faut s'en prendre à un vilain défaut de notre race, dont, pour ma part, je me confesse humblement. La plupart d'entre vous, messieurs, ont fait leurs communications en langue française, véritable hommage de courtoisie. Combien d'entre nous eussent pu en faire autant en pays étranger? Il y a là de notre part un certain état d'infériorité, une lacune qu'il serait très désirable de voir combler. C'est un vœu que je me permets de formuler ici en terminant : le polyglottisme nous permettrait de mieux vous comprendre, de mieux vous apprécier, par conséquent, et de resserrer ainsi les liens de confraternité qui nous unissent déjà.

DISCOURS DE CLOTURE
par M. le D' PIETKIEWICZ

Messieurs,

Il me semble que c'est hier que je prenais pour la première fois la parole dans cet amphithéâtre pour vous souhaiter la bienvenue, et voilà déjà arrivé le moment de la séparation, l'heure des adieux. Laissez-moi croire que ce ne sont pas des adieux définitifs ; que les heures que nous avons passées ensemble nous donnent à tous le désir de nous rencontrer de nouveau, soit dans des réunions analogues à celles-ci, soit même à titre plus intime. On a souvent médit des congrès, bien à tort, à mon avis : s'il est rare, en effet, qu'ils apportent des solutions définitives à toutes les questions posées, qu'ils produisent de ces faits nouveaux qui vont révolutionner la science, ils nous font nous connaître et nous estimer, même nous aimer ; et ce n'est pas chose négligeable en ce monde que de se créer des relations fondées sur l'estime, des amitiés sincères.

Les médecins, dont l'humanité a toujours peur d'avoir besoin, sont partout, et dans notre pays en particulier, un peu traités en enfants gâtés. La France entière s'était associée à notre joie de vous recevoir. Le Gouvernement, la Ville de Paris, le chef de l'État, rivalisaient de zèle pour vous offrir les fêtes les plus belles. La main d'un régicide a brutalement déchiré ce brillant programme de réjouissances et jeté un voile de deuil officiel sur le XIIIe Congrès international de médecine. Pour en être moins éclatant, notre accueil n'en est pas moins cordial, et je vous apporte aujourd'hui dans mon discours, qui n'a rien de préparé, mais en laissant simplement monter aux lèvres tout ce qui me vient du cœur, le témoignage de profonde reconnaissance et de vive amitié de tous mes compatriotes. En leur nom, je remercie d'abord les dames, dont les claires toilettes et les gracieux visages ont jeté une note aimable parmi nos vêtements sombres et nos figures barbues, puis nos deux présidents d'honneur, MM. Charles Tomes et Miller, retenus loin de nous par l'état de leur santé. Je remercie tous ceux qui sont venus à nos réunions, et je remercie surtout ceux qui y ont pris la part la plus active par leurs rapports, leurs communications, leurs démonstrations, ceux qui ont animé et intéressé nos séances par leurs discussions.

Depuis l'ouverture de notre session, vous avez travaillé sans relâche, sans perdre un instant; il serait bien difficile de dire celle de nos séances qui a été la plus intéressante; nous avons seulement conscience d'une chose, c'est que le temps nous a été mesuré de façon trop avare. Par son activité, par l'intérêt de ses travaux, la section de stomatologie, qui vient de naître, a donné la preuve de sa vitalité et montré ce qu'on pouvait attendre d'elle dans l'avenir. Après vous avoir remerciés et exprimé notre désir de vous revoir et de vous mieux connaître, si j'avais le droit de pousser un vivat en cette enceinte, ce serait donc en l'honneur et à l'avenir de la Stomatologie.

VENDREDI MATIN 10 AOUT

Séance supplémentaire à l'Hôtel-Dieu.

Service de M. PIETKIEWICKZ.

1° Emploi du cellulo-acétone. KORVARKY.
2° Traitement de la pyorrhée alvéolaire. YOUNGER.
3° Démonstration clinique d'un mode de traitement des dents infectées. SCHLEIER.
4° Anesthésie de la dentine. SCHLEICH.
5° Obturation à l'émail. TEXTSIN.
6° Anesthésie avec le protoxyde d'azote et l'oxygène. NOGUÉ.
7° Démonstration d'implantation dentaire. AMOEDO.
8° Redressement par le cordonnet. YOUNGER.

EMPLOI DU CELLULO-ACÉTONE

par M. KOWARSKY,

M. Kowarsky fait une démonstration sur l'emploi du cellulo-acétone à l'appui de sa communication.

TRAITEMENT DE LA PYORRHÉE ALVÉOLAIRE

par M. YOUNGER

Une très intéressante démonstration du traitement mécanique de la pyorrhée alvéolaire nous est faite ensuite par M. Younger. On sait que, outre la cause générale, la pyorrhée a besoin pour faire son apparition d'une cause locale, qui peut être une mauvaise articulation, mais consiste le plus souvent en une accumulation du tartre au collet et le long de la racine de la dent.

Le traitement consistera donc, en premier lieu, à faire disparaître cette cause déterminante de la pyorrhée. Pour l'ablation du tartre, M. Younger emploie de fines curettes et de minces excavateurs garnis de manchons en cire de nuances diverses, manchons destinés à les reconnaître et à exagérer la perception des fines particules de tartre qui garnissent la racine de la dent.

Ces particules sont poussées aussi loin que possible vers l'apex, d'où une injection fortement poussée les chasse et les entraîne avec elle.

Après cette ablation du tartre, opération longue, minutieuse qui peut durer souvent 1 heure et plus pour chaque dent, M. Younger procède à la cautérisation de la poche pyorrhéique. Il a employé successivement l'acide sulfurique aromatique, puis l'acide sulfurique anhydre qui a l'avantage d'agir plus énergiquement et plus rapidement, et de ne pas produire les caries du collet justement redoutables, mais M. Younger préconise maintenant l'acide lactique après l'emploi duquel, prétend-il, la gencive s'adapte beaucoup mieux à l'alvéole et à la racine.

DÉMONSTRATION CLINIQUE D'UN MODE DE TRAITEMENT
DES DENTS INFECTÉES PAR LE POTASSIUM-SODIUM

par M. SCHREIER,
de Vienne.

Le potassium-sodium est un produit qui sert à stériliser le contenu des canaux et des cavités dentaires des dents dont la pulpe est gangrenée ou dévitalisée par l'arsenic. Pour traiter ces dents avec succès, il est indispensable de vider et de stériliser les canaux. Les méthodes employées jusqu'ici, curage mécanique ou introduction d'antiseptiques (avec de la ouate) étaient ordinairement trop lentes et, personne ne le niera, aussi pénibles que longues pour le dentiste ; car, en beaucoup de cas, rien que pour pénétrer avec la sonde dans les canaux, il faut déjà beaucoup de patience et d'habileté.

L'usage de ce produit est basé sur la propriété connue du potassium-sodium de décomposer l'eau en développant une haute température, et de former par là l'hydroxyde de potassium (HO-HO) et de sodium (NaO-HO).

Les matières qui remplissent les canaux se composent d'eau et de produits en décomposition de corps gras, avec une grande quantité de micro-organismes de toutes sortes.

Le produit vient-il à être introduit au moyen d'un tire-nerf dans un de ces canaux, son contenu en sort en bouillonnant avec bruit. Si maintenant on sent le tire-nerf, on s'apercevra qu'il répand une odeur savonneuse. L'eau du canal a été décomposée, et il s'est formé de la potasse et de la soude qui ont saponifié les corps gras en suspension.

De là provient cette odeur singulière. Lorsqu'on réitère quelquefois ce procédé, le contenu gangreneux et septique du canal est transformé en une masse stérilisée soluble dans l'eau. Puis, après avoir entouré le tire-nerf d'une mèche de coton, on le plonge dans une faible solution d'acide phénique et on lave le canal ; cette manipulation doit se répéter plusieurs fois. Pour terminer le traitement, l'opérateur peut choisir la méthode qui lui plaît le mieux et qui lui est la plus familière. Mais on reconnaîtra tout de suite qu'il faut commencer par le potassium, car toute la méthode se fonde sur le contenu du canal.

Mode d'emploi.

Si l'on veut se servir d'un nouveau flacon, il faut d'abord enlever la cire à cacheter et le bouchon qui le ferment, et verser la cendre qui remplit le tube de métal où est déposé le flacon ; on se sert du tube pour y conserver le flacon fermé avec de la stéarine.

A-t-on une opération à faire, il faut, avec un instrument pointu de la grosseur d'une fine aiguille à tricoter, percer cette couche de stéarine, puis on enfonce dans cette ouverture une sonde, autour de laquelle restera attachée une légère couche du métal. On n'a plus qu'à introduire cette sonde dans le canal dentaire pour y produire la décomposition chimique. Il faut avoir soin de bien essuyer et de bien sécher la sonde avant de la plonger de nouveau dans le flacon pour répéter l'opération. C'est pourquoi il vaut mieux, au commencement, employer une sonde lisse qui, prenant une quantité suffisante de métal, s'essuie et se sèche mieux qu'une sonde avec des rainures. Naturellement la préparation s'attache le mieux à un tire-nerf, à l'aide duquel on peut introduire le métal, même dans les canaux les plus étroits, pour qu'il y produise son effet. L'opération une fois terminée, on referme l'ouverture faite dans la stéarine, en y passant doucement un instrument chauffé.

En outre, il faut n'employer que la couche déposée autour de l'instrument. Quant aux fragments plus gros qui pourraient y adhérer, il faut avec l'index les faire tomber dans un vase où ils ne peuvent causer de dommage. Il est recommandable d'exercer ce traitement sur une dent déjà arrachée. On apprendra ainsi à connaître les effets de ce produit, et, en examinant les canaux ainsi traités, on se convaincra de l'utilité de cette méthode.

Quand c'est possible, il faut se servir de la digue, et, lorsqu'on doit travailler sans elle, il faut être fort prudent, et ne plonger dans le produit que la pointe du tire-nerf. Le flacon au-dessus de la stéarine doit toujours être sec ; si quelques gouttes du produit venaient à y couler, il faudrait les jeter au poêle.

Si par le trou qu'on a percé on n'arrive plus jusqu'au produit, qu'on en fasse un autre à côté.

Après un service de quelques mois, il se forme sous la stéarine une couche de caustiques, qui par leur ressemblance avec du sel se distinguent facilement du produit qui a un éclat métallique. Si cette couche empêche de prendre du métal, on n'a qu'à gratter jusqu'au métal, au-dessus d'un vase sec, la stéarine et les parties en décomposition, et ensuite à recouvrir ce qui reste d'une couche de stéarine qu'on fait découler d'une bougie allumée. Il faut jeter au poêle les parties décomposées.

Le dentiste qui emploiera ce produit de la manière indiquée sera surpris de voir combien de temps et de peine il épargnera, et quels succès il obtiendra, même dans les cas les plus difficiles. Avec un peu de prudence, il n'y a pas le moindre danger.

La réaction se fait sans que le patient s'en aperçoive ; et en particulier il n'y a pas lieu de remarquer le moindre échauffement douloureux de la dent. L'inflammation n'empêche pas l'emploi de ce produit, et, au contraire, dans la plupart des cas, on obtient une diminution immédiate des symptômes inflammatoires.

DÉMONSTRATION CLINIQUE D'ANESTHÉSIE LOCALE DE LA DENTINE SENSIBLE PAR UNE SOLUTION ANESTHÉSIQUE DE SCHLEICH

par M. SCHREIER

M. Schreier pratique l'insensibilisation de la dentine sensible à l'aide de la solution suivante préconisée par Schleich.

    Chlorhydrate de cocaïne. . . . .   0 gr. 10
    Chlorhydrate de morphine. . . . .   0 gr. 02
    Chlorure de sodium . . . .   0 gr. 20
    Eau distillée stérilisée. . . . .   100 gr.
                F. S. A.

Nota. — Il n'est pas indifférent de rappeler le titre des trois solutions recommandées par Schleich et qu'il appelle : solution forte, solu-

tion moyenne, et solution faible, qui sont composées de la façon
suivante :

	Forte.	Moyenne.	Faible.
Chlorhydrate de cocaïne . . .	0 gr. 20	0 gr. 10	0 gr. 010
Chlorhydrate de morphine . .	0 gr. 02	0 gr. 02	0 gr. 005
Chlorure de sodium	0 gr. 20	0 gr. 20	0 gr. 200
Eau distillée stérilisée	100 gr.	100 gr.	100 gr.

D'après Schleich, il est possible d'injecter sans danger et dans une
même opération 25 centimètres cubes de la solution forte, 50 centimètres cubes de la solution moyenne, et 500 centimètres cubes de la
solution faible.

Schleich recommande une technique particulière qu'il est indispensable de suivre, si l'on veut aboutir à un succès.

Avant de pratiquer les injections, il faudrait d'abord l'immobilisa-
tion superficielle de la région à anesthésier par la vaporisation soit
de l'éther, soit du chlorure d'éthyle, ou bien par l'application d'une
solution phéniquée forte (solution à 5 ou même 10 pour 100), ou bien
par le badigeonnage d'une solution forte de cocaïne.

PRÉSENTATION D'OBTURATIONS A L'ÉMAIL

par M. JENKINS.

de Dresde.

Le Dr Jenkins présente un malade qui a 30 obturations à la porcelaine dans sa bouche depuis 4 et 2 mois. Les molaires et les
bicuspides surtout possèdent de grosses restaurations, de telle sorte
que la mastication se fait surtout sur la porcelaine.

Le Dr Jenkins montre sur une cavité non encore obturée sa méthode
de prendre l'empreinte avec une feuille d'or dans laquelle la masse de
porcelaine sera fondue plus tard. La feuille d'or mince élastique
est renforcée en l'entourant d'un lit d'amiante.

RÉSULTATS ÉLOIGNÉS DES IMPLANTATIONS DENTAIRES
par M. Oscar AMOEDO

M. Amoëdo nous présente cinq malades sur lesquels ont été effectuées des implantations. Il s'est servi de dents de différentes sources. C'est ainsi qu'il a employé tantôt des dents fraîches, de provenance autopique ou hétérotopique, tantôt des dents sèches, tout simplement stérilisées, ou des dents à racine superficiellement décalcifiées. Toutes ces dents se sont consolidées de la même façon et présentent aujourd'hui les mêmes signes physiques :

1° Le son tympanique produit à la percussion sur une dent greffée consolidée est toujours plus clair que celui qui est produit sur les autres dents voisines.

2° Elles offrent une grande difficulté à l'extraction.

3° Tout mouvement communiqué à la dent se transmet à l'os directement et sans interruption.

4° Les parois alvéolaires recouvrant les dents implantées se reproduisent jusqu'à rétablir le niveau normal qui existait autour de la dent perdue.

M. Amoëdo termine en disant qu'il a jusqu'ici toujours obtenu des résultats satisfaisants et qu'il n'a jamais eu à déplorer ni accidents ni complications.

DÉMONSTRATION D'ANESTHÉSIE PAR LE PROTOXYDE D'AZOTE ET L'OXYGÈNE
par M. R. NOGUÉ

Avant d'anesthésier devant nos yeux un patient à l'aide d'un mélange de protoxyde d'azote et d'oxygène, M. Nogué fait un court historique de la question.

Paul Bert le premier eut l'idée d'employer un mélange de protoxyde d'azote et d'oxygène à la pression normale.

Hillischer, de Vienne, Hewitt, de Londres, entreprirent dès 1886 leurs recherches sur ce sujet. L'appareil actuellement employé a pour inventeur M. Hewitt et permet l'administration du protoxyde d'azote avec des proportions d'oxygène variables au gré de l'opérateur. Cet appareil comprend :

1° Deux récipients en acier pour le protoxyde d'azote liquide et un récipient pour l'oxygène comprimé.

2° Deux ballons en caoutchouc, l'un pour le protoxyde et l'autre pour l'oxygène, ballons accolés l'un à l'autre, afin qu'il soit facile de les maintenir pendant l'anesthésie à un égal degré de distension.

3° Deux tubes, l'un dans l'intérieur de l'autre, conduisant respectivement l'oxygène et le protoxyde des récipients aux ballons de caoutchouc.

4° Une chambre dans laquelle se mélangent les deux gaz en proportions déterminées par le jeu d'un régulateur.

5° Un régulateur qui permet d'obtenir dans la chambre de mélange, selon la volonté de l'opérateur, 1, 2, 3, 10, 20 pour 100, d'oxygène.

6° Des valves disposées de telle sorte que les produits de l'expiration pulmonaire soient rejetés au dehors.

7° Un inhalateur qui s'applique sur la face et empêche la pénétration de l'air.

On applique l'inhalateur et l'on commence par faire respirer de l'air au malade, puis on lui donne un mélange de deux parties d'oxygène pour 100 de protoxyde d'azote. Après trois ou quatre inspirations, on porte ce chiffre d'oxygène à 3, puis 4 pour 100. L'aspect du malade guide alors l'opérateur. Donner trop d'oxygène, c'est risquer de produire un peu d'excitation; n'en pas donner assez, c'est risquer de voir apparaître un peu de cyanose. C'est entre ces deux extrêmes qu'il faut évoluer. La pratique seule permet d'obtenir, selon les sujets, un résultat parfait.

L'anesthésie survient au bout de deux ou trois minutes. S'agit-il d'une opération de courte durée, on enlève le masque: l'anesthésie absolue persiste pendant une minute environ, parfois davantage.

S'il s'agit d'opérations pratiquées sur d'autres parties du corps que la face et n'exigeant pas l'enlèvement du masque, pour l'accès facile du champ opératoire, on peut prolonger l'inhalation du gaz et par suite maintenir l'anesthésie pendant un certain temps.

M. Nogué rapporte 40 opérations où l'anesthésie avec le mélange de protoxyde et d'oxygène donna des résultats tout à fait satisfaisants.

L'anesthésie proto-azotée est actuellement, à son avis, de tous les procédés d'anesthésie générale le moins dangereux de beaucoup. L'adjonction de doses déterminées d'oxygène, en faisant disparaître le danger d'asphyxie, rend ce mode d'anesthésie pour ainsi dire inoffensif.

L'anesthésie est alors pratiquée sur une femme de 50 ans à qui on extrait deux racines de bicuspides supérieures et qui, une fois réveillée, affirme qu'elle n'a pas souffert.

ANESTHÉSIE PAR LE CHLORURE D'ÉTHYLE PUR
par M. KÉLÈNE

Le représentant de la Société des usines du Rhône ayant apporté un masque servant à l'administration du kélène, M. Losada se prête à une expérience d'anesthésie au moyen du kélène (chlorure d'éthyle pur) et se fait endormir dans un fauteuil. L'anesthésie est très rapide, sans période d'excitation, sans envies de vomir; la résolution musculaire obtenue, l'on interrompt la narcose, et M. Losada se réveille presque aussitôt. Il déclare ne point avoir éprouvé de sensations désagréables, et ne point souffrir de maux de tête.

DÉMONSTRATION D'IMPLANTATION DENTAIRE
par M. AMOEDO

M. Amoëdo procède à l'implantation d'une première bicuspide droite supérieure sur une jeune femme de 27 ans.

Cette dent provient d'une jeune fille de 15 ans, extraite le 15 juillet dernier en vue d'un redressement.

Le péricément est intact, mais la dent a été bouillie dans l'eau.

Voici la technique suivie :

1° Désinfection de la bouche avec un élixir antiseptique.

2° Anesthésie de la muqueuse et de la paroi alvéolaire avec des injections faites très rapprochées de l'os, d'une solution huileuse de cocaïne pure.

3° Ouverture de la gencive au moyen d'une incision en H et du rabattage de deux lambeaux, l'un du côté du palais et l'autre du côté labial.

4° Trépanation de l'alvéole avec les forets du D' Ottolongui montés sur le tour dentaire.

5° Implantation de la dent, entrée à frottement dur à coups de maillet.

6° Incision profonde sur la gencive au niveau de l'apex de la dent implantée, afin de faire saigner et décongestionner les gencives irritées par le traumatisme de l'opération.

La malade, sans qu'il fût besoin de lui faire des ligatures, peut se rendre à son travail habituel.

REDRESSEMENT PAR LE CORDONNET

par M. YOUNGER

M. Younger (de San-Francisco) présente des modèles de redressements effectués au moyen des ligatures; il présente ensuite deux malades traitées par sa méthode et exécute sur chacune une application de ligature. M. Younger emploie du cordonnet de soie spécial, extrêmement fin, de diverses grosseurs; il fait expliquer par un assistant son procédé, qui consiste à ligaturer au collet la dent qui sert de point d'appui et vers l'extrémité de la couronne la dent à redresser; il empêche le fil de remonter au moyen d'autres ligatures en étrier. Il ne cire pas la partie moyenne de chaque fil, qu'il fixe après deux tours sur la dent.

M. Younger démontre les différents cas de redressement qu'il pratique couramment, et qu'il exécute, du reste, sous les yeux des membres du Congrès, avec une dextérité remarquable.

TABLE DES MATIÈRES

TABLE ANALYTIQUE DES MATIÈRES

PARIS. — IMPRIMERIE GÉNÉRALE LAHURE

9, RUE DE FLEURUS, 9

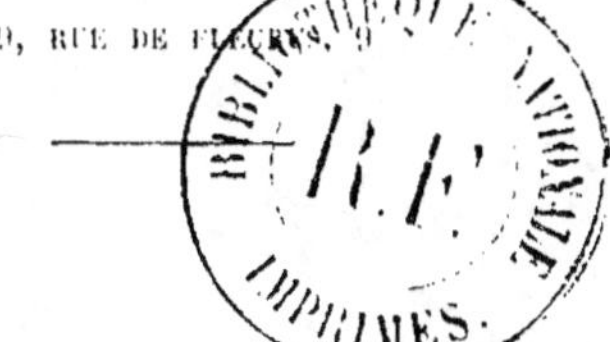

Masson et Cie, Éditeurs

Libraires de l'Académie de Médecine

120, Boulevard Saint-Germain, Paris (VIe)

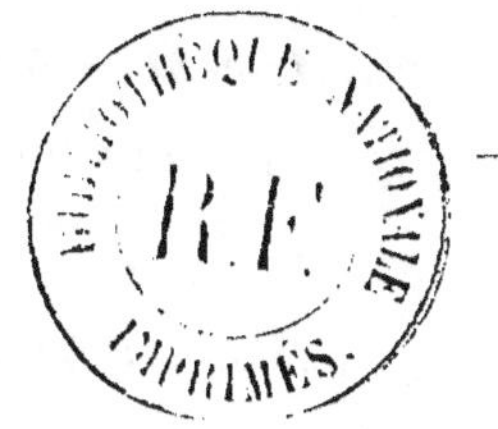

EXTRAIT

DU

CATALOGUE MEDICAL

Juin 1901

La librairie Masson et Cie envoie gratuitement et franco de port les catalogues suivants à toutes les personnes qui lui en font la demande.

— **Catalogue général** contenant, classés par subdivisions, tous les ouvrages publiés à la librairie ainsi que la liste de ses différents journaux et revues.

— **Catalogues de l'Encyclopédie scientifique des Aide-Mémoire**
    I. Section de l'ingénieur.
    II. Section du biologiste.

— **Catalogue des ouvrages d'enseignement.**

Des prospectus spéciaux des différents grands Traités publiés par la librairie sont également adressés sur demande.

Traité de Pathologie générale

PUBLIÉ PAR

CH. BOUCHARD

MEMBRE DE L'INSTITUT
PROFESSEUR DE PATHOLOGIE GÉNÉRALE A LA FACULTÉ DE MÉDECINE DE PARIS

SECRÉTAIRE DE LA RÉDACTION

G.-H. ROGER

Professeur agrégé à la Faculté de médecine de Paris, Médecin des hôpitaux.

COLLABORATEURS :

MM. ARNOZAN — D'ARSONVAL — BENNI — R. BLANCHARD — BOULAY — BOURCY — BRUN — CADIOT — CHABRIÉ — CHANTEMESSE — CHARRIN — CHAUFFARD — COURMONT — DEJERINE — PIERRE DELBET — DEVIC — DUCAMP — MATHIAS DUVAL — FÉRÉ — FRÉMY — GAUCHER — GILBERT — GLEY — GUIGNARD — LOUIS GUINON — J.-F. GUYON — HALLÉ — HÉNOCQUE — HUGOUNENQ — LAMBLING — LANDOUZY — LAVERAN — LEBRETON — LE GENDRE — LEJARS — LE NOIR — LERMOYEZ — LETULLE — LUBET-BARBON — MARFAN — MAYOR — MENETRIER — NETTER — PIERRET — G.-H. ROGER — GABRIEL ROUX — RUFFER — RAYMOND TRIPIER — VUILLEMIN — FERNAND WIDAL.

6 vol. grand in-8°, avec figures dans le texte

Sous la puissante impulsion du professeur Bouchard, la pathologie générale a pris une place prépondérante dans les études du monde médical. C'est qu'elle fournit des enseignements indispensables à toutes les branches de la médecine : elle fixe les idées sur les grands problèmes que soulève l'étude de l'homme ; elle éloigne le médecin des changeantes données de l'empirisme et lui apprend à réfléchir sur les phénomènes qu'il observe, à discuter et à comprendre les interventions qu'il doit faire.

Pour être véritablement utile, la pathologie expérimentale doit constamment s'efforcer de réunir et de synthétiser les données de la clinique et de l'expérimentation. C'est dans cet esprit qu'est conçu l'enseignement du professeur Bouchard ; c'est dans cet esprit qu'a été écrit le livre dont il dirige la publication. Si tous les collaborateurs ont conservé leur indépendance, tous cependant ont suivi la même idée directrice qui assure à l'œuvre son unité.

Le plan adopté est d'ailleurs fort simple. Il consiste à rechercher par quel mécanisme agissent les causes pathogènes, par quels procédés l'organisme répond à l'attaque, par quels moyens le médecin peut apprécier à leur juste valeur les troubles morbides, les rattacher à leur cause et modifier leur évolution.

Tome V. Fig. 105. Facies dans la paralysie pseudo-bulbaire.

C'est la première fois, croyons-nous, qu'une pléiade de savants s'est groupée

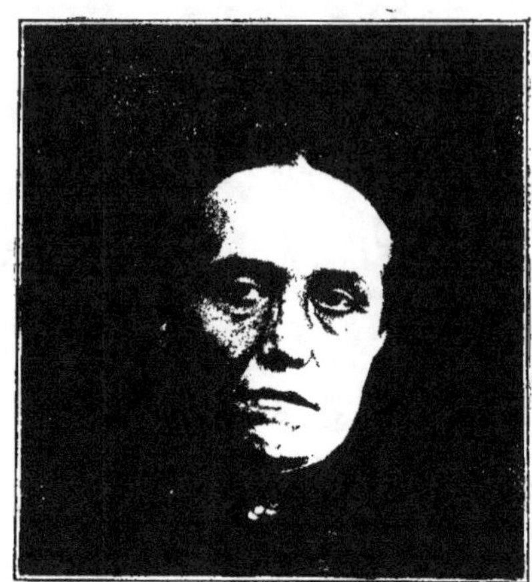

Tome V. Fig. 15. Paralysie labio-glosso-
laryngée (face au repos).

autour d'un maître illustre, pour élever un pareil monument à l'étude de
la pathologie générale. L'intérêt qu'a
soulevé cet ouvrage dans le monde
scientifique étranger montre que nulle
part n'existait l'équivalent d'une telle
œuvre, et dès à présent, deux traduc-
tions, l'une en italien, l'autre en espa-
gnol, ont été publiées.

DIVISION DE L'OUVRAGE

TOME Iᵉʳ. — *1 vol. grand in-8° de 1018 pages
avec figures dans le texte : 18 fr.*

Introduction à l'étude de la pathologie
générale, par G.-H. ROGER. — Pathologie de l'homme et des animaux, par
G.-H. ROGER et P.-J. CADIOT. — Considérations générales sur les maladies des
végétaux, par P. VUILLEMIN. — Pathogénie générale de l'embryon. Tératogé-
nie, par MATHIAS DUVAL. — L'hérédité
et la pathologie générale par LE GENDRE.
— Prédisposition et immunité, par
BOURCY. — La fatigue et le surmenage,
par MARFAN. — Les Agents mécaniques,
par LEJARS. — Les Agents physiques.
Chaleur. Froid. Lumière. Pression atmosphérique. Son, par LE NOIR. — Les Agents
physiques. L'énergie électrique et la matière vivante, par D'ARSONVAL. — Les Agents
chimiques. Les caustiques, par LE NOIR. — Les intoxications, par G.-H. ROGER.

TOME II. — *1 vol. grand in-8° de 940 pages avec figures dans le texte : 18 fr.*

L'Infection, par CHARRIN. — Notions générales de morphologie bactériologique, par
GUIGNARD. — Notions de chimie bactériologique, par HUGOUNENQ. — Les microbes
pathogènes, par ROUX. — Le sol, l'eau et l'air, agents des maladies infectieuses, par
CHANTEMESSE. — Des maladies épidémiques, par LAVERAN. — Sur les parasites des
tumeurs épithéliales malignes, par RUFFER. — Les parasites, par R. BLANCHARD.

TOME III. — *1 vol. in-8° de plus de 1400 pages
avec fig. dans le texte, publié en deux fasci-
cules : 28 fr.*

Fasc. I. — Notions générales sur la nutrition à l'état normal, par E. LAMBLING.
— Les troubles préalables de la nutrition, par CH. BOUCHARD. — Les réactions nerveuses, par CH. BOUCHARD et
G.-H. ROGER. — Les processus pathogéniques de deuxième ordre par G.-H.
ROGER.

Fasc. II. — Considérations préliminaires
sur la physiologie et l'anatomie pathologiques, par G.-H. ROGER. — De la fièvre,
par LOUIS GUINON. — L'hypothermie, par
J.-F. GUYON. — Mécanisme physiologique
des troubles vasculaires, par E. GLEY. —
Les désordres de la circulation dans les
maladies, par A. CHARRIN. — Thrombose
et embolie, par A. MAYOR. — De l'inflammation, par J. COURMONT. — Anatomie
pathologique générale des lésions inflammatoires, par M. LETULLE. — Les altérations anatomiques non inflammatoires,
par P. LE NOIR. — Les tumeurs, par
P. MÉNÉTRIER.

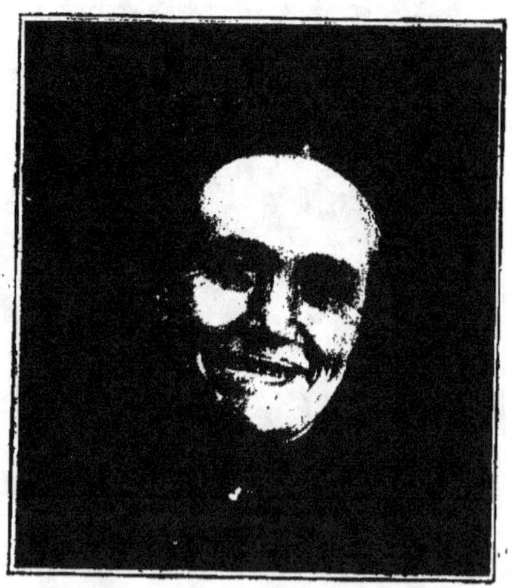

Tome V. Fig. 16. Paralysie labio-glosso-
laryngée (rire)

TOME IV. — 1 vol. in-8° de 719 pages avec figures dans le texte: **16 fr.**

Évolution des maladies, par DUCAMP. — Sémiologie du sang, par A. GILBERT. — Spectroscopie du sang. Sémiologie, par A. HÉNOCQUE. — Sémiologie du cœur et des vaisseaux, par R. TRIPIER et DEVIC. — Sémiologie du nez et du pharynx nasal, par M. LERMOYEZ et M. BOULAY. — Sémiologie du larynx, par M. LERMOYEZ et M. BOULAY. — Sémiologie des voies respiratoires, par M. LEBRETON. — Sémiologie générale du tube digestif, par P. LE GENDRE.

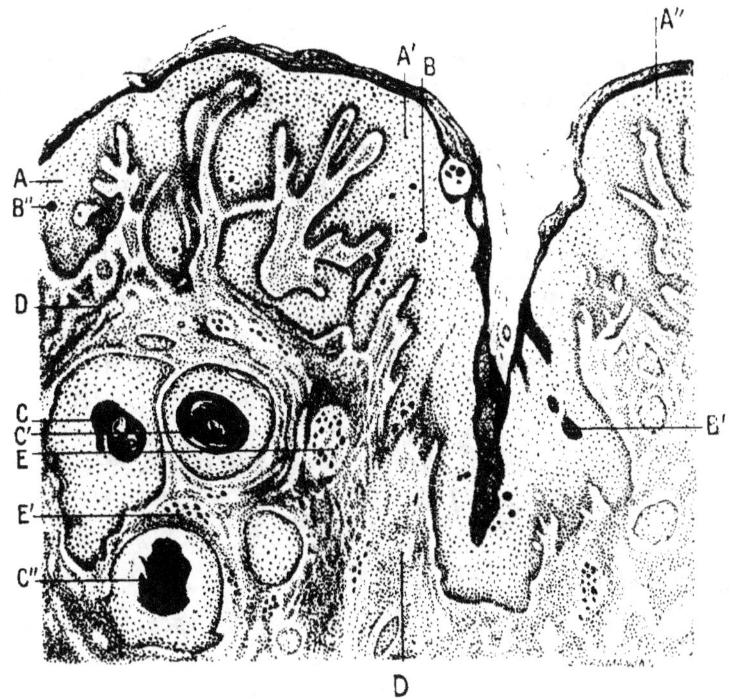

Tome III. Fig. 17. Épithéliome pavimenteux lobulé de la langue.

TOME V. — 1 vol. in-8° de 1180 pages avec nombreuses figures dans le texte : **28 fr.**

Pathologie générale et Sémiologie du foie, par A. CHAUFFARD. — Pancréas, par X. ARNOZAN. — Analyse chimique des urines, par C. CHABRIÉ. — Analyse microscopique des urines (histo-bactériologique), par NOEL HALLÉ. — Le rein, l'urine et l'organisme, par A. CHARRIN. — Sémiologie des organes génitaux, par PIERRE DELBET. — Sémiologie du système nerveux, par J. DEJERINE. Cet article comprend plus de 800 pages et est illustré de très nombreuses photographies, schémas et dessins.

Sous Presse : TOME VI

CONDITIONS DE LA PUBLICATION (Juin 1901).

Le Traité de Pathologie générale est publié en six volumes. Chaque volume est vendu séparément, et le prix en est fixé suivant l'étendue des matières.

Il est accepté des **souscriptions** au Traité de Pathologie générale à un *prix à forfait*, quels que soient l'étendue et le prix de l'ouvrage complet.

Ce prix a été élevé de **112 francs** *à* **120 francs**. *et restera tel, dans tous les cas, jusqu'à la publication du tome VI.*

CHARCOT — BOUCHARD — BRISSAUD

BABINSKI — BALLET — P. BLOCQ — BOIX — BRAULT — CHANTEMESSE — CHARRIN
CHAUFFARD — COURTOIS-SUFFIT — DUTIL — GILBERT — GUIGNARD — L. GUINON
GEORGES GUINON — HALLION — LAMY — LE GENDRE — MARFAN
MARIE — MATHIEU — NETTER — ŒTTINGER — ANDRÉ PETIT
RICHARDIÈRE — ROGER — RUAULT — SOUQUES — THOINOT
THIBIERGE — FERNAND WIDAL

TRAITÉ DE MÉDECINE

DEUXIÈME ÉDITION

(Entièrement refondue)

PUBLIÉE SOUS LA DIRECTION DE MM.

BOUCHARD	BRISSAUD
Professeur à la Faculté de médecine de Paris	Professeur à la Faculté de médecine de Paris
Membre de l'Institut.	Médecin de l'hôpital St-Antoine.

10 volumes grand in-8°, avec figures dans le texte

En Souscription. . . . . **150** francs.

La deuxième édition du TRAITÉ DE MÉDECINE a été entièrement revisée et augmentée dans de notables proportions. En outre, et pour la commodité des lecteurs, les matières sont réparties en dix volumes qui paraissent successivement.

Chaque volume est vendu séparément.

Jusqu'à ce jour le prix de l'ouvrage reste fixé pour les souscripteurs à 150 francs.

JUIN 1901.

Le succès de la première édition du **Traité de Médecine** de MM. Charcot, Bouchard et Brissaud a rendu nécessaire une seconde édition, et, loin de se borner à une réimpression, les auteurs ont voulu présenter au public un ouvrage nouveau, gardant le plan et les idées qui avaient assuré le succès sans précédent du traité, lors de son apparition, mais complétant et remaniant la plupart de ses parties et corrigeant les quelques imperfections qui s'étaient glissées dans la première édition. Comprenant désormais 10 volumes, dont 6 déjà ont été publiés, le **Traité de Médecine** reste le plus complet, le plus documenté des livres de ce genre, et l'autorité croissante qui s'attache aux noms de ceux qui y collaborent en confirme et en assure le succès persistant.

TOME I⁽ʳ⁾

1 vol. grand in-8° de 845 pages, avec figures dans le texte : **16** fr.

Les bactéries, par L. GUIGNARD, membre de l'Institut et de l'Académie de médecine, professeur à l'Ecole de Pharmacie de Paris. — *Pathologie générale infectieuse*, par A. CHARRIN, professeur remplaçant au Collège de France, directeur du Laboratoire de médecine expérimentale (Hautes Etudes), médecin des hôpitaux. — *Troubles et maladies de la nutrition*, par PAUL LEGENDRE, médecin de l'hôpital Tenon. — *Maladies infectieuses communes à l'homme et aux animaux*, par G.-H. ROGER, professeur agrégé, médecin de l'hôpital de la Porte d'Aubervilliers.

TOME II

1 vol. grand in-8° de 896 pages, avec figures dans le texte : **16** fr.

Fièvre typhoïde, par A. CHANTEMESSE, professeur à la Faculté de médecine, médecin des hôpitaux de Paris. — *Maladies infectieuses*, par
F. WIDAL, professeur agrégé, médecin des hôpitaux de Paris. — *Ty-
phus exanthématique*, par L.-H. THOINOT, professeur agrégé, médecin
des hôpitaux de Paris. — *Fièvres éruptives*, par L. GUINON, médecin
des hôpitaux de Paris. — *Érysipèle*, par E. BOIX, chef de laboratoire
à la Faculté. — *Diphtérie*, par A. RUAULT. — *Rhumatisme articulaire
aigu*, par ŒTTINGER, médecin des hôpitaux de Paris. — *Scorbut*, par
TOLLEMER, chef de laboratoire à la Faculté.

TOME III

1 vol. grand in-8° de 702 pages, avec figures dans le texte : **16** fr.

Maladies cutanées, par G. THIBIERGE, médecin de l'hôpital de la Pitié. —
Maladies vénériennes, par G. THIBIERGE, médecin de l'hôpital de la
Pitié. — *Maladies du sang*, par A. GILBERT, professeur agrégé, médecin des hôpitaux de Paris. — *Intoxications*, par H. RICHARDIÈRE,
médecin des hôpitaux de Paris.

TOME IV

1 vol. grand in-8° de 680 pages, avec figures dans le texte : **16** fr.

Maladies de l'estomac, par A. MATHIEU, médecin de l'hôpital Andral. —
Maladies du pancréas, par A. MATHIEU, médecin de l'hôpital Andral.
— *Maladies de l'intestin*, par COURTOIS-SUFFIT, médecin des hôpitaux
de Paris. — *Maladies du péritoine*, par COURTOIS-SUFFIT, médecin des
hôpitaux de Paris. — *Maladies de la bouche et du pharynx*, par
A. RUAULT, médecin honoraire de la Clinique laryngologique de l'Institution nationale des Sourds-Muets.

TOME VI

1 vol. grand in-8° de 612 pages, avec figures dans le texte : **14** fr.

Maladies du nez et du larynx, par A. RUAULT, médecin honoraire de la
Clinique laryngologique de l'Institution nationale des Sourds-Muets. —
Asthme, par E. BRISSAUD, professeur à la Faculté de médecine de Paris,
médecin de l'hôpital Saint-Antoine. — *Coqueluche*, par P. LE GENDRE,
médecin des hôpitaux. — *Maladies des bronches*, par A.-B. MARFAN,
professeur agrégé à la Faculté de médecine de Paris, médecin des
hôpitaux. — *Troubles de la circulation pulmonaire*, par A.-B. MARFAN,
professeur agrégé à la Faculté de médecine de Paris, médecin des
hôpitaux. — *Maladies aiguës du poumon*, par NETTER, professeur
agrégé à la Faculté de médecine de Paris, médecin des hôpitaux.

TOME VII

1 vol. grand in-8° de 550 pages, avec figures dans le texte : **14** fr.

Maladies chroniques du poumon par A.-B. MARFAN, professeur agrégé à
la Faculté de médecine de Paris, médecin des hôpitaux. — *Phtisie
pulmonaire*, par A.-B. MARFAN, professeur agrégé à la Faculté de médecine de Paris, médecin des hôpitaux. — *Maladies de la plèvre*, par
NETTER, professeur agrégé à la Faculté de médecine de Paris, médecin
des hôpitaux. — *Maladies du médiastin*, par A.-B. MARFAN, professeur
agrégé à la Faculté de médecine de Paris, médecin des hôpitaux.

Sous Presse : TOMES V et VIII

TOME IV. 1 fort vol. de 800 pages, avec 354 figures . . . . **18** fr.

Delens. Œil et annexes.
Gérard-Marchant. Nez, fosses nasales, pharynx nasal et sinus.

Heydenreich. Mâchoires.

TOME V. 1 fort vol. de 948 pages, avec 187 figures . . . . . . **20** fr.

Broca. Vices de développement de la face et du cou. Face, lèvres, cavité buccale, gencives, langue, palais et pharynx.
Hartmann. Plancher buccal, glandes salivaires, œsophage et larynx.

Broca. Corps thyroïde.
Walther. Maladies du cou.
Peyrot. Poitrine.
Delbet. Mamelle.

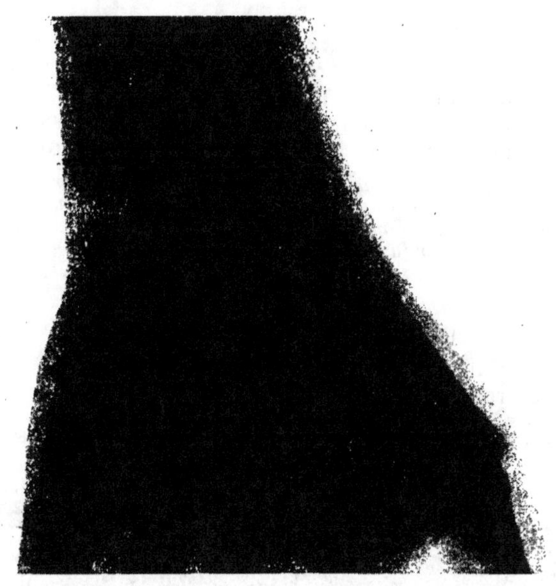

Tome II. Fig. 196. — Fracture des os du carpe prise pour une entorse.

TOME VI. 1 fort vol. de 1127 pages, avec 218 figures. . . . . . **20** fr.

Michaux. Parois de l'abdomen.
Berger. Hernies.
Jalaguier. Contusions et plaies de l'abdomen. Lésions traumatiques et corps étrangers de l'estomac et de l'intestin.
Hartmann. Estomac.

Jalaguier. Occlusion intestinale. Péritonites. Appendicite.
Faure et Rieffel. Rectum et Anus.
Quénu. Mésentère. Rate. Pancréas.
Segond. Foie.

TOME VII. 1 fort vol. de 1272 pages. avec 207 figures dans le texte. **25** fr.

Walther. Bassin.
Rieffel. Affections congénitales de la région sacro-coccygienne.

Tuffier. Rein. Vessie. Uretères. Capsules surrénales.
Forgue. Urètre et prostate.
Reclus. Organes génitaux de l'homme.

TOME VIII. 1 fort vol. de 971 pages, avec 163 figures dans le texte. **20** fr.

Michaux. Vulve et Vagin.
Pierre Delbet. Maladies de l'utérus.

Segond. Annexes de l'utérus, ovaires, trompes, ligaments larges, péritoine pelvien.
Kirmisson. Maladies des membres.

TABLE ALPHABÉTIQUE des 8 volumes du *Traité de Chirurgie.*

La Pratique Dermatologique

Traité de Dermatologie appliquée

PUBLIÉ SOUS LA DIRECTION DE MM.

ERNEST BESNIER, L. BROCQ, L. JACQUET

PAR MM.

AUDRY, BALZER, BARBE, BAROZZI, BARTHÉLEMY, BÉNARD, ERNEST BESNIER
BODIN, BROCQ, DE BRUN, DU CASTEL, J. DARIER, DÉHU
DOMINICI, W. DUBREUILH, HUDELO, L. JACQUET, J.-B. LAFFITTE
LENGLET, LEREDDE, MERKLEN, PERRIN, RAYNAUD
RIST, SABOURAUD, MARCEL SÉE, GEORGES THIBIERGE, VEYRIÈRES.

4 volumes richement cartonnés toile formant ensemble environ 3600 pages, très largement illustrés de figures en noir et de planches en couleurs. En souscription jusqu'à la publication du Tome III. . . . . **150 fr.**
Chaque volume sera vendu séparément.

EXTRAIT DE LA PRÉFACE

..... Notre but le plus essentiel est, avant tout, de faire œuvre de clinique et de thérapeutique.

Nous voulons fixer les types morbides par des descriptions sobres et précises, appuyées sur des représentations graphiques aussi nombreuses

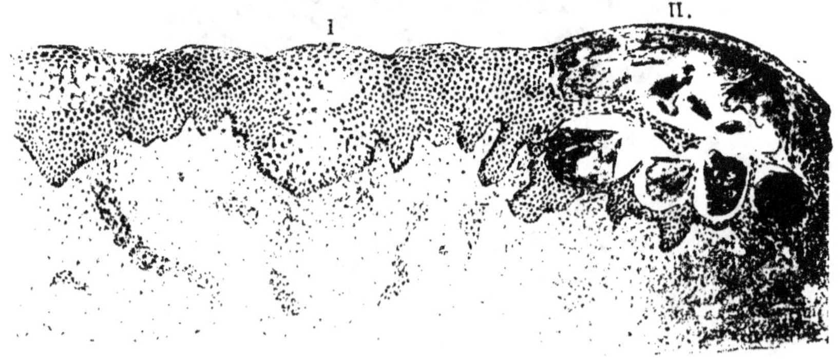

Tome II. Fig. 10.   Vésiculation eczématique aux différents stades.

et aussi parfaites que possible, et réaliser ainsi une œuvre de toute utilité, destinée à la grande masse des praticiens.

La thérapeutique des maladies de la peau sera exposée avec une ampleur au moins égale : nous nous sommes attachés à donner place, dans la *Pratique dermatologique*, à tout ce qui peut être utile au médecin praticien pour le traitement de chaque maladie en particulier.

Que l'on ne se méprenne pas cependant. La *Pratique dermatologique* ne sera pas un simple manuel illustré renfermant seulement, à propos de chaque dermatose, un abrégé symptomatologique suivi de formules ba-

nales et non contrôlées ; notre but est beaucoup plus élevé. A l'exposé de
chaque question, le médecin dermatologiste trouvera toujours les indications scientifiques principales sur la matière. L'histologie, la bactériologie, l'histochimie et l'hématologie seront traitées dans la mesure indiquée par l'état actuel de ces connaissances et par leur importance relative
aux dermatoses en particulier. Les plus grands développements seront
réservés à la description clinique basée sur l'observation précise et minu-

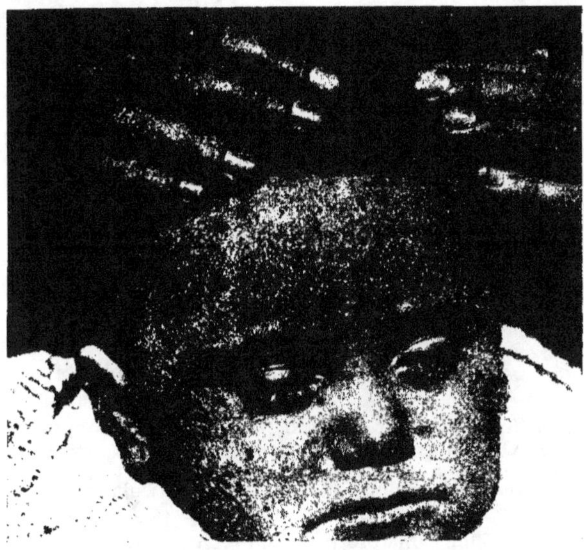

Tome II. Fig. 17. — Prurigo infantile eczématisé.

tieuse des faits, assurés que nous serons, en cela, de faire œuvre durable.
     Afin de mieux fixer les types dermatologiques, et pour permettre aux
praticiens de médecine générale de les connaître à coup sûr, nous
annexerons au texte, en grand nombre, des planches coloriées et des dessins en noir, aussi exacts que l'on peut actuellement les réaliser.

TOME I

1 fort vol. in-8°, avec 250 figures en noir et 24 planches en couleurs.
Richement cartonné toile. **36** fr.

**Anatomie et Physiologie de la Peau. — Pathologie générale de la Peau. — Symptoma
tologie générale des Dermatoses. — Acanthosis nigricans. — Acnés. — Actinomy
cose. — Adénomes. — Alopécies. — Anesthésie locale. — Balanites. — Bouton
d'Orient. — Brûlures. — Charbon. — Classifications dermatologiques. — Dermatites
polymorphes douloureuses. — Dermatophytes. — Dermatozoaires. — Dermites in
fantiles simples. — Ecthyma.**

TOME II   *Vient de paraître*

1 fort vol. in-8°, avec 168 figures en noir et 21 planches en couleurs.
Richement cartonné toile. **40** fr.

Eczéma, par ERNEST BESNIER. — *Electricité*, par BROCQ. — *Eléphantiasis*, par
DOMINICI. — *Epithélioma*, par DARIER. — *Eruptions artificielles*, par THIBIERGE.
— *Erythème*, par BODIN. — *Erythrodermie*, par BROCQ. — *Favus*, par BODIN. —
Folliculites, par SABOURAUD. — *Furonculose*, par BAROZZI. — *Gale*, par DUBREUILH.
— *Gangrène cutanée*, par DÉHU. — *Greffe*, par BAROZZI. — *Herpès*, par DU CASTEL.
— *Ichtyose*, par THIBIERGE. — *Impétigo*, par SABOURAUD. — *Kératodermie*, par
DUBREUILH. — *Kératose pilaire*, par VEYRIÈRES. — *Langue*, par BÉNARD.

Traité d'Anatomie Humaine

PUBLIÉ SOUS LA DIRECTION DE

P. POIRIER   et   A. CHARPY

Professeur agrégé à la Faculté
de médecine de Paris
Chirurgien des hôpitaux.

Professeur d'anatomie
à la Faculté de médecine
de Toulouse.

AVEC LA COLLABORATION DE

O. AMOEDO — A. BRANCA — B. CUNÉO — P. FREDET
P. JACQUES — TH. JONNESCO — E. LAGUESSE — L. MANOUVRIER
A. NICOLAS — M. PICOU — A. PRENANT — H. RIEFFEL
CH. SIMON — A. SOULIÉ

5 vol. grand in-8°, avec figures noires et en couleurs

ÉTAT DE LA PUBLICATION (Juin 1901)

Tome I. — (*Deuxième édition, revue et augmentée.*) — **Embryologie**. Notions d'embryologie. **Ostéologie**. Considérations générales. Des membres. Squelette du tronc. Squelette de la tête. **Arthrologie**. Développement des articulations. Structure. Articulations des membres. Articulations du tronc. Articulations de la tête. *Un volume grand in-8°, avec 807 figures*. . . . . **20 fr.**

Tome II. — 1ᵉʳ Fascicule : **Myologie**. Embryologie. Histologie. Peauciers et aponévroses. *Deuxième édition revue et augmentée. Un volume grand in-8°, avec 331 figures*. . . . . **12 fr.**

2ᵉ Fascicule : **Angéiologie** (Cœur et Artères). Histologie. *Un volume grand in-8°, avec 145 figures*. . . . . **8 fr.**

3ᵉ Fascicule : **Angéiologie** (Capillaires. Veines). *Un volume grand in-8°, avec 75 figures*. . . . . **6 fr.**

Tome III. — 1ᵉʳ Fascicule : **Système nerveux**. Méninges. Moelle. Encéphale. Embryologie. Histologie. *Un volume grand in-8°, avec 201 figures*. . **10 fr.**

2ᵉ Fascicule : **Système nerveux**. Encéphale. *Un volume grand in-8°, avec 206 figures*. . . . . **12 fr.**

3ᵉ Fascicule : **Système nerveux**. Les Nerfs. Nerfs crâniens. Nerfs rachidiens. *Un volume grand in-8°, avec 205 figures*. . . . . **12 fr.**

Tome IV. — 1ᵉʳ Fascicule : **Tube digestif**. Développement. Bouche. Pharynx. Œsophage. Estomac. Intestins. *Deuxième édition, revue et augmentée. Un volume grand in-8°, avec 201 figures*. . . . . **12 fr.**

2ᵉ Fascicule : **Appareil respiratoire**. Larynx. Trachée. Poumons. Plèvre. Thyroïde. Thymus. *Un volume grand in-8°, avec 121 figures*. . . . . **6 fr.**

3ᵉ Fascicule : **Annexes du tube digestif**. Dents. Glandes salivaires. Foie. Voies biliaires. Pancréas. Rate. **Péritoine**. *Un volume grand in-8°, avec 361 figures*. . . . . **16 fr.**

SOUS PRESSE

Tome V. — Fasc. I. **Les organes génitaux-urinaires**.

IL RESTE A PUBLIER

Les Lymphatiques qui termineront le tome II.
Les Organes des sens qui termineront le tome V.

costale dont il n'est séparé que par l'épaisseur du diaphragme et des deux feuillets pleuraux.

Bord inféro-interne, bord obtus. — Ce bord, situé dans le plan de la face rénale et légèrement convexe en arrière et en dehors, occupe la gouttière formée par l'extrémité supérieure et le bord externe du rein avec la paroi costale. Jusqu'à sa limite inférieure qui répond à l'angle basal postérieur, ce bord s'applique sur la limite la plus reculée de la face à peu près plane que présentent

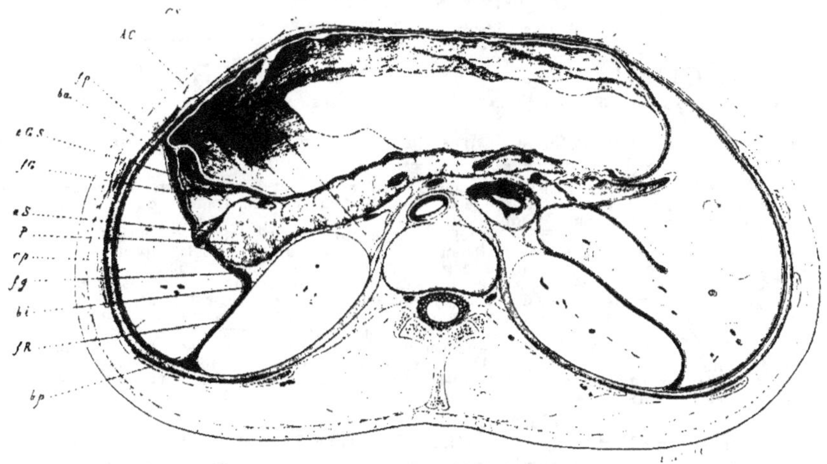

Fig. 431. — Coupe sur un sujet congelé passant par le disque intermédiaire à la 12e dorsale et à la 1re lombaire (Constantinesco).

CS, capsule surrénale. — AC, arrière-cavité épiploïque. — fp. feuillet postérieur de cette cavité. — ba, bord crénelé de la rate. — bp, bord obtus. — bi, bord interne. — fG, face gastrique. — fg, portion de cette face comprise entre le hile et le bord interne. — fR, face rénale. — eGS, épiploon gastro-splénique (la paroi postérieure de l'estomac a été un peu écartée en avant pour laisser voir ce ligament). — aS, artère splénique. P, pancréas. — cp, cavité pleurale.

le bord externe et la face antérieure du rein pour recevoir la rate. Il offre avec la 11e côte un rapport invariable, dont la constance est due à la présence même du rein.

Le *bord inférieur*, étendu de l'angle basal postérieur à l'angle basal antérieur, et le *bord mousse* séparant la face basale de la face rénale sont en rapport avec le côlon et le ligament phréno-colique; quant au bord mousse à peine marqué séparant la face basale de la face gastrique, il se trouve en rapport avec l'arrière-cavité des épiploons, souvent aussi avec l'angle du côlon et, sur un plan plus postérieur, avec la queue du pancréas qui arrive parfois jusqu'au hile.

Bord interne, bord intermédiaire de Luschka; situé entre la face gastrique et la face rénale de la rate, ce bord saillant et rectiligne occupe l'angle dièdre ouvert en haut et en dehors que forme la face postérieure de l'estomac en s'appliquant sur le rein. Il est donc en rapport avec la partie externe de la face antérieure de ce dernier organe; vers son extrémité inféro-externe, c'est-à-dire près de sa terminaison à l'angle basal interne, il se met en rapport avec le ligament pancréatico-splénique et avec la queue du pancréas.

Traité
de Physiologie

PAR

J.-P. MORAT | **Maurice DOYON**
PROFESSEUR A L'UNIVERSITÉ DE LYON | PROFESSEUR AGRÉGÉ A LA FACULTÉ DE MÉDECINE DE LYON

Ce Traité de Physiologie formera 5 volumes dont voici le détail :

I. — **Fonctions élémentaires.** — Prolégomènes. — Nutrition en général. — Physiologie des tissus en particulier (moins le système nerveux).

II. — **Fonctions d'innervation et du milieu intérieur.** — Système nerveux. — Sang; lymphe; liquides interstitiels.

III. — **Fonctions de nutrition.** — Circulation; calorification.

IV. — **Fonctions de nutrition** (suite). — Digestion; respiration; excrétion.

V. — **Fonctions de relation.** — Sens. — Langage; expression; locomotion.
Fonctions de reproduction, à l'exception du développement embryologique.

Ces volumes ne seront pas publiés dans l'ordre ci-dessus, mais le seront dans celui de leur achèvement.

Chaque volume sera, pendant tout le cours de la publication, vendu séparément à des prix qui varieront selon l'étendue de chacun.

Toutefois, les éditeurs acceptent, dès à présent, au prix à forfait de **50 francs**, des souscriptions à l'ouvrage **complet**.

Les souscripteurs payeront en retirant chaque volume le prix marqué; mais le tome V et dernier leur sera fourni gratuitement ou à un prix tel qu'ils n'aient, en aucun cas, payé plus de 50 francs pour le total de l'ouvrage.

Juin 1901. **Volumes publiés :**

Fonctions de nutrition. — Circulation, par M. DOYON; Calorification, par J.-P. MORAT.

1 vol. grand in-8°, avec 173 figures noires et en couleurs . . . . **12** fr.

Fonctions de nutrition (*suite et fin*). — Respiration; excrétion, par J.-P. MORAT; Digestion; absorption, par M. DOYON.

1 vol. grand in-8°, avec 167 figures en noir et en couleurs. . . . . . . **12** fr.

C'est un grand traité de physiologie, tel qu'il n'en était pas paru depuis la troisième édition (1888) de l'ouvrage classique de Beaunis, que les auteurs ont eu le courage d'entreprendre et qu'ils mèneront certainement à bien, si l'on en juge par le remarquable spécimen qui forme le premier volume.

E. GLEY (*Archives de physiologie*).

... En résumé, à en juger par le spécimen que nous avons sous les yeux, MM. MORAT et DOYON sont en train de doter nos bibliothèques d'un ouvrage précieux et très bien fait en ce sens qu'ils savent le rendre complet sans le grossir démesurément. Leur *Traité de physiologie* conviendra au débutant, à l'étudiant avancé et à toutes les personnes qui ont besoin de prendre une idée générale ou de remonter à l'origine des faits qui ont permis de la dogmatiser.

Dr ARLOING (*Lyon médical*).

Traité
de
Physique Biologique

PUBLIÉ SOUS LA DIRECTION DE MM.

D'ARSONVAL	**CHAUVEAU**
Professeur au Collège de France Membre de l'Institut et de l'Académie de médecine.	Professeur au Muséum d'histoire naturelle Membre de l'Institut et de l'Académie de médecine.
GARIEL	**MAREY**
Ingénieur en chef des Ponts et Chaussées Professeur a la Faculté de médecine de Paris Membre de l'Académie de médecine.	Professeur au Collège de France Membre de l'Institut et de l'Académie de médecine.

SECRÉTAIRE DE LA RÉDACTION
M. WEISS
Ingénieur des Ponts et Chaussées
Professeur agrégé a la Faculté de médecine de Paris.

Le **Traité de Physique Biologique** sera publié en trois volumes :

Tome   I. *Mécanique. Actions moléculaires. Chaleur.*
Tome II. *Radiations. Optique.*
Tome III. *Électricité. Acoustique.*

Chaque volume sera vendu séparément.

Le tome I est vendu **25 fr.** On souscrit dès maintenant à l'ouvrage complet au prix de **60 fr.** — Ce prix restera tel jusqu'à la publication du tome II.

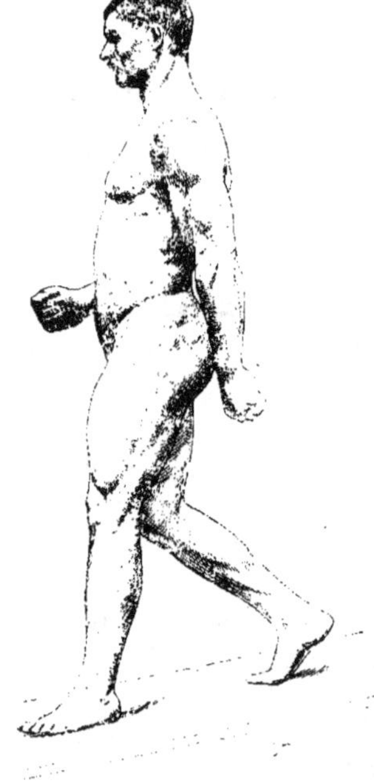

Tome I. Fig. 187. — Marche sur un plan descendant, moment du double appui.

EXTRAIT DE LA PRÉFACE

Au moment où dans les facultés de médecine il s'est produit un changement considérable dans l'enseignement de la physique, il a semblé utile de réunir en un ouvrage tous les matériaux qui pouvaient faire le fond de cet enseignement.

Déjà les maîtres qui ont pour ainsi dire fondé la Physique biologique, les Weber, Helmholtz, du Bois-Reymond, Chauveau, Marey, Paul Bert, d'autres encore, ont écrit sur certains points spéciaux des traités importants. — Mais si l'on en excepte les manuels et les traités élémentaires à l'usage des étudiants, il n'a encore paru aucun ouvrage d'ensemble sur la physique biologique. — Il y avait là, semble-t-il, une lacune à combler . . . .

La Physique pure ne tient dans cet ouvrage qu'une place excessivement réduite. — Sa lecture exige la connaissance des notions générales, toutefois il a paru nécessaire de faire précéder chaque partie d'une sorte d'aide-mémoire rappelant brièvement les principaux faits sur lesquels il pouvait être nécessaire de s'appuyer dans la suite.

L'ouvrage complet comprendra trois volumes.

Nous avons cru devoir placer en tête du premier un court article sur les diverses espèces d'erreur que l'on est exposé à commettre dans les sciences expérimentales, car nous avons remarqué trop souvent que beaucoup de physiologistes ne faisaient pas la distinction convenable entre elles.

Contrairement à notre principe de passer rapidement sur les questions de physique pure, nous avons aussi donné quelque développement à la mécanique et aux actions moléculaires. Il est, en effet, souvent difficile pour le physiologiste de lire des traités de mécanique générale, et nous avons cherché à en exposer les notions les plus indispensables.

Dans ce même volume, se trouve tout ce qui a rapport à la mécanique animale, à la chaleur et aux actions moléculaires : cependant une grande partie des phénomènes de la contraction musculaire a été renvoyée au troisième volume qui contient l'électro-physiologie.

Ce premier volume sera suivi prochainement, nous l'espérons, d'un deuxième volume contenant toutes les applications de l'optique géométrique et des radiations.

Enfin le troisième volume est réservé à l'Électricité et à l'Acoustique.

Nous avons fait tous nos efforts pour mener cet ouvrage à bonne fin ; il nous semble avoir réuni pour cela les meilleures conditions. Il suffit pour s'en convaincre de lire la table des noms de nos collaborateurs et de se rappeler celui de notre éditeur, dont l'éloge n'est plus à faire ; puissions-nous avoir fait œuvre utile.

TOME PREMIER

1 fort volume in-8° avec 591 figures dans le texte : **25 fr.**

Ce volume contient : Des erreurs dans les mesures. Principes généraux de mécanique, par M. G. WEISS. — Propriétés des solides. Résistance des matériaux. Architecture des os, par M. GARIEL. — Architecture des muscles. Principes généraux de méthode graphique. La contraction musculaire, par M. G. WEISS. — Locomotion humaine, par M. PAUL RICHER. — La locomotion animale, par M. MAREY. — Principes généraux d'hydrostatique et d'hydro-dynamique, par M. WEISS. — Cœur. Cardiographie, par M. WERTHEIMER. — Circulation du sang dans les vaisseaux. Pression et vitesse, pouls et sphygmographie, par M. E. MEYER. — Pléthysmographie, par M. HALLION. — Capillarité et tension superficielle. Solubilité des solides. Imbibition, par M. A. IMBERT. — Filtration, par M. GARIEL. — Osmose, par M. A. DASTRE. — Propriétés des gaz. Analyse des gaz. Gaz du sang. Phénomènes physiques de la respiration, par M. J. TISSOT. — Principes généraux de la chaleur, par M. WEISS. — Thermométrie, par M. GARIEL. — Température, par M. J.-P. LANGLOIS. — Calorimétrie. Étuves et régulateurs de température, par M. C. SIGALAS. — Chaleur animale, par M. LAULANIÉ. — Travail fourni par les animaux. Rendement des moteurs animés. Propagation de la

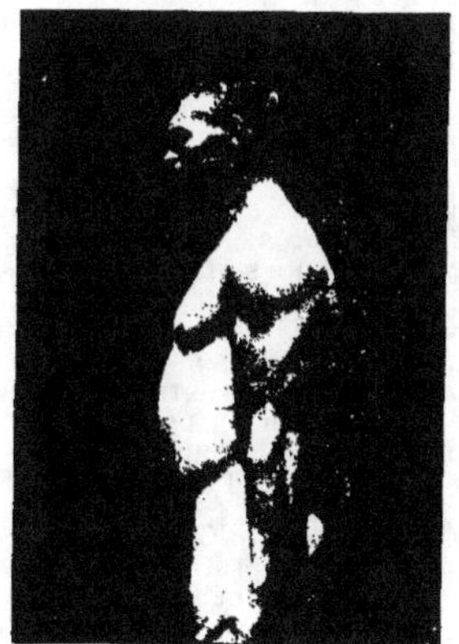

Tome I. Fig. 148. IV. — Mouvement rapide. Extension.

chaleur. Protection des animaux, par M. GARIEL. — Influence de la pression sur la vie, par MM. P. REGNARD et P. PORTIER. — Influence des agents atmosphériques sur les éléments cellulaires, par M. A. CHARRIN. — Actions hygrométriques sur les végétaux. Influence de la chaleur sur les végétaux. Actions mécaniques sur les végétaux, par M. MANGIN.

Précis

d'Obstétrique

PAR MM.

A. RIBEMONT-DESSAIGNES	**G. LEPAGE**
Agrégé de la Faculté de médecine	Professeur agrégé a la Faculté de médecine
Accoucheur de l'hôpital Beaujon	de Paris
Membre de l'Académie de médecine.	Accoucheur de l'hôpital de la Pitié.

CINQUIÈME ÉDITION

AVEC 590 FIGURES DANS LE TEXTE DONT 437 DESSINÉES PAR M. **RIBEMONT-DESSAIGNES**

1 vol. grand in-8° de XXIV-1405 pages, relié toile. . . **30 fr.**

Cette cinquième édition du traité d'Obstétrique comprend treize parties :

I. *Anatomie et physiologie de l'appareil génital de la femme.*
II. *Grossesse ou gestation.*
III. *De l'asepsie et de l'antisepsie obstétricales.*
IV. *Accouchement.*
V. *Des soins à donner au nouveau-né.*
VI. *Grossesses et accouchements multiples.*
VII. *Pathologie de la grossesse.*
VIII. *Dystocie.*
IX. *Opérations obstétricales.*
X. *Pathologie du nouveau-né.*
XI. *Pathologie des suites de couches.*
XII. *Notions de tératologie.*
XIII. *Des opérations gynécologiques dans leurs rapports avec la puerpéralité.*

Quoi qu'en disent modestement les auteurs dans la préface de leur première édition, ce livre est un véritable traité d'accouchement tout à fait au courant des derniers progrès de l'art obstétrical. Aussi s'explique-t-on l'empressement avec lequel il a été accueilli par les étudiants qui terminent leurs études et préparent l'examen spécial de clinique obstétricale.

Ce Précis reproduit dans ses grands traits l'enseignement des deux professeurs de clinique obstétricale de la Faculté de Paris, ce qui n'empêche pas que sur différentes questions les auteurs formulent d'une manière précise leur opinion personnelle.....

Les opérations obstétricales y sont traitées d'une manière très pratique, tant au point de vue du manuel opératoire qu'à celui des indications.

Les figures, si utiles pour faire comprendre certaines questions un peu ardues de l'obstétrique sont nombreuses et présentent un caractère tout particulier d'originalité; elles sont, en effet, dues au crayon de l'un des auteurs, M. le Dʳ Ribemont-Dessaignes. Si quelques-unes sont schématiques, la plupart sont faites d'après nature, d'après des dessins ou des photographies.

La partie iconographique mérite donc une mention spéciale : toutefois, le texte ne lui cède en rien au point de vue de la clarté et de la netteté. En lisant cet ouvrage, on sent que les auteurs sont tous deux rompus aux difficultés de l'enseignement théorique et pratique de l'obstétrique : ils ont fait œuvre utile.   *(Gazette médicale.)*

Le *Précis d'Obstétrique* est un bel et bon ouvrage, appelé à rendre de grands services aux praticiens par son plan et son exécution qui sont parfaits. Tenant le milieu entre les Manuels qui tentent les étudiants, mais ne leur apprennent pas grand'chose, et les traités magistraux qu'ils n'ont guère le temps ni les moyens d'aborder, cet ouvrage nous paraît réaliser parfaitement le but des auteurs d'être un livre d'enseignement proprement dit. Et cet enseignement, c'est, dans ses grandes lignes, celui de M. Tarnier et de M. Pinard.   *(Revue scientifique.)*

Cet ouvrage est appelé à rendre de grands services, non seulement à l'étudiant qui prépare ses examens, mais aussi au praticien, abandonné qu'il est, la plupart du temps, au milieu des multiples difficultés de la clinique et avec une instruction pratique souvent insuffisante.... Nous devons aussi parler de la partie iconographique de l'ouvrage ; tous les dessins, qui sont l'œuvre personnelle de M. Ribemont-Dessaignes, joignent à une exactitude photographique un caractère artistique qui donne au livre un aspect particulier.   *(Revue de chirurgie.)*

Traité
de Gynécologie

CLINIQUE ET OPÉRATOIRE

Par le Dr Samuel POZZI

Professeur à la Faculté de médecine, Chirurgien de l'hôpital Broca
Membre de l'Académie de médecine.

TROISIÈME ÉDITION, REVUE ET AUGMENTÉE

1 vol. in-8° de XXII-1270 pages, avec 628 fig. dans le texte. Relié toile. **30 fr.**

Le *Traité de Gynécologie* de S. Pozzi, dont la première édition a paru en 1890 et la seconde en 1892, est rapidement devenu un livre classique en France et à l'étranger où il a été traduit en cinq langues. Clair, méthodique, donnant à la fois une description clinique complète, une étude anatomo-pathologique minutieuse et un exposé détaillé des divers procédés opératoires, ce livre s'adresse à l'étudiant, au savant et au praticien. L'analyse de tous les travaux de quelque valeur parus ces dernières années prête à cette œuvre un caractère encyclopédique qui ne nuit pourtant point à la netteté de l'exposition . . . .
Cette troisième édition a été soigneusement revue et a subi de nombreuses modifications et additions. La Gynécologie a fait récemment de grands progrès, surtout au point de vue des indications opératoires et de la technique ; par suite, l'auteur a dû remanier profondément plusieurs chapitres, notamment ceux qui sont relatifs à l'asepsie, à l'hystérectomie vaginale et abdominale pour les corps fibreux ou pour les suppurations pelviennes, au traitement des rétro-déviations de l'utérus par la vagino-fixation, à l'histoire clinique et anatomique du deciduome malin, etc. Une importante amélioration consiste dans les très nombreuses figures nouvelles que présente cette troisième édition.
Grâce à ces additions, la troisième édition comprend 100 pages de texte et 121 figures de plus que la précédente. Tout en demeurant essentiellement un ouvrage destiné à l'enseignement, ce Traité résume si exactement l'état présent de la science gynécologique qu'il est à la fois un livre de fond et une œuvre d'actualité.

..... L'ordonnance générale du Traité n'est pas changée, mais de nombreuses additions et des figures multiples sont venues l'enrichir. La thérapeutique chirurgicale des opérations pelviennes, en particulier, a été complètement revisée, et M. Pozzi, tout en restant laparotomiste convaincu, reconnaît à l'hystérectomie vaginale la large place qui lui est due.... Au point de vue thérapeutique, je mentionnerai, comme nouvelles, les pages relatives aux différents procédés d'hystéropexie vaginale recommandés ces derniers temps, celles qui sont consacrées au traitement chirurgical du prolapsus, enfin, et surtout, un petit chapitre relatif à la chirurgie conservatrice des ovaires. — L'anatomie pathologique et la bactériologie tiennent une grande place ; de nombreuses figures originales inédites viennent très heureusement compléter des descriptions qui seraient un peu ardues à la simple lecture.
Partout l'auteur a cherché à être aussi complet que possible, de là une abondance d'indications bibliographiques et de courtes analyses bien fondues ensemble, dont le chercheur tirera grand profit. Mais M. Pozzi a eu soin également de donner toujours son opinion personnelle, permettant ainsi aux jeunes de bénéficier de sa longue expérience. Nous retrouvons ainsi dans cette troisième édition toutes les qualités des deux premières ; il est facile d'en prédire le grand succès.

E. BONNAIRE (*Presse médicale*).

Traité
de
Chirurgie d'urgence

PAR

FÉLIX LEJARS

Professeur agregé à la Faculté de médecine de Paris. Chirurgien de l'hôpital Tenon
Membre de la Société de chirurgie.

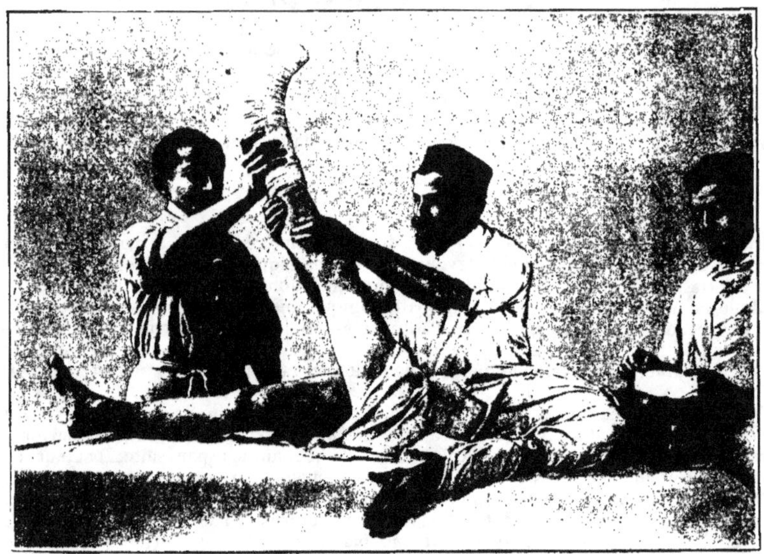

Fig. 715. — Hémostase provisoire. 1ᵉʳ temps : élévation du membre, refoulement du sang
à la racine.

TROISIÈME ÉDITION, REVUE ET AUGMENTÉE

751 figures dont 351 dessinées d'apres nature par le **Dʳ E. DALEINE**
et **172** photographies originales.

1 volume grand in-8ᵒ, de 1035 pages. Relié toile. **25 francs.**

Le succès de deux éditions enlevées en quelques mois prouve mieux que tout éloge la valeur et l'utilité du *Traité de Chirurgie d'urgence* du Dʳ F. Lejars.

Fidèle à la méthode qui lui a assuré le succès, le Dʳ Lejars s'est contenté de rendre cette nouvelle édition à la fois plus complète et plus pratique.

Des additions considérables, des remaniements importants, ont été faits au texte et des dessins inédits et des photographies originales ont enrichi encore l'illustration déjà hors de pair et universellement appréciée qui fait de cet ouvrage un véritable album.

Ainsi amélioré, le *Traité de Chirurgie d'urgence* se présente pour la troisième fois au public. Il trouvera auprès de lui l'accueil élogieux et empressé qu'il a déjà rencontré et dont les extraits suivants de la presse scientifique ne donnent qu'une incomplète expression.

... Par cette courte analyse, j'aurais voulu engager praticiens et étudiants à lire cet excellent Traité. Tous y puiseront avec avantage des notions d'une utilité éminemment pratique et la multiplicité des figures leur facilitera merveilleusement, à chaque pas, la compréhension du texte....

(Presse médicale.)

... L'auteur a voulu offrir au public un Traité essentiellement simple et pratique, permettant à tout médecin, en présence d'un cas de chirurgie d'urgence, de poser une médication thérapeutique et d'être à même de la remplir; c'est dire l'immense service que cet ouvrage est appelé à rendre partout où le chirurgien de profession fait défaut....

(Revue de Chirurgie.)

... Non e inopportuno aggiungere che alla bonta del libro corrisponde al bellezza dell' edizione, nella quale disegni originali e fotografie sono ritratti con esattezza e finezza non comuni.

(La Clinica Chirurgica.)

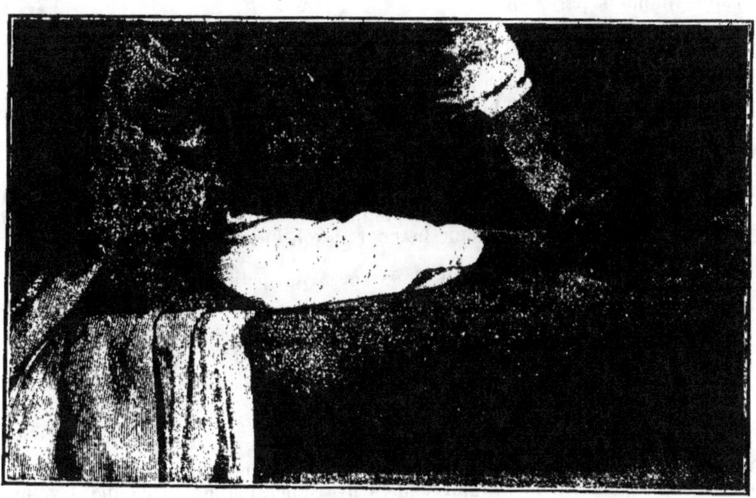

Fig. 300. — Exploration d'un abcès hypogastrique par le palper abdominal et le toucher rectal réunis.

Ohne theoretische Auseinandersetzung und ohne viel Gelehrsamkeit führt uns Lejars unmittelbar aus Krankenbett und schildert uns den — vielfach selbsterlebten — Krankheitsfall mitt einer Anschaulichkeit und Klarheit, dass wir glauben, die Gefahr vor unseren Augen zu sehen....

(Klinisch-therapeutische Wochenschrift.)

Der Werth des Buches ruht nicht allein in dem reichem Inhalt, sondern ganz besonders in den vortrefflichen Darstellung, welche vollendet klar, obendrein durch ein Fülle instructivster neuer Zeichnungen ergänzt wird, dann durch den modernen, fortgeschrittenen Standpunkt, welche der Verfasser in allen klinischen und technischen Fragen einnimmt. Die neuesten Erfahrungen und Vorschläge sind berücksichtigt : die Serumtherapie wie die Gelatineinjection, die moderne Hirnchirurgie wie die Fortschritte der Bauchchirurgie und die Naht der Herzwunden; die deutsche Litteratur ist fleissig mit verwerthet.

HELFERICH.

(Zeitschrift für Chirurgie.)

ARTHUS. — *Éléments de Chimie physiologique*, par Maurice Arthus, professeur de physiologie et de chimie physiologique à l'Université de Fribourg (Suisse). *Troisième édition*, revue et corrigée. 1 vol. in-16 diamant, avec figures dans le texte, cartonné toile. **4 fr.**

BARD. — *Précis d'anatomie pathologique*, par M. L. Bard, professeur à la Faculté de médecine de Lyon, médecin de l'Hôtel-Dieu. *Deuxième édition, revue et augmentée*. 1 volume in-16 diamant, avec 125 figures, cart. à l'anglaise, tranches rouges. **7 fr. 50**

BAZY. — *Maladies des Voies urinaires, Urètre, Vessie*, par le Dr Bazy, chirurgien des hôpitaux, membre de la Société de chirurgie. 4 vol. petit in-8° de l'*Encyclopédie des Aide-Mémoire*.
    I. *Moyens d'exploration et traitement*. 2e édition.
    II. *Séméiologie*
    III. *Thérapeutique générale. Médecine opératoire*.
    IV. *Thérapeutique spéciale*.
Chaque volume séparément. **2 fr. 50**

BERLIOZ. — *Manuel de Thérapeutique*, par le Dr Berlioz, professeur à la Faculté de médecine de Grenoble, avec une préface par M. Bouchard, professeur à la Faculté de médecine de Paris. 4e édition revue et augmentée. 1 vol. in-18 diamant, cartonné toile anglaise, tranches rouges. . . . . **6 fr.**

BLOCQ ET LONDE. — *Anatomie pathologique de la moelle épinière*. 45 *planches en héliogravure*, avec texte explicatif, par Paul Blocq, ancien interne des hôpitaux, chef des travaux anatomo-pathologiques à la Salpêtrière, et Albert Londe, directeur du service photographique à la Salpêtrière. Ouvrage précédé d'une préface de M. le professeur Charcot. 1 vol. in-4° relié toile. . . . . **48 fr.**

BONNIER. — *L'Oreille*, par Pierre Bonnier. 5 vol. petit in-8° de l'*Encyclopédie des Aide-Mémoire*.
    I. *Anatomie de l'oreille*.
    II. *Pathogénie et mécanisme*.
    III. *Physiologie : Les Fonctions*.
    IV. *Symptomatologie de l'oreille*.
    V. *Pathologie de l'oreille*.
Chaque volume séparément. **2 fr. 50**

BOTTEY. — *Traité théorique et pratique d'hydrothérapie médicale*, par le Dr F. Bottey, médecin de l'Établissement hydrothérapique de Divonne. 1 volume grand in-8° . . . . **10 fr.**

BOUCHARD (CH.). — *Leçons sur la thérapeutique des maladies infectieuses* — (*Antisepsie*), professées à la Faculté de médecine de Paris, par M. Ch. Bouchard, membre de l'Institut. 1 vol. grand in-8°. . . . . **9 fr.**

BRAULT. — *Les Artérites*, par A. Brault, médecin de l'hôpital Tenon, chef des travaux pratiques d'anatomie pathologique à la Faculté de médecine. 2 vol. petit in-8° de l'*Encyclopédie des Aide-Mémoire*.
    I. *Les Artérites, leur rôle en pathologie*. 1 vol.
    II. *Les Artérites et les Scléroses*. 1 vol.
Chaque volume séparément. **2 fr. 50**

BRISSAUD. — *Anatomie du cerveau de l'homme*. — *Morphologie des hémisphères cérébraux ou cerveau proprement dit*. Texte et figures par le Dr E. Brissaud, professeur agrégé à la Faculté de médecine. 1 atlas grand in-4°, de 43 planches gravées sur cuivre, représentant 270 préparations, grandeur naturelle, avec explication en regard de chacune ; et 1 volume in-8° de 580 pages, avec plus de 200 figures schématiques dans le texte. 2 vol. reliés toile anglaise. . . . **80 fr.**

— *Leçons sur les maladies nerveuses* (Salpêtrière, 1893-1894), recueillies et publiées par Henry Meige. 1 vol. gr. in-8° avec 240 fig. (schémas et photographies). . . . . **18 fr.**

— *Leçons sur les maladies nerveuses* (*Deuxième série*; hôpital Saint-Antoine), recueillies et publiées par HENRY MEIGE. 1 vol. grand in-8° avec 165 figures dans le texte . . . . **15** fr.

BROCA (A.). — *Traitement des tumeurs blanches*. Ostéo-arthrites tuberculeuses des membres chez l'enfant, par A. BROCA, chirurgien de l'hôpital Trousseau, professeur agrégé à la Faculté de médecine. 1 vol. in-8" de l'*Encyclopédie des Aide-Mémoire*. . . . . **2** fr. **50**

BROUSSES. — *Manuel technique de massage*, par le Dr J. BROUSSES, médecin-major de 2ᵉ classe. 2ᵉ édition. 1 vol. in-16, avec nombreuses figures, cartonné toile, tranches rouges. . . . . **4** fr.

Centenaire de la Faculté de médecine de Paris (1794-1894), par le Dr A. CORLIEU. 1 vol. in-4°, imprimé par l'Imprimerie Nationale et accompagné d'un album in-4° de 130 portraits des professeurs de la Faculté reproduits d'après des documents authentiques. Les 2 volumes. . . . . **100** fr.

CHARRIN. — *Leçons de pathogénie appliquée*. *Clinique médicale, Hôtel-Dieu* (1895-1896), par A. CHARRIN, professeur agrégé, médecin des hôpitaux, directeur adjoint au laboratoire de Pathologie générale, assistant au Collège de France, Vice-président de la Société de Biologie. 1 vol. in-8". . . . . **6** fr.

— *Poisons de l'organisme*, par le Dr A. CHARRIN. 3 vol. petit in-8" de l'*Encyclopédie des Aide-Mémoire*.
    I. *Poisons de l'urine*, Paris, 1893.
    II. *Poisons du tube digestif*, Paris, 1895.
    III. *Poisons des tissus*, Paris, 1897.
Chaque volume séparément. . . . . **2** fr. **50**

— *Les Défenses naturelles de l'organisme : Leçons professées au Collège de France*, par A. CHARRIN. 1 vol. in-8". . . . . **6** fr.

CHAUVEL ET NIMIER. — *Traité pratique de Chirurgie d'armée*, par J. CHAUVEL, médecin principal de 1ʳᵉ classe, professeur à l'Ecole du Val-de-Grâce, et H. NIMIER, médecin-major de 2ᵉ classe, professeur agrégé à l'Ecole du Val-de-Grâce. 1 vol. in-8", avec 126 figures dessinées par le Dr J.-E. PESMES, médecin aide-major de 1ʳᵉ classe. . . . . **12** fr.

DASTRE. — *Les Anesthésiques*. *Physiologie et applications chirurgicales*, par M. DASTRE, professeur de physiologie à la Sorbonne. 1 vol. in-8". . . . . . . **5** fr.

DIEULAFOY. — *Manuel de Pathologie interne*, par G. DIEULAFOY, professeur de clinique médicale à la Faculté de médecine de Paris, médecin de l'Hôtel-Dieu, membre de l'Académie de médecine. *Treizième édition entièrement refondue et considérablement augmentée*. 4 vol. in-16 diamant, avec figures en noir et en coul., cart. à l'anglaise, tranches rouges. **28** fr.

— *Clinique médicale de l'Hôtel-Dieu de Paris*, par le professeur G. DIEULAFOY. 3 vol. gr. in-8". avec figures dans le texte.
    I. 1896-1897. 1 vol. in-8". . . . **10** fr.
    II. 1897-1898. 1 vol. in-8".. . . **10** fr.
    III. 1898-1899. 1 vol. in-8". . . **10** fr.

Fig. extraite du Tome I du *Traité de Pathologie interne*, de G. Dieulafoy.

DUCLAUX. — *Pasteur. Histoire d'un esprit*, par E. DUCLAUX, membre de l'Institut, directeur de l'Institut Pasteur, professeur à la Sorbonne et à l'Institut Agronomique. 1 vol. gr. in-8". avec 22 figures dans le texte . . . . **5** fr.

— *Traité de microbiologie*, par E. DUCLAUX.
    Tome I *Microbiologie générale*. 1 vol. gr. in-8", avec figures. . . . . **15** fr.
    Tome II. *Diastases, toxines et venins*. 1 vol. gr. in-8", avec figures. . **15** fr.
    Tome III. *Fermentation alcoolique*. 1 vol. gr. in-8", avec figures. . . **15** fr.
L'ouvrage formera 7 volumes qui paraîtront successivement.

DUFLOCQ. — *Leçons sur les bactéries pathogènes. faites à l'Hôtel-Dieu annexe*, par P. DUFLOCQ. 1 vol. in-8°. . . . . **10** fr.

DUPLAY. — *Cliniques chirurgicales de l'Hôtel-Dieu*, par SIMON DUPLAY, professeur de clinique chirurgicale à la Faculté de médecine de Paris, membre de l'Académie de médecine, chirurgien de l'Hôtel-Dieu, recueillies et publiées par les Drs M. CAZIN, chef de clinique chirurgicale à l'Hôtel-Dieu, et L. CLADO, chef des travaux gynécologiques à l'Hôtel-Dieu.

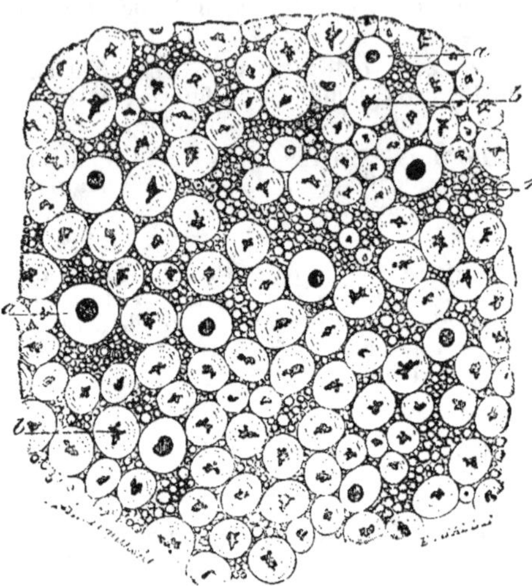

Fig. extraite du *Précis d'Histologie*, de M. DUVAL. Fibres nerveuses vues en coupe.

1re SÉRIE. 1 vol. in-8°, avec figures dans le texte. **7** fr.
2e SÉRIE. 1 vol. in-8°, avec figures dans le texte. **8** fr.
3e SÉRIE. 1 vol. in-8°, avec figures dans le texte. **8** fr.

DUVAL. — *Atlas d'embryologie*, par M. MATHIAS DUVAL, professeur d'histologie à la Faculté de médecine de Paris, membre de l'Académie de médecine. 1 vol. in-4°, avec 40 planches en noir et en couleurs, comprenant ensemble 652 figures. Cartonné toile . . . . **48** fr.

— *Précis d'histologie*, par M. MATHIAS DUVAL, professeur à la Faculté de médecine de Paris, membre de l'Académie de médecine. *Deuxième édition, revue et augmentée*. 1 vol. gr. in-8°, avec 427 figures dans le texte. **18** fr.

FAISANS. — *Maladies des organes respiratoires. Méthodes d'exploration, signes physiques*, par LÉON FAISANS, médecin de la Pitié. *Deuxième édition*. 1 vol. petit in-8° de l'*Encyclopédie des Aide-Mémoire* . . . . **2** fr. **50**

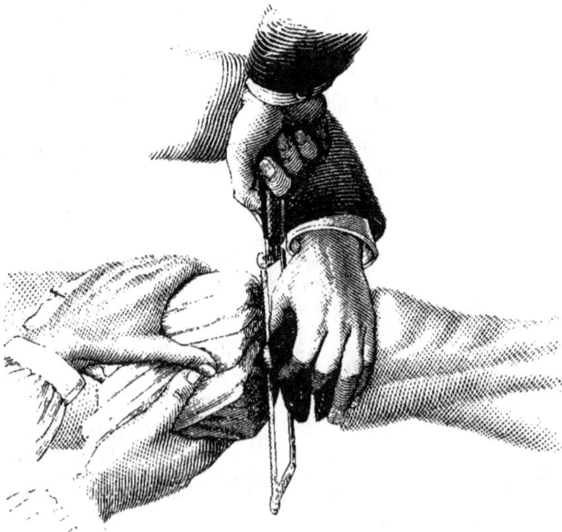

Fig. extraite du *Précis de Manuel opératoire*, de M. L.-H. FARABEUF. — Manière de scier. Rôle de l'aide retracteur.

FARABEUF. — *Précis de manuel opératoire. Ligatures, Amputations, Résections, Appendice*, par M. L.-H. FARABEUF, professeur à la Faculté de médecine de Paris, membre de l'Académie de médecine. *Quatrième édition entièrement revue*. 1 vol. petit in-8°, avec 799 figures. **16** fr.

FÉLIZET. — *Les Hernies inguinales de l'Enfance*, par le Dr G. FÉLIZET, chirurgien de l'hôpital Tenon (Enfants-Malades). 1 vol. grand in-8°, avec 73 figures dans le texte. . . . . . **10** fr.

GAUTIER (A.). — *Cours de Chimie minérale et organique*, par M. ARM. GAUTIER, membre de l'Institut, professeur de chimie à la Faculté de médecine de Paris. *Deuxième* *édition*, revue et mise au courant des travaux les plus récents. 2 vol. grand in-8°, avec figures dans le texte.

    I. *Chimie minérale* 1 vol. grand in-8°, avec 244 figures dans le texte.   **16 fr.**
    II. *Chimie organique*. 1 vol. grand in-8°, avec 72 figures. . . . . . .   **16 fr.**

— ***Leçons de Chimie biologique normale et pathologique.*** *Deuxième édition*, publiée avec la collaboration de M. ARTHUS, professeur de physiologie à l'Université de Fribourg. 1 vol. in-8°, avec 110 figures. . . . . **18 fr.**

— ***La Chimie de la cellule vivante.*** par M. ARM. GAUTIER. *Deuxième édition.* 1 vol. petit in-8° de l'*Encyclopédie des Aide-Mémoire*. . . . . **2 fr. 50**

GILIS. — ***Précis d'Embryologie*** adapté aux sciences médicales, par PAUL GILIS, professeur agrégé à la Faculté de médecine de Montpellier, avec préface par M. le professeur DUVAL. 1 vol. in-18 diamant, avec 175 figures. Cartonné toile, tranches rouges. . . . . **6 fr.**

GLEY. — ***Essais de philosophie et d'histoire de la Biologie***, par E. GLEY, professeur agrégé à la Faculté de médecine de Paris, assistant près la chaire de Physiologie générale au Muséum d'Histoire naturelle. 1 vol. in-16. . . **3 fr. 50**

GOUGUENHEIM et **GLOVER.** — ***Atlas de laryngologie et de rhinologie***, par A. GOUGUENHEIM, médecin de l'hôpital Lariboisière, et J. GLOVER, ancien interne de la clinique laryngologique de l'hôpital Lariboisière. 1 vol. in-4°, avec 37 planches en noir et en couleurs, comprenant ensemble 246 figures, et 47 figures dans le texte. Légendes en langue anglaise et en langue française, relié toile. . . . . **50 fr.**

GRASSET. — ***Consultations médicales sur quelques maladies fréquentes***, par le Dr GRASSET, professeur de clinique médicale à l'Université de Montpellier, correspondant de l'Académie de médecine. *Quatrième édition, revue et considérablement augmentée*. 1 vol. in-16, reliure souple, peau pleine. **4 fr. 50**

— ***Leçons de Clinique médicale***, faites à l'hôpital Saint-Éloi de Montpellier, par le Dr J. GRASSET, professeur de clinique médicale à l'Université de Montpellier, correspondant de l'Académie de médecine, lauréat de l'Institut.

    1re SÉRIE (1886-1890). 1 vol. in-8°, avec 10 planches. . . . . . . **12 fr.**
    2e SÉRIE (novembre 1890-juillet 1895). 1 fort vol. in-8°, avec une figure dans le
    texte et 10 planches lithographiées. . . . . **12 fr.**
    3e SÉRIE (novembre 1895-mars 1898). 1 vol. in-8° de VII-826 pages, avec
    20 planches hors texte, dont 10 en couleurs et 6 en phototypie . . . **15 fr.**

— ***Traité pratique des maladies du système nerveux***, par le professeur GRASSET, en collaboration avec le Dr RAUZIER. *Quatrième édition*. 2 vol. grand in-8°, avec 33 planches hors texte et 122 figures dans le texte (*Ouvrage couronné par l'Institut : Prix Lallemand*). . . . . **45 fr.**

HAYEM. — ***Du Sang et de ses altérations anatomiques***, par G. HAYEM, professeur à la Faculté de médecine de Paris, médecin des hôpitaux, membre de l'Académie de médecine. 1 vol. in-8°, avec nombreuses figures noires et en couleurs dans le texte, relié toile à biseaux . . . . **32 fr.**

— ***Leçons sur les maladies du sang*** (*Clinique de l'hôpital Saint-Antoine*), par Georges HAYEM, recueillies par MM. E. PARMENTIER, médecin des hôpitaux, et R. BENSAUDE, chef du laboratoire d'anatomie pathologique à l'hôpital Saint-Antoine. 1 vol. in-8°, avec 4 planches en couleurs . . . . **15 fr.**

HÉDON. — ***Physiologie normale et pathologique du pancréas***, par E. HÉDON, professeur de physiologie à la Faculté de Médecine de Montpellier. 1 vol. petit in-8° de l'*Encyclopédie des Aide-Mémoire*. . . . . **2 fr. 50**

HÉNOCQUE. — ***Spectroscopie biologique***, par le Dr ALBERT HÉNOCQUE, directeur adjoint du laboratoire de physique biologique du Collège de France. 3 vol. petit in-8° de l'*Encyclopédie des Aide-Mémoire*.

    I. *Spectroscopie du sang*. Avec figures dans le texte.
    II. *Spectroscopie des organes, des tissus et des humeurs*. Avec figures dans le
    texte.
    III. *Spectroscopie de l'urine et des pigments*.
Chaque volume est vendu séparément . . . . **2 fr. 50**

KIRMISSON. — ***Leçons cliniques sur les maladies de l'appareil locomoteur*** (*os, articulations, muscles*), par le Dr KIRMISSON, professeur agrégé à la Faculté de médecine, chirurgien des hôpitaux, membre de la Société de chirurgie. 1 vol. in-8°, avec figures dans le texte . . . . **10 fr.**

— *Traité des maladies chirurgicales d'origine congénitale*, par le Dr E. Kirmisson. 1 vol. in-8°, avec 311 figures dans le texte et 2 planches en couleurs . . . . **15 fr.**

LACASSAGNE. — *Précis de médecine judiciaire*, par M. A. Lacassagne, professeur à la Faculté de médecine de Lyon. 2e édition. 1 volume in-18 diamant, avec 47 figures dans le texte et 4 planches en couleur, cartonné à l'anglaise, tranches rouges . . . . **7 fr. 50**

— *Précis d'hygiène privée et sociale*, par M. A. Lacassagne. 4e édition, revue et augmentée. 1 vol. in-16 diamant, cartonné à l'anglaise, tranches rouges. . . . . **7 fr.**

LALESQUE. — *Cure marine de la phtisie pulmonaire*, par le Dr F. Lalesque, ancien interne des hôpitaux de Paris. 1 vol. in-8°, avec planches, dessins, tableaux et graphiques. . . . . **6 fr.**

LAMY. — *La syphilis des centres nerveux*, par le Dr Henri Lamy, ancien interne des hôpitaux de Paris. 1 vol. petit in-8°, de l'*Encyclopédie des Aide-Mémoire*. . . . . **2 fr. 50**

LANGLOIS. — *Le Lait*, par P. Langlois, chef du Laboratoire de physiologie à la Faculté de médecine. 1 vol. p. in-8° de l'*Encyclopédie des Aide-Mémoire*. **2 fr. 50**

LANNELONGUE. — *La Tuberculose chirurgicale*, par O. Lannelongue, professeur à la Faculté de médecine de Paris. 1 vol. petit in-8° de l'*Encyclopédie des Aide-Mémoire* . . . . **2 fr. 50**

LAULANIÉ. — *Énergétique musculaire*, par F. Laulanié, professeur de physiologie à l'École vétérinaire de Toulouse, avec une préface de M. Chauveau, de l'Institut. 1 vol. petit in-8° de l'*Encyclopédie des Aide-Mémoire*. . . . . **2 fr. 50**

LAUNOIS. — *Manuel d'Anatomie microscopique et d'Histologie*, par MM. P.-E. Launois, professeur agrégé à la Faculté de Paris, médecin des hôpitaux. Préface de M. Mathias Duval, professeur d'histologie à la Faculté, membre de l'Académie de médecine. *Deuxième édition, entièrement refondue.* 1 vol. in-16 diamant, cartonné toile. **8 fr.**

LAVERAN. — *Du Paludisme* et de son hématozoaire, par A. Laveran, membre de l'Académie de médecine, membre correspondant de l'Institut de France. 1 vol. grand in-8°, avec 4 planches en couleur et 2 planches photographiques . **10 fr.**

— *Traité du Paludisme*, par A. Laveran. 1 vol. grand in-8°, avec 27 figures dans le texte et une planche en couleurs . . . . **10 fr.**

— *Traité d'hygiène militaire*, par le Dr Laveran. 1 vol. in-8°, avec 270 figures. . . . . **16 fr.**

LEJARS. — *Leçons de chirurgie* (La Pitié, 1893-1894), par le Dr Félix Lejars, professeur agrégé à la Faculté de médecine de Paris, chirurgien des hôpitaux. 1 vol. grand in-8°, avec 128 figures.. . . . . **16 fr.**

LELOIR ET VIDAL. — *Symptomatologie et anatomie pathologique des maladies de la peau*, par MM. Leloir, professeur à la Faculté de médecine de Lille, et E. Vidal, médecin de l'hôpital St-Louis. Un atlas de 54 planches grand in-8°, tirées en couleur, et accompagnées d'un texte explicatif, relié toile. **70 fr.**

LETULLE. — *L'Inflammation* (Études anatomo-pathologiques), par le Dr Maurice Letulle, professeur agrégé à la Faculté de médecine de Paris. 1 vol., avec 21 figures et 12 planches en chromolithographie hors texte, relié toile. . **20 fr.**

Manuel de pathologie externe, par MM. Reclus, Kirmisson, Peyrot, Bouilly, professeurs agrégés à la Faculté de médecine de Paris, chirurgiens des hôpitaux. Nouvelle édition, illustrée de 720 figures. 4 vol. in-8°, avec figures dans le texte . . . . **40 fr.**

I. *Maladies des tissus et des organes*, par le Dr P. Reclus, avec figures dans le texte.

II. *Maladies des régions : Tête et Rachis*, par le Dr Kirmisson, entièrement refondue et augmentée, avec figures dans le texte.

III. *Maladies des régions : Poitrine et abdomen*, par le Dr PEYROT, entièrement refondue et augmentée, avec figures dans le texte.

IV. *Maladies des régions: Organes génito-urinaires*, membres, par le Dr BOUILLY, avec figures dans le texte.

Chaque volume est vendu séparément. **10 fr.**

MARIE. — *Leçons sur les maladies de la moelle*, par le Dr PIERRE MARIE, professeur agrégé de la Faculté de médecine de Paris, médecin des hôpitaux. 1 vol. in-8°, avec 244 figures dans le texte. . . . . **15 fr.**

— *Leçons de clinique médicale* (Hôtel-Dieu, 1894-1895), par le Dr PIERRE MARIE. 1 vol. in-8°, avec 57 figures dans le texte. . . . . **6 fr.**

MAURIAC. — *Traitement de la syphilis*, par M. CHARLES MAURIAC, médecin de l'hôpital Ricord (Hôpital du Midi). 1 vol. in-8° . . . . **15 fr.**

MÉGNIN. — *La Faune des cadavres*, *application de l'entomologie à la médecine légale*, par M. P. MÉGNIN, membre de l'Académie de médecine. 1 vol. petit in-8° de l'*Encyclopédie des Aide-Mémoire*. . . . . **2 fr. 50**

MERKLEN. — *Examen et séméiotique du cœur*, *signes physiques*, par le Dr PIERRE MERKLEN, médecin de l'hôpital Laënnec. *Deuxième édition*. 1 vol. petit in-8° de l'*Encyclopédie des Aide-Mémoire*. . . . . **2 fr. 50**

METCHNIKOFF. — *Leçons sur la pathologie comparée de l'inflammation*, faites à l'Institut Pasteur en avril et mai 1891, par ÉLIE METCHNIKOFF, chef de service à l'Institut Pasteur. 1 vol. in-8°, avec 65 fig. et 3 pl. en coul. . . **9 fr.**

MONOD ET TERRILLON. — *Traité des maladies du testicule et de ses annexes*, par MM. CH. MONOD et O. TERRILLON, professeurs agrégés à la Faculté de médecine de Paris, chirurgiens des hôpitaux. 1 vol. in-8°, avec 92 figures dans le texte. . . . . **16 fr.**

MONOD ET VANVERTS. — *L'Appendicite*, par le Dr CH. MONOD, professeur agrégé à la Faculté de médecine de Paris, chirurgien de l'hôpital Saint-Antoine, membre de l'Académie de médecine, et J. VANVERTS, interne des hôpitaux de Paris. 1 vol. petit in-8° de l'*Encyclopédie des Aide-Mémoire*. . . . . . **2 fr. 50**

OLLIER. — *Traité expérimental et clinique de la régénération des os* et de la production artificielle du tissu osseux, par le Dr OLLIER, chirurgien en chef de l'Hôtel-Dieu de Lyon. Ouvrage qui a obtenu le grand prix de chirurgie. 2 vol. in-8°, avec figures dans le texte et planches en taille-douce.. . . . . . . **30 fr.**

— *Traité des Résections* et des opérations conservatrices que l'on peut pratiquer sur le système osseux, par le Dr L. OLLIER, professeur de clinique chirurgicale à la Faculté de médecine de Lyon. 3 volumes grand in-8°, avec figures. . . . . **50 fr.**

Tome I. *Introduction. — Résections en général.* 1 vol. in-8°, avec 127 figures dans le texte . . . . **16 fr.**

Tome II. *Résections en particulier. Membre supérieur.* 1 vol. in-8°, avec 156 figures . . . . **16 fr.**

Tome III. *Résections en particulier. Résections du membre inférieur, tête et tronc.* 1 vol. in-8°, avec 224 figures . . . . **22 fr.**

— *La Régénération des os et les résections sous-périostées*, par le Dr L. OLLIER. 1 vol. petit in-8° de l'*Encyclopédie des Aide-Mémoire*. . **2 fr. 50**

PANAS. — *Traité des maladies des yeux*, par PH. PANAS, professeur de clinique ophtalmologique à la Faculté de médecine, chirurgien de l'Hôtel-Dieu, membre de l'Académie de médecine, membre honoraire et ancien président de la Société de chirurgie. 2 vol. grand in-8°, avec 453 figures et 7 planches en couleurs. Reliés toile. . . . . **40 fr.**

PANAS. — *Leçons de clinique ophtalmologique.* professées à l'Hôtel-Dieu, par
Ph. Panas, recueillies et publiées par le Dr A. Castan (de Béziers). 1 vol. in-8°,
avec figures dans le texte. . . . . **5 fr.**

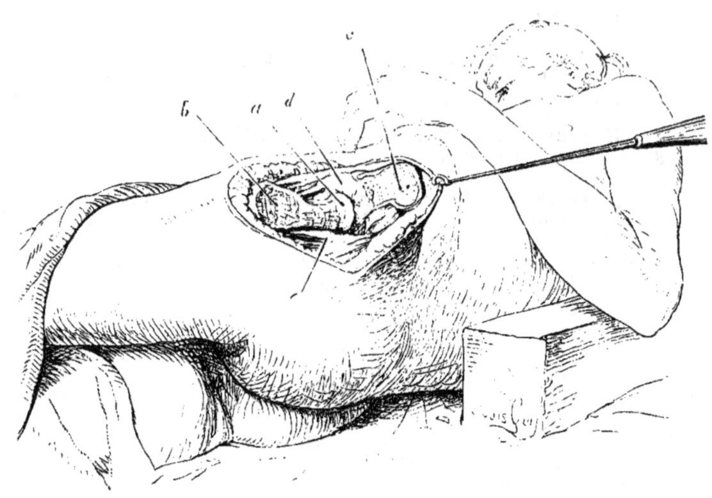

Fig. extraite du tome III du *Traité des Résections*, par L. Ollier,
Section du grand trochanter.

PANAS ET ROCHON-DUVIGNEAUD. — *Recherches anatomiques et cliniques
sur le glaucome et les néoplasmes intra-oculaires,* par le professeur Panas
et le Dr Rochon-Duvigneaud, ancien chef de clinique de la Faculté. 1 vol. in-8°,
avec 41 figures dans le texte. **7 fr.**

POLIN ET LABIT. — *Examen des aliments suspects,* par MM. H Polin et
H. Labit, médecins-majors de l'armée. 1 vol. petit in-8° de l'*Encyclopédie des
Aide-Mémoire.* . . . . **2 fr. 50**

PONCET ET BÉRARD. — *Traité clinique de l'actinomycose humaine. Pseudo-
actinomycoses et botryomycose,* par Antonin Poncet, professeur de clinique
chirurgicale à l'Université de Lyon, ex-chirurgien en chef de l'Hôtel-Dieu, membre correspondant de l'Académie de médecine, et Léon Bérard, ex-prosecteur,
chef de clinique chirurgicale à l'Université de Lyon, lauréat de l'Académie de
médecine. *Ouvrage couronné par l'Académie de médecine et par l'Institut.*
1 vol in-8°, avec 45 fig. dans le texte et 4 planches hors texte en couleurs. **12 fr.**

PONCET ET DELORE. — *Traité de la cystostomie sus-pubienne chez les
prostatiques. Création d'un urèthre hypogastrique. Application de cette nouvelle méthode aux diverses affections des voies urinaires,* par Antonin Poncet
et Xavier Delore, ex-prosecteur, ancien chef de clinique chirurgicale à l'Université de Lyon. 1 vol. in-8°, avec 42 figures dans le texte . . . . **8 fr.**

— *Traité de l'uréthrostomie périnéale dans les rétrécissements incurables de
l'urèthre ; création au périnée d'un méat contre nature,* par Antonin Poncet
et Xavier Delore. 1 vol. in-8°, avec 11 figures dans le texte . . . . **4 fr.**

PROUST. — *La Défense de l'Europe contre le choléra,* par M. le professeur
Proust, inspecteur général des services sanitaires. 1 vol. in-8° . . . . . **9 fr.**

— *Douze conférences d'hygiène rédigées conformément aux programmes du
12 août 1890,* par A. Proust, professeur à la Faculté de médecine. Nouvelle
édition. 1 vol. in-18, cartonné toile. . . . . **2 fr. 50**

— *L'Orientation nouvelle de la politique sanitaire,* par A. Proust. 1 vol. in-8°,
avec nombreuses figures et plans dans le texte et une carte en couleurs.   **10** fr.

— *La Défense de l'Europe contre la Peste et la Conférence de Venise
de 1897,* par le professeur Proust. 1 volume in-8°, avec figures et 1 carte
en couleurs . . . .   **9** fr.

PRUNIER. — *Les Médicaments chimiques,* par Léon Prunier, membre de
l'Académie de médecine, pharmacien en chef des hôpitaux de Paris, professeur à
l'École supérieure de pharmacie.
  I. *Composés minéraux.* 1 vol. grand in-8°. avec 137 figures dans le texte.   **15** fr.
  II. *Composés organiques.* 1 volume grand in-8°, avec 47 figures dans le
texte. . . . .   **15** fr.

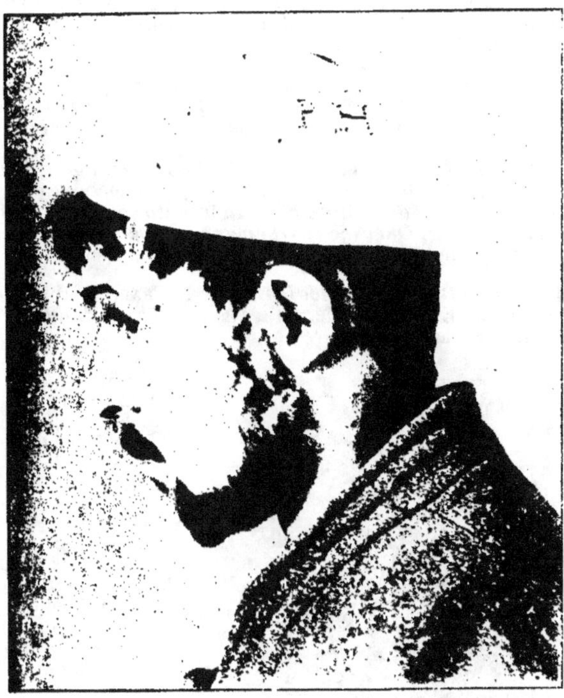

Fig. extraite du *Traité clinique de l'actinomycose humaine,*
de MM. A. Poncet et L. Bérard. — Actinomycose temporo-maxillaire gauche.

RANVIER. — *École pratique des Hautes Études. Laboratoire d'histologie du
Collège de France.* Travaux publiés sous la direction de L. Ranvier, professeur
d'anatomie générale, Membre de l'Institut, avec la collaboration de M. L. Malassez,
directeur adjoint, et des répétiteurs et préparateurs du cours.
  Tomes I à XVII (1784-1899). Chaque vol. in-8° avec pl. hors texte. . .   **20** fr.
  Les tomes V et VIII ne se vendent plus séparément.

— *Traité technique d'histologie,* 2° édition, entièrement refondue et corrigée,
par M. L. Ranvier. 1 vol. gr. in-8° de 880 pages, avec 414 gravures dans le texte
et 1 planche en chromo . . . .   **12** fr.

REDARD. — *Traité pratique des déviations de la colonne vertébrale.* par
P. Redard, ancien chef de clinique chirurgicale de la Faculté de médecine de

Paris, chirurgien en chef du dispensaire Furtado-Heine, membre **correspondant**
de l'« American Ortopedic Association ». 1 vol. grand in-8°, avec 231 **figures** dans
le texte. . . . . **12 fr.**

REGNARD. — *La Cure d'altitude*, par le Dʳ Paul Regnard, membre de l'Académie
de médecine, professeur de physiologie générale à l'Institut national agronomique, directeur adjoint du laboratoire de physiologie de la Sorbonne. *Deuxième
édition*. 1 fort vol. grand in-8°, avec 29 planches hors texte et 110 figures dans
le texte, relié toile pleine. . . . . **15 fr.**

RÉNON. — *Étude sur l'Aspergillose chez les animaux et chez l'homme*, par
M. Rénon, ancien interne des hôpitaux de Paris. 1 vol. in-8°, avec figures dans le
texte. . . . . **5 fr.**

ROMME. — *L'Alcoolisme et la Lutte contre l'Alcool en France,* par le
docteur R. Romme, préparateur à la Faculté de médecine de Paris. 1 vol. petit
in-8° de l'*Encyclopédie des Aide-Mémoire*. . . . . **2 fr. 50**

SOLLIER. — *Guide pratique des maladies mentales* (Séméiologie. — Pronostic.
— Indications), par le Dʳ Paul Sollier, chef de clinique adjoint des maladies
mentales à la Faculté. 1 vol. in-18 diamant, cartonné toile, tranches rouges. **5 fr.**

SOULIER (H.). *Traité de Thérapeutique et de Pharmacologie,* par M. H. Soulier, professeur à la Faculté de médecine de Lyon, membre correspondant de
l'Académie de médecine. *Additionné d'un mémento formulaire des médicaments nouveaux* (1901). *Ouvrage couronné par l'Académie des sciences et par
l'Académie de médecine.* 2 vol. grand in-8°. . . . . **25 fr.**

TRABUT. — *Précis de Botanique médicale,* par L. Trabut, professeur d'histoire
naturelle médicale à l'École de médecine d'Alger. *Deuxième édition*, entièrement
refondue. 1 vol. in-8°, avec 954 figures. . . . . **8 fr.**

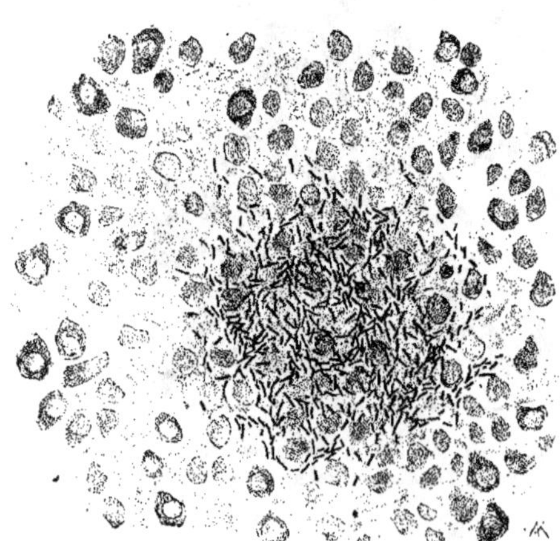

Fig. extraite du *Précis de Bactériologie clinique*, de M. R. Wurtz.
Rate humaine au 10ᵉ jour de la fièvre typhoïde.

TUFFIER. — *Chirurgie du
poumon*, par le Dʳ Tuffier,
professeur agrégé à la Faculté
de médecine de Paris, chirurgien de l'hôpital de la Pitié.
1 vol. in-8°. . . . . . . **6 fr.**

WURTZ (R.). — *Technique
bactériologique*, par R.
Wurtz, professeur agrégé à
la Faculté de médecine de
Paris, médecin des hôpitaux.
Deuxième édition. 1 vol. petit
in-8° de l'*Encyclopédie des
Aide-Mémoire*. . . **2 fr. 50**

— *Précis de Bactériologie
clinique,* par le Dʳ R. Wurtz.
Deuxième édition. avec tableaux synoptiques et figures
dans le texte. 1 vol. in-16
diamant, cartonné à l'anglaise,
tranches rouges. . . . . **6 fr.**

ZAMBACO. — *Voyages chez
les lépreux*, par le Dʳ Zam-
baco-Pacha, membre correspondant de l'Académie de médecine de Paris, ex-chef
de clinique à la Faculté de médecine. 1 vol. in-8°, avec une carte indiquant les
localités lépreuses. . . . . **8 fr.**

— *Les Lépreux ambulants de Constantinople,* par le Dʳ Zambaco-Pacha,
membre associé national de l'Académie de médecine de Paris, membre
correspondant de l'Académie de Saint-Pétersbourg, etc. 1 fort vol. in-4°. avec
48 planches hors texte en noir et en couleurs, relié toile . . . . **90 fr.**

L'ŒUVRE MÉDICO-CHIRURGICAL
D' CRITZMAN, directeur

SUITE DE MONOGRAPHIES CLINIQUES
SUR LES QUESTIONS NOUVELLES
En Médecine, en Chirurgie et en Biologie

La science médicale réalise journellement des progrès incessants. Les traités de médecine et de chirurgie auront toujours grand'peine à se tenir au courant. C'est pour obvier à ce grave inconvénient que nous avons fondé ce recueil de Monographies, avec le concours des savants et des praticiens les plus autorisés.

Chaque monographie est vendue séparément. . . . . **1** fr. **25**

Il est accepté des abonnements pour une série de 10 Monographies consécutives au prix à forfait et payable d'avance de **10** francs pour la France et **12** francs pour l'étranger (port compris).

MONOGRAPHIES PUBLIÉES (Juin 1901).

N° 1. **L'Appendicite**, par le D' Félix Leguel, chir. des hôp. de Paris (épuisé).

N° 2. **Le Traitement du mal de Pott**, par le D' A. Chipault, de Paris.

N° 3. **Le Lavage du sang**, par le D' Lejars, prof. agr. à la Faculté de Paris, chir. des hôp.

N° 4. **L'Hérédité normale et pathologique**, par le D' Ch. Debierre, prof. d'anatomie à l'Université de Lille.

N° 5. **L'Alcoolisme**, par le D' Jaquet, privat-docent à l'Université de Bâle.

N° 6. **Physiologie et pathologie des sécrétions gastriques**, par le D' A. Verhaegen.

N° 7. **L'Eczéma**, *maladie parasitaire*, par le D' Leredde.

N° 8. **La Fièvre jaune**, par le D' Sanarelli, directeur de l'Institut d'Hygiène expérimentale de Montevideo.

N° 9. **La Tuberculose du rein**, par le D' Tuffier, prof. agr., chir. de l'hôp. de la Pitié.

N° 10. **L'Opothérapie**. *Traitement de certaines maladies par des extraits d'organes animaux*, par A. Gilbert, prof. agr. à la Faculté de Paris, et L. Carnot, docteur ès sciences, ancien interne des hôpitaux de Paris.

N° 11. **Les Paralysies générales progressives**, par le D' M. Klippel, méd. des hôp. de Paris.

N° 12. **Le Myxœdème**, par le D' Thibierge, méd. de l'hôp. de la Pitié.

N° 13. **La Néphrite des saturnins**, par le D' H. Lavrand, prof. chargé de cours à la Faculté catholique de Lille, lauréat de l'Académie de Paris.

N° 14. **Traitement de la syphilis**, par E. Gaucher, prof. agr. à la Faculté de méd. de Paris, médecin de l'hôpital Saint-Antoine.

N° 15 **Le Pronostic des tumeurs**, *basé sur la recherche du glycogène*, par le D' A. Brault, méd. de l'hôp. Tenon.

N° 16. **La Kinésithérapie gynécologique.** *Traitement des maladies des femmes par le massage et la gymnastique (système de Brandt)*, par H Stapfer, ancien chef de clinique obstétricale et gynécologique de la Faculté de Paris.

N° 17. **De la Gastro-entérite aiguë des nourrissons** (*Pathogénie et étiologie*), par A. Lesage, méd. des hôp. de Paris.

N° 18. **Traitement de l'Appendicite**, par Félix Leguel, prof. agr., chir. des hôp.

N° 19. **Les lois de l'Énergétique dans le régime du diabète sucré**, par le D' E. Dufourt, méd. de l'hôp. thermal de Vichy.

N° 20. **La Peste** (*Épidémiologie. Bactériologie. Prophylaxie. Traitement*), par le D' H. Bourges, chef du laboratoire d'hygiène à la Faculté de médecine de Paris.

N° 21. **La Moelle osseuse à l'état normal et dans les infections**, par MM. G.-H. Roger, prof. agr. à la Faculté de Paris, méd. des hôp., et O. Josué, ancien interne, lauréat des hôp. de Paris.

N° 22. **L'Entéro-colite muco-membraneuse**, par le D' Gaston Lyon, ancien chef de clinique médicale de la Faculté de Paris.

N° 23. **L'Exploration clinique des fonctions rénales par l'élimination provoquée**, par le D' Ch. Achard, prof. agr. à la Faculté, méd. de l'hôp. Tenon, et J. Castaigne, interne lauréat (médaille d'or) des hôp.

N° 24. **L'Analgésie chirurgicale** par voie rachidienne (injections sous-arachnoïdiennes de cocaïne), par le D' Tuffier, prof. agr. à la Faculté de Paris, chir. des hôp.

N° 25. **L'Asepsie opératoire**, par MM. Pierre Delbet, prof. agr. à la Faculté de Paris, chir. des hôp., et Louis Bigeard, chef de clinique chirurgicale adjoint à la Faculté de Paris, ancien interne des hôp

N° 26. **Anatomie chirurgicale et médecine opératoire de l'Oreille moyenne**, par M. A. Broca, prof. agr. à la Faculté de Paris, chir. des hôp.

N° 27. **Traitements modernes de l'hypertrophie de la prostate**, par le D' E. Desnos, ancien interne des hôpitaux.

BIBLIOTHÈQUE
d'Hygiène thérapeutique

DIRIGÉE PAR

Le Professeur PROUST

Membre de l'Académie de médecine, Médecin de l'Hôtel-Dieu
Inspecteur général des Services sanitaires.

Chaque ouvrage forme un volume in-16, cartonné toile, tranches rouges,
et est vendu séparément : **4 fr.**

Chacun des volumes de cette collection n'est consacré qu'à une seule maladie ou à un
seul groupe de maladies. Grâce à leur format, ils sont d'un maniement commode. D'un
autre côté, en accordant un volume spécial à chacun des grands sujets d'hygiène thérapeutique, il a été facile de donner à leur développement toute l'étendue nécessaire.

VOLUMES PARUS :

L'Hygiène du Goutteux, par le Professeur PROUST et A. MATHIEU, médecin
de l'hôpital Andral.

L'Hygiène de l'Obèse, par le Professeur PROUST et A. MATHIEU.

L'Hygiène des Asthmatiques, par E. BRISSAUD, professeur à la Faculté de
Paris, médecin de l'hôpital Saint-Antoine.

L'Hygiène du Syphilitique, par H. BOURGES, préparateur au laboratoire
d'hygiène de la Faculté de médecine.

Hygiène et thérapeutique thermales, par G. DELFAU, ancien interne des
hôpitaux de Paris.

Les Cures thermales, par G. DELFAU, ancien interne des hôpitaux.

L'Hygiène du Neurasthénique (*Deuxième édition*), par le Professeur PROUST
et G. BALLET, professeur agrégé, médecin des hôpitaux de Paris.

L'Hygiène des Albuminuriques, par le Dr SPRINGER, chef du laboratoire
de la Faculté de médecine à l'hôpital de la Charité.

L'Hygiène des Tuberculeux, par le Dr CHUQUET, ancien interne des hôpitaux de Paris, médecin consultant à Cannes, avec une préface du Dr DAREM-
BERG, correspondant de l'Académie de médecine.

Hygiène et thérapeutique des maladies de la bouche, par le Dr CRUET,
dentiste des hôpitaux de Paris, avec une préface du Professeur LANNELONGUE,
membre de l'Institut.

L'Hygiène des Diabétiques, par le Professeur PROUST et A. MATHIEU, médecin de l'hôpital Andral.

L'Hygiène des maladies du cœur, par le Dr VAQUEZ, professeur agrégé à
la Faculté de médecine de Paris, médecin des hôpitaux, avec une préface du
Professeur POTAIN, membre de l'Institut.

L'Hygiène du Dyspeptique, par le Dr LINOSSIER, professeur agrégé à la Faculté de médecine de Lyon, membre correspondant de l'Académie de médecine,
médecin à Vichy.

VOLUME EN PRÉPARATION :

L'Hygiène des maladies de la peau, par le Dr G. THIBIERGE, médecin des
hôpitaux de Paris.

A LA MÊME LIBRAIRIE

Hygiène et Thérapeutique des Maladies de la Bouche, par le Dr Cruet, dentiste des hôpitaux de Paris, avec une préface du professeur Lannelongue, membre de l'Institut. 1 vol. in-16 de la *Bibliothèque d'Hygiène thérapeutique*, cartonné toile, tranches rouges. . . . . **4 fr.**

Traité des Anomalies du Système dentaire chez l'Homme et chez les Mammifères par M. le Dr E. Magitot, lauréat de l'Institut, de la Faculté de médecine et de l'Académie de médecine. *Ouvrage couronné par l'Institut de France.* 1 vol. in-4°, avec un atlas de 20 planches lithographiées . . . . **40 fr.**

De la Prothèse immédiate appliquée à la Résection des Maxillaires. — Rhinoplastie sur appareil prothétique permanent. — Restauration de la face, par M. Claude Martin, médecin-dentiste de l'Ecole du service de santé militaire. 1 vol. grand in-8°, avec 250 figures et une préface de M. le professeur Ollier. . . . . **15 fr.**

L'Art dentaire en Médecine légale, par le Dr Amoedo, Professeur à l'Ecole odontotechnique de Paris. 1 vol. in-8°, avec 70 figures dans le texte, relié peau souple, tête dorée . . . . **12 fr.**

Traité d'Anatomie humaine, publié par Paul Poirier, professeur agrégé à la Faculté de médecine de Paris, chirurgien des hôpitaux, et A. Charpy, professeur d'anatomie à la Faculté de Toulouse, avec la collaboration de O. Amoedo, A. Branca, B. Cunéo, Paul Delbet, P. Fredet, Glantenay, A. Gosset, P. Jacques, Th. Jonnesco, E. Laguesse, L. Manouvrier, A. Nicolas, P. Nobécourt, O. Pasteau, M. Picou, A. Prenant, H. Rieffel, Ch. Simon, A. Soulié. 5 vol. grand in-8°, avec nombreuses figures, la plupart tirées en plusieurs couleurs. *En souscription.* . . . . **150 fr.**

Traité de Chirurgie, publié sous la direction de Simon Duplay, professeur à la Faculté de médecine de Paris, membre de l'Académie de médecine, chirurgien de l'Hôtel-Dieu, et Paul Reclus, professeur agrégé, membre de l'Académie de médecine, chirurgien des hôpitaux; *Deuxième édition, entièrement refondue.* 8 vol. grand in-8°, avec nombreuses figures dans le texte. . . . . **150 fr.**

Traité de Pathologie générale, publié par Ch. Bouchard, membre de l'Institut, professeur de Pathologie générale à la Faculté de médecine de Paris. Secrétaire de la rédaction, G.-H. Roger, professeur agrégé à la Faculté de médecine de Paris, médecin des hôpitaux. 6 vol. grand in-8°, avec figures dans le texte. *En souscription.* . . . . **120 fr.**

Traité de Médecine, de MM. Charcot, Bouchard et Brissaud. *Deuxième édition, entièrement refondue,* publiée sous la direction de MM. Bouchard, professeur de Pathologie générale à la Faculté de médecine de Paris, membre de l'Institut, et Brissaud, professeur à la Faculté de médecine de Paris, médecin de l'hôpital St-Antoine. 10 vol. grand in-8°, avec figures dans le texte. *En souscription.* . . . . **150 fr.**

Traité de Chirurgie d'Urgence, par Félix Lejars, professeur agrégé à la Faculté de médecine de Paris, chirurgien de l'Hôpital Tenon, membre de la Société de Chirurgie. *Troisième édition, revue et augmentée.* 1 vol. grand in-8° de 1055 pages, avec 751 figures dont 551 dessinées d'après nature, par le Dr E. Daleine, et 172 photographies originales, relié toile . . . . **25 fr.**

Hygiène de la Voix parlée et chantée, par A. Castex, ancien prosecteur et chef de clinique à la Faculté de médecine de Paris. 1 vol. petit in-8° de l'*Encyclopédie des Aide-Mémoire.* . . **2 fr. 50**

L'Oreille, par Pierre Bonnier. 5 vol. petit in-8° de l'*Encyclopédie des Aide-Mémoire.* I. *Anatomie de l'oreille.* — II. *Pathogénie et mécanisme.* — III. *Physiologie: Les Fonctions.* — IV. *Symptomatologie de l'oreille.* — V. *Pathologie de l'oreille.* Chaque volume séparément . . . . **2 fr. 50**

Notions de Laryngoscopie utiles au médecin, par le Dr J.-F. Collet, professeur à la Faculté de médecine de Lyon. 1 vol. petit in-8° de l'*Encyclopédie des Aide-Mémoire,* avec 54 figures dans le texte . . . . **2 fr. 50**

13055. — Imprimerie Lahure, rue de Fleurus, 9, à Paris.